U0397853

处方前置审核系统的革新及实例分析

翟晓波　秦　媛　著

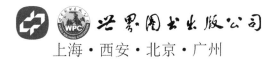
世界图书出版公司

上海·西安·北京·广州

图书在版编目(CIP)数据

处方前置审核系统的革新及实例分析 / 翟晓波,秦媛著. —上海:上海世界图书出版公司,2021.1
ISBN 978-7-5192-7954-7

Ⅰ. ①处… Ⅱ. ①翟… ②秦… Ⅲ. ①药品管理-研究-中国 Ⅳ. ①R954

中国版本图书馆 CIP 数据核字(2020)第 198185 号

书　　名	处方前置审核系统的革新及实例分析	
	Chufang Qianzhi Shenhe Xitong de Gexin Ji Shili Fenxi	
著　　者	翟晓波　秦　媛	
责任编辑	马　坤	
装帧设计	南京展望文化发展有限公司	
出版发行	上海世界图书出版公司	
地　　址	上海市广中路 88 号 9‒10 楼	
邮　　编	200083	
网　　址	http://www.wpcsh.com	
经　　销	新华书店	
印　　刷	上海颛辉印刷厂有限公司	
开　　本	787 mm×1092 mm　1/16	
印　　张	11.25	
字　　数	240 千字	
版　　次	2021 年 1 月第 1 版　2021 年 1 月第 1 次印刷	
书　　号	ISBN 978-7-5192-7954-7/ R·568	
定　　价	220.00 元	

作 者 简 介

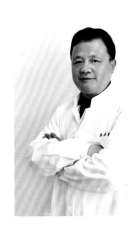

翟晓波，同济大学附属东方医院药学部主任药师，从事临床药师工作30年，积累了丰富的药学和临床医学知识。因肿瘤药敏、抗癌药耐药机制等方面的研究获1999年上海市科技进步三等奖。2007年开始，针对当时"用药监控系统"的缺陷（只能审查药物相互作用、配伍禁忌等药-药之间的关系）进行革新，实现综合性医院常用1400种药物的禁忌证与患者临床诊断、实验检查结果相链接，实现给药剂量、频次与患者年龄、体重、肌酐清除率、体表面积相链接，使之能审查药物-患者-疾病之间的关系，实现智能化，并获得国家版权局软件著作权。在此基础上进一步创建"智能化用药监控警示互动系统"，通过网络系统与医师进行互动交流，促其改正用药相关问题。从2013年开始，与医师探讨病例400多个，几乎涉及全院所有科室，揭示患者病情恶化、死亡背后存在的用药相关问题。以第一作者在各种核心期刊上发表论文48篇，SCI论文3篇。以课题负责人获得上海市多项科研立项。获得2016年上海市十佳医技工作者称号。出版原创专著4部。2020年2—5月，作为临床药学专家参与上海市公共卫生中心救治新冠肺炎患者的工作。

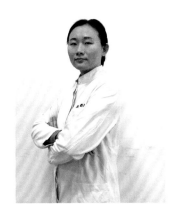

秦媛，同济大学附属东方医院药学部临床药师，四川大学硕士。参与上海市科委和国家自然科学基金课题2项，以第一作者发表SCI论文3篇，共同作者发表SCI论文5篇，他引200余次。2017年完成上海市临床药师培训。2019年主持国家自然科学基金青年基金1项。目前主要从事处方事前审核、事后点评及用药咨询等工作。

前　言

　　因相信经验用药、缺乏用药知识等各种原因，有时医师开具的医嘱与药品说明书、教科书、各种指南不符。在此我们不否认在某些特殊情况下有其合理性，但多数情况下会出现用药相关问题（drug related problems，DRPs）。DRPs 是指在药物治疗过程中所发生的对患者治疗效果和健康结果有任何不良影响或潜在不良影响的事件，包括用药适应证不适宜、给药剂量过大或过小、疗程过长或不足、违反禁忌证、配伍禁忌、有害的药物相互作用、药物不良反应等。患者的疾病越复杂、病情越严重，用药就越多。与此相对应，DRPs 的发生率也就越高。DRPs 可延长住院时间、提高住院费用、增加死亡风险。发现 DRPs 并说服医师改正，是临床药师的职责所在。

　　本书作者在保留现有"用药监控系统"审查药物相互作用、配伍禁忌等功能的前提下，完成综合性医院常用药物的禁忌证与患者临床诊断、实验检查结果相链接，给药剂量、频次与患者年龄、体重、肌酐清除率、体表面积相链接，并进一步实现强适应证的提醒功能、审查联合用药的剂量调整功能、当有禁忌证的时候建议替代药物的功能，使用药监控达到智能化程度，能审查药物-疾病-患者之间的关系。当医师开出的处方存在 DRPs，医师工作站会出现警示信息提醒医师。在此基础上进一步创建"处方前置审核系统"，自动进行拦截或者由临床药师与医师进行交流互动，促使医师改进。

　　本书向读者介绍经过革新之后的处方前置审核功能，如何修改处方前置审核系统的警示信息以形成更切合临床实际的干预模板，并通过实例进行分析和展示。本书向读者揭示 DRPs 是客观存在的，且发生率不低。然而，通过处方前置审核可使之显著降低。

目　　录

1

处方前置审核系统的构建

1.1 实现药物禁忌证与患者临床诊断、实验检查结果相链接

1.1.1 研发"智能化用药监测系统"的必要性

现有的"用药监测系统"主要审查药物相互作用，是否有重复用药，药物和溶媒是否有配伍禁忌；对药品剂量的审查只限于超过极量或低于常规剂量；只实现了禁忌证和患者年龄链接，如对 18 岁以下患者使用喹诺酮类提出警示，而对绝大多数禁忌证完全不能审查。显然，其主要缺陷是不可能针对患者疾病状况做到个体化合理用药监测，没有将药学信息与患者临床实际紧密和有机地结合起来以实现智能化。因此当前迫切需要解决的问题是对用药监测系统进行革新。

限于人力、物力和财力，此项大工程只能分步骤进行。笔者拟首先实现禁忌证与患者疾病状况链接，而对其他功能的研发，比如实现用药剂量与患者年龄、体重、体表面积、肾功能状况链接，暂时不在研究范围内。

1.1.2 研发"智能化用药监测系统"的基本设想

对药品说明书中的"禁忌证"进行全面和仔细地研究，使之符合临床实际，然后实现"禁忌证"与患者的病情诊断、实验检查结果相链接。实验检查结果包括：临床血液学检测；出血、凝血与止血检测；排泄物、分泌物、体液检测；肝肾功能检测；血糖、血脂、血电解质、心肌酶、淀粉酶、内分泌激素、血气分析等生物化学检测。"智能化用药监测系统"研发成功后应具备如下功能：当医师输入违反"禁忌证"的药物时，系统能够立即出现警示。

1.1.3 可行性分析

目前很多医院已经建立医师工作站，实现处方和病历电子化，其中诊断录入完全采用

了 ICD-10 编码系统,检验信息系统也已经完全实现了电子化,这些条件为实现禁忌证与病情诊断和实验室检查结果相链接提供了平台。

在实际操作中会遇到一些问题,但都是可以解决的。需要解决的问题如下:① 不同医院的医院信息系统(HIS)是有很大区别的,如果需要关联检验值、诊断等信息,则需要应用软件、HIS、医师三者紧密配合。而这在技术上没有问题,"智能化用药监测系统"运行于 Windows 2000 或 Windows XP 系统下,采用最先进的"服务"技术,支持任何 C/S 结构和 B/S 结构的 HIS 系统。② ICD-10 的录入规范性。目前包括笔者所在东方医院在内的各大医院的医师往往在诊断录入中只写入一个诊断,但相信这只是暂时现象。因为把诊断录入写得比较完整不需要花费医师很多时间,因此,相信随着信息化的不断发展,医院对医师诊疗规范性要求的不断提高,这种现象会逐渐改善。③ 与检验值相关的说明书信息,明确的药品虽然不算很多,但其作用是不容低估的。如很多患者入院时肾功能正常,在诊疗过程中出现肾功能损害,而医师是不写入诊断的。此时血肌酐值和肌酐清除率就成为重要的判断指标,况且有相当多的药物肾功能不全者禁用。又比如,患者在诊疗过程中有出血现象,医师也是不写入诊断的,此时大便隐血或尿隐血阳性就成为重要的判断指标,而很多药物出血患者禁用。还比如,患者在诊疗过程中出现白细胞减少、血小板减少、贫血,医师通常也是不写入诊断的,此时各项血常规指标就成为重要的判断标准,而许多药物血细胞减少或贫血者禁用。其他还有高脂血症、高钾血症、低钾血症、高镁血症、低镁血症、高钙血症、低钙血症、高氯血症、低氧血症、二氧化碳潴留等,在此就不一一列举。④ 考虑到检验结果有滞后性,目前系统只链接近 3 天之内的检验数据,但这需要在实践中不断进行探索和修正。比如曾出现患者血钾已超过正常范围,但医师直到 4 天后还没有停用保钾利尿剂,也没有再测定血钾,如果在这种情况下只链接 3 天内的血钾值,对患者是比较危险的。⑤ 由于检验监控数据各家医院存在一定程度的差异,有人会担心其推广应用难度。而实际上每家医院只需要做一次相关检验项目的匹配即可快速推广。

经过多层技术测试,质量控制以及相关专家的评定,目前"智能化用药监测系统"已实现药物与诊断、检验相关联的禁忌警示的监控功能,能够实时审查处方中的药物在某一病症情况下的应用是否存在风险,并进行提示。该功能以一个庞大的药品信息数据库作为基础,对药品说明书中"禁忌证"等栏目中的信息进行了关联对应,全部与 ICD-10 和检验值关联。

1.1.4 技术难点

1. 现有说明书对"禁忌证"的表述比较抽象或者不全面

笔者从所在东方医院正在使用的 1 200 种药物的生产厂家药品说明书中收集"禁忌证"。在数据库的构建过程中,发现对"禁忌证"的表述比较抽象或者不全面,往往与临床实际脱节。比如,"A 药严重肾功能不全者禁用",严重肾功能不全本身包含丰富的内容,而应按照 ICD－10 编码系统将其解读为尿毒症、尿毒症性脑病、肾功能衰竭、尿毒症性心包炎、尿毒症性心肌病、尿毒症性心肌炎、尿毒症性心脏病、尿毒症性神经病等；另外，按照药品说明书的规定，血肌酐≥260 μmol/L 或肌酐清除率＜25 ml/min 可确定为严重肾功能不全。又比如，"B 药高脂血症者禁用"，高脂血症按照 ICD－10 编码系统可解读为复合性高脂血症、其他高脂血症、视网膜脂血症、高胆固醇血症等；按照东方医院酶比色法的参考标准，总胆固醇＞5.20 mmol/L，或者三酰甘油＞2.26 mmol/L 判断为高脂血症。类似的例子不胜枚举。

2. 目前国内无法统一提供标准的禁忌证和检验值相关的知识库

不同生产厂家的药品说明书对禁忌证的规定以及不同医院的检验值判断标准存在差异，虽然差异程度不算大，但各家医院还是需要按照自己的实际情况建立知识库，这会花去比较长的时间。另外，检验值信息所在的实验室信息系统（LIS 系统）和医院信息系统（HIS 系统）是相对独立的系统，合理用药监测系统（PASS 系统）要直接或间接与 LIS 系统发生关系，使复杂度提高。此项工作需要医院信息科和专业医药软件公司的共同努力方可完成。

1.1.5 案例演示

现"智能化用药监测系统"已经初步研发成功，以下为案例演示。

案例 1 患者为 73 岁女性，因高血压病 3 级（极高危）、脑出血后遗症症状加重于 2007 年某月入院，查血肌酐 243 μmol/L（59～104 μmol/L）。给予硝苯地平、氢氯噻嗪、螺内酯、美托洛尔、硝酸异山梨酯等控制血压，效果不佳。后查出与肾动脉狭窄有关，行肾动脉支架植入术后，仍不能有效控制血压，给予酚妥拉明静脉推泵，患者出现严重低血压，最终因循环和呼吸衰竭而死亡。

存在 1 个用药错误，很可能与诱发严重低血压有关：酚妥拉明肾功能不全者禁用（见上海旭东海普药业有限公司产品说明书），酚妥拉明有一部分以原形自尿排出，当存在肾功能损害时，此药在患者体内持续存在较长时间不被清除，加上其他降压药物起协同作用，促使血压显著下降。

案例 2 患者为 84 岁女性，2007 年某月因冠心病、不稳定型心绞痛、心功能Ⅲ级（NYHA）、高血压病 3 级（极高危）入院，查三酰甘油 2.63 mmol/L（＜2.26 mmol/L），总胆固醇 7.09 mmol/L（2.80～5.20 mmol/L），入院时心电图和心肌酶谱证实不存在心肌梗死。给予阿司匹林、氯吡格雷、单硝酸异山梨酯、阿托伐他汀钙、呋塞米、培哚普利等治疗。另外，给予复方可待因（新泰诺奇）化痰、30％脂肪乳加强营养。后发生急性心肌梗死而死亡。

存在 2 个用药错误，很可能与诱发心肌梗死有关：① 复方可待因冠心病患者禁用（见珠海联邦制药股份有限公司产品说明书），此药包含盐酸麻黄碱，可使皮肤、黏膜和内脏血管收缩,加重心脏负荷,增加心肌耗氧量;② 30%脂肪乳高脂血症者禁用(见华瑞制药有限公司产品说明书),患者存在高脂血症,而接受静脉滴注很容易发生脂肪超载,使血黏度增高,甚至损伤血管内皮,形成血栓。

案例3 患者为72岁男性,2007年某月因慢性支气管炎伴感染、Ⅰ型呼吸衰竭入院,给予茶碱缓释片、二羟丙茶碱、左氧氟沙星、阿托伐他汀钙等治疗。先后发生非ST段抬高心肌梗死、严重肝脏损害、高钾血症,使用降血钾树脂后,血钾快速下降,最后发生尖端扭转型室性心动过速室颤而猝死。

存在3个用药错误,很可能与猝死有关:① 左氧氟沙星可降低茶碱清除率(见广州迈特兴华制药厂有限公司产品说明书),而医师未按规定减少茶碱的使用量,可能引发致死性心律失常;② 阿托伐他汀钙丙氨酸氨基转移酶升高超过正常上限3倍者禁用(见辉瑞制药有限公司产品说明书),而当患者丙氨酸氨基转移酶已高达858 IU/L(<64 IU/L)时,医师未按要求停用,可能加重肝功能损害,使内环境不稳定加剧;③ 血钾低于4～5 mmol/L时应暂停降血钾树脂(见上海世康特制药有限公司产品说明书)。但血钾下降到3.52 mmol/L(3.50～5.30 mmol/L)时医师未及时停用,可能导致严重低钾血症,诱发室颤。

上述3个临床实际案例均属于可预防的ADEs,共有6个用药错误,而现有的"用药监测系统"只能审查出其中1个关于药物相互作用的用药错误,对其余5个违反禁忌证的用药错误是无能为力的。限于篇幅,仅以案例3进行演示(图1-1)。而"智能化用药监测系

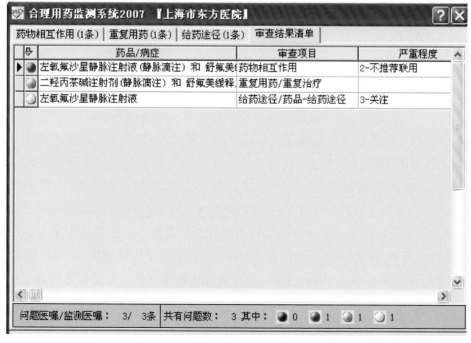

图1-1 现有"用药监测系统"的审查结果

统"能够审查出违反禁忌证的用药错误,如图 1-2 所示。假设将审查结果及时反馈给医师,或者实现网络实时监控,就有可能避免上述悲剧的发生。

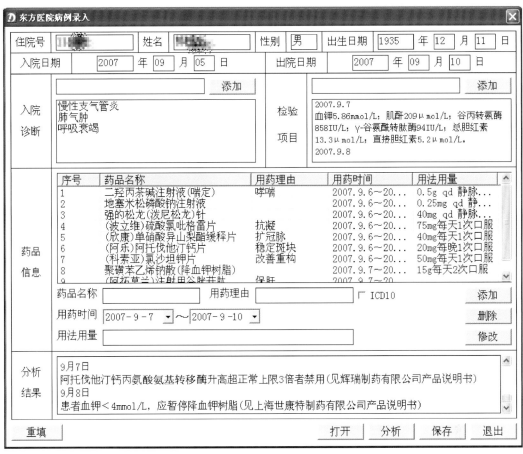

图 1-2 "智能化用药监测系统"的审查结果

1.1.6 应用前景

2002 年国务院颁布的《医疗事故处理条例》规定,因违反治疗规范,造成患者人身损害,可以定性为医疗事故。按照这个定义,有很大一部分严重的可预防的药物不良事件(adverse drug events,ADEs)因为违反药品说明书中的禁忌证造成了不良后果,可归类为医疗事故。它一方面增加患者住院时间、额外费用支出和死亡风险;另一方面,随着患者或家属的自我保护意识不断加强,以致医患纠纷甚至医疗诉讼不断发生。为了在保护患者的同时保护临床医师,需要用药监测系统具备非常灵敏的警示禁忌证的功能。再加上近年来我国越来越多的医院建立了医师工作站,实现了处方、病历和检验系统的电子化,这为"智能化用药监测系统"的广泛应用展现了美好的前景。随着新的《处方管理办法》出台,对合理用药又提出了新的要求,相信"智能化用药监测系统"的运用能显著提高医师对警示的修改率,减少用药错误,使可预防的 ADEs 发生率降低,减少医患纠纷和医疗诉讼,同时提高医院处方评价的水平。但这需要进一步实现对药物剂量审查的智能化,同时有待实践检验。

参考文献

［1］ 郭红,孙艳,陈海滨,等.利用 PASS 系统对肿瘤医院住院患者医嘱实施同步监测[J].中国药房,2007,18(14):1117-1118.

［2］ 袁进,龚丽娴,石磊,等.利用 PASS 监控我院医嘱合理用药水平的调研与干预研究[J].药品评价,2006,3(4):293-296.

［3］ 叶任高,陆再英.内科学:6 版[M].北京:人民卫生出版社,2005,440-449,536-541,725-735,821-822.

1.2　实现抗菌药给药剂量、频次与患者年龄、体重、肌酐清除率相链接

抗生素每日给药频次过多和(或)每次给药剂量过大,可能会导致肝、肾功能损害,中枢神经系统毒副反应,神经肌肉接头阻滞,二重感染等;但如果每日给药频次不足和(或)每次给药剂量过小,可能会降低抗感染疗效,造成细菌耐药。现有的用药监测系统对包括抗生素在内的药品剂量的审查只限于不超过成年人极量,而不能审查老年人极量,不能审查抗生素每日使用频次和(或)每次给药剂量,更不能根据患者肾功能状况审查抗生素用量。显然,其主要缺陷是不可能针对患者具体状况做到个体化合理用药监测,没有将抗生素用量与临床实际紧密结合起来以实现智能化。因此,当前迫切需要解决的问题是对现有的用药监测系统进行革新。

1.2.1　"抗生素使用剂量和频次智能化监控系统"的研发思路

笔者对所在东方医院正在使用的约 90 种抗生素说明书进行研究,按其"用法用量"中的规定进行设置。以美罗培南为例,对肾功能正常成人的尿路感染、妇科感染、皮肤软组织感染等,0.5 g/次,每日 3 次静脉滴注;对院内获得性肺炎、腹膜炎、中性粒细胞减少患者的合并感染、败血症等,1 g/次,每日 3 次静脉滴注;对脑膜炎患者,2 g/次,每日 3 次静脉滴注;当肾功能不全者肌酐清除率在 26～50 ml/min 时,0.5～2 g/次,每日 2 次静脉滴注;当肌酐清除率在 10～25 ml/min 时,0.25～1 g/次,每日 2 次静脉滴注;当肌酐清除率＜10 ml/min时,0.25～1 g/次,每日 1 次静脉滴注;肝功能不全者不必进行剂量调整(见深圳市海滨制药有限公司产品说明书)。笔者在编辑工具中将年龄设置为≥18 岁,单次用量范围设置为 0.5～2 g/次,频次为 3 次/d,使美罗培南对肾功能正常的成人,不管是何种感

染,只要是在医嘱中输入"0.5～2 g/次,每日 3 次静脉滴注",系统都不会出现警示,只有当输入除此之外的其他使用剂量和(或)频次,诸如"0.5～2 g/次,每日 2 次静脉滴注"时,系统才会出现警示。另外,将肌酐清除率公式设置在"系统"内,使其根据患者性别、年龄、用药前最后 1 次血肌酐值(如果在用药过程中出现新的血肌酐值,则不断进行更新)等自动计算出肌酐清除率,在编辑工具中按上述药品说明书规定设置肌酐清除率范围、美罗培南的单次用量范围、每天的频次,假如患者肌酐清除率在 26～50 ml/min,只要在医嘱中输入"0.5～2 g/次,每日 2 次静脉滴注",系统都不会出现警示,只有当输入除此之外的其他使用剂量和(或)频次,诸如"0.5～2 g/次,每日 3 次静脉滴注"时,系统才会出现警示。类似的例子不胜枚举。系统还可设置老年人极量,如头孢他啶、头孢呋辛钠 65 岁以上者一日不超过 3 g(见深圳立健药业有限公司产品说明书)。

上述设置方法实现了患者的年龄、肾功能状况与抗生素使用剂量和频次的链接,使"系统"具备了审查肾功能正常成人、老年人、肾功能不全者抗生素使用剂量和频次的功能。尽管肌酐清除率公式只是经验公式,不能完全反映真实的肾功能状况,但鉴于要获取完全真实的肌酐清除率比较困难,故通过公式计算的方法还是很有价值的。

还需说明的是,某些抗生素如红霉素、克林霉素,在肝功能不全时需减量使用,但药品说明书未规定具体需减量多少,故无法设置,因此不在监控范围之内。另外,因东方医院儿科患者不是很多,故 18 岁以下患者暂时也不在研究范围之内。

1.2.2 技术上存在的缺陷和难点

一方面,随着人口老龄化和严重基础疾病的增加,住院患者复杂性感染和难治性感染的比例不断上升,造成对鉴别各种感染的困难,有时难以查清是哪一个或哪几个部位感染,即使确诊了某部位感染,但其临床过程复杂,不断发生动态变化。另一方面,目前包括东方医院在内的各家医院的医师为省事,在诊断录入中只写一个 ICD-10 诊断,因此在绝大多数情况下是不录入关于感染的 ICD-10 诊断的,这就给实现感染诊断与抗生素使用剂量和频次的链接造成了比较大的困难。因此笔者在数据库构建中采取简洁化原则,即忽略患者的感染类型,只要在规定的抗生素使用剂量和频次范围内,"系统"都不出现警示。

另外,不同生产厂家说明书对抗生素使用剂量和频次的规定存在差异,虽然差异程度不算大,但各家医院还是需要按照自己的实际情况建立数据库,并随着抗生素生产厂家的变换而不断更新数据库。另外,实验室检查结果信息所在的实验室信息系统(LIS 系统)和医院信息系统(HIS 系统)是相对独立的系统,HIS 系统要直接或间接与 LIS 系统发生关系,也使复杂度提高。此项工作在东方医院信息科和大通医药信息技术有限公司的共同努力下才顺利完成。

1.2.3 研发成功后效果

目前医院的 HIS 处方信息以天为单位导入专用服务器进行预处理,处理在后台运行,不影响医院正常网络系统。待条件成熟后再嵌入医院的网络系统,进行同步监控。经过多层技术测试、质量控制以及相关专家的评定,"抗生素使用剂量和频次智能化监控系统"已初步达到预期效果。

随机抽取 1 天(2008 年 10 月 21 日)的数据,在总共 599 张住院患者的抗生素处方中,"系统"共出现 50 条警示,占 8.4%。如表 1-1 所示,有 31 条警示归类为使用频次不够,有 5 条警示为使用频次不够并且单次剂量过大,有 2 条警示为单次剂量过大,有 1 条警示为单次剂量过小,仅有 1 条警示为使用频次过多。如表 1-2 所示,"系统"共审查出与肾功能不全相关警示 8 条,其中有 5 条归类为使用频次过多,有 3 条为单次剂量过大,另有 2 条警示属于超过老年人极量。经过临床药学专家和感染控制专家逐条分析,确认系统出现的警示正确无误,说明系统运行符合要求。

表 1-1 系统审查肾功能正常患者抗生素每日剂量和频次相关的警示一览表

抗生素名称	生产厂家	原用法用量	警 示 内 容	警示次数
甲硝唑注射液	浙江天瑞药业有限公司	0.5 g/次,每日 2 次静脉滴注	应该是 0.5 g/次,每日至少 3 次静脉滴注	10
注射用头孢呋辛钠	南昌立健药业有限公司	1.5 g/次,每日 2 次静脉滴注	应该是 0.75~3 g/次,每日 3 次静脉滴注	6
		3 g/次,每日 2 次静脉滴注	应该是 0.75~3 g/次,每日 3 次静脉滴注	1
注射用头孢西丁钠	扬子江药业集团有限公司	2 g/次,每日 2 次静脉滴注	应该是 1~3 g/次,每日至少 3 次静脉滴注	5
注射用氨苄西林钠舒巴坦钠	上海新先锋药业有限公司	4.5 g/次,每日 2 次静脉滴注	应该是 1.5~3 g/次,每日至少 3 次静脉滴注	4
		4.5 g/次,每日 1 次静脉滴注	应该是 1.5~3 g/次,每日至少 3 次静脉滴注	1
乳酸环丙沙星注射液	广州南新制药公司	0.4 g/次,每日 1 次静脉滴注	应该是 0.1~0.4 g/次,每日至少 2 次静脉滴注	3
依替米星氯化钠注射液	海南爱科制药有限公司	0.1 g/次,每日 1 次静脉滴注	应该是 0.2~0.3 g/次,每日 1 次静脉滴注 或者 0.1~0.15 g/次,每日 2 次静脉滴注	1
注射用夫西地酸	丹麦利奥制药有限公司	500 mg/次,每日 2 次静脉滴注	应该是 500 mg/次,每日 3 次静脉滴注	1

（续表）

抗生素名称	生产厂家	原用法用量	警 示 内 容	警示次数
注射用美罗培南	深圳海滨制药有限公司	0.5 g/次，每日 2 次静脉滴注	应该是 0.5 g/次，每日 3 次静脉滴注	1
注射用盐酸万古霉素	浙江医药股份新昌制药厂	0.5 g/次，每日 2 次静脉滴注	应该是 0.5 g/次，每日至少 3 次静脉滴注 或者 1 g/次，每日 2 次静脉滴注	1
阿米卡星注射液	上海旭东海普药业有限公司	0.4 g/次，每日 1 次静脉滴注	应该是 0.4 g/次，每日 2 次静脉滴注 或者 0.8 g/次，每日 1 次静脉滴注	1
头孢拉定胶囊	上海施贵宝制药有限公司	0.5 g/次，每日 3 次口服	应该是 0.25～1 g/次，每日 4 次口服	1
头孢克洛分散片	上海福达制药有限公司	0.125 g/次，每日 3 次口服	应该是 0.25～0.5 g/次，每日 3 次口服	1
盐酸左氧氟沙星注射液	扬子江药业集团有限公司	0.1 g/次，每日 2 次静脉滴注	应该是 0.2～0.3 g/次，每日 2 次静脉滴注	1
注射用头孢美唑钠	日本三共株式会社公司	2 g/次，每日 2 次静脉滴注	应该是 0.5～1 g/次，每日 2 次静脉滴注	1
注射用帕尼培南/倍他米隆	日本三共株式会社	1 g/次，每日 3 次静脉滴注	应该是 1 g/次，每日 2 次静脉滴注	1
合计				40

表 1 - 2　系统审查肾功能不全者和(或)老年人抗生素每日剂量和频次相关的警示一览表

抗生素名称	生产厂家	原用法用量	警 示 内 容	警示次数
盐酸左氧氟沙星注射液	扬子江药业集团有限公司	0.2 g/次，每日 2 次静脉滴注	患者肌酐清除率在 20～49 ml/min，应该是首剂 0.4 g，以后 0.2 g/次，每日 1 次静脉滴注	3
注射用甲磺酸帕珠沙星	四川百利药业有限责任公司	0.3 g/次，每日 2 次静脉滴注	患者肌酐清除率在 13.6～44.7 ml/min，应该是 0.3 g/次，每日 1 次静脉滴注	1
注射用青霉素 G 钠	上海新先锋药业有限公司	640 万 U/次，每日 3 次静脉滴注	患者肌酐清除率小于 10 ml/min，应该每日不超过 1 000 万 U，分 2～4 次静脉滴注	1

（续表）

抗生素名称	生产厂家	原用法用量	警　示　内　容	警示次数
注射用头孢西丁钠	扬子江药业集团有限公司	2 g/次，每日 3 次静脉滴注	患者肌酐清除率在 15～30 ml/min，应该是 1～2 g/次，每日 1～2 次静脉滴注	1
注射用替考拉宁	浙江医药股份新昌制药厂	0.2 g/次，每日 1 次静脉滴注	患者肌酐清除率小于 40 ml/min，应该是首剂 0.4 g，以后 0.1 g 每日 1 次静脉滴注	1
注射用亚胺培南/西司他丁	杭州默沙东制药有限公司	1 g/次，每日 3 次静脉滴注	患者肌酐清除率在 41～70 ml/min，应该是 0.25～0.75 g/次，每日 3 次静脉滴注	1
注射用头孢他啶	哈药集团制药总厂	2 g/次，每日 2 次静脉滴注	患者为 65 岁以上老年人，应该是每日不超过 3 g	2
合计				10

如图 1-3 所示，"系统"可自动计算出患者肌酐清除率并据此审查抗菌药剂量及频次，医师根据警示修改了医嘱。

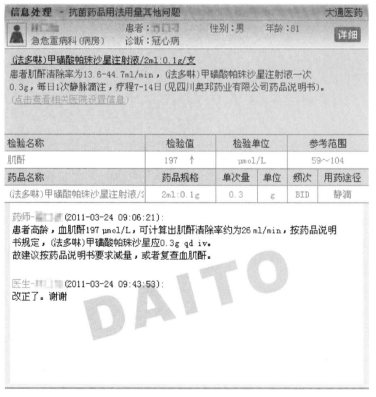

图 1-3　根据肌酐审查结果使用抗菌药物

1.2.4 应用前景

目前认为,对时间依赖性抗生素如 β 内酰胺类等,24 h 内血药浓度与 MIC 比值一般应控制在 $50\%\sim70\%$;对浓度依赖性抗生素如氨基糖苷类等,血药峰浓度与 MIC 的比值通常控制在 $4\sim8$ 为宜;对治疗指数窄、毒副反应大的抗生素如万古霉素、氨基糖苷类抗生素等,则血药浓度不应超过中毒浓度。而要达到上述目标,就应严格按照患者的性别、年龄、体重、肾功能状况等调整抗生素给药剂量和给药间隔,也就要求用药监测系统以抗生素说明书规定的用量为标准,具备审查抗生素使用剂量和频次的功能。而笔者及团队研发的"抗生素使用剂量和频次智能化监控系统"已经初步达到这个目标,从一天的审查结果看,对肾功能正常的成人,时间依赖性抗生素以每日使用频次不足居多;而对肾功能不全者,则均为每日使用剂量或频次过多,这在一定程度上反映了目前住院患者抗生素使用的现状。

2002 年国务院颁布的《医疗事故处理条例》规定,因违反治疗规范,造成患者人身损害,可定性为医疗事故。按照这个定义,医师如未遵守药品说明书规定的抗生素使用剂量和频次,引发癫痫、精神障碍、肾功能衰竭等严重不良事件,或者使严重感染患者达不到应有的疗效,造成了不良后果,有可能被归类为医疗事故。它一方面增加患者住院时间、额外费用支出和死亡风险;另一方面,随着患者或其家属的自我保护意识不断加强,以致医患纠纷甚至医疗诉讼不断发生。为了在保护患者的同时保护临床医师,需要用药监测系统具备非常灵敏的警示抗生素使用剂量和频次的功能。再加上越来越多的医院建立了医师工作站,实现了处方、病历和检验系统的电子化,这为"抗生素使用剂量和频次智能化监控系统"的广泛应用展现了美好的前景。

还需要指出的是,"抗生素使用剂量和频次智能化监控系统"只是初步实现了智能化,待将来条件成熟后,应实现感染诊断与抗生素使用剂量和频次的链接,以进一步提高系统的智能化审查程度。

参考文献

[1] 戴自英,刘裕昆,汪复.实用抗菌药物学:2 版[M].上海:上海科学技术出版社,1999,83 - 86.

[2] 郭红,孙艳,陈海滨,等.利用 PASS 系统对肿瘤医院住院患者医嘱实施同步监测[J].中国药房,2007,18(14):1117 - 1118.

[3] 陈苏宁,张三奇,唐荔,等.利用 PASS 对临床住院患者用药医嘱的监测分析[J].中国药房,2006,17(3):185 - 187.

[4] 斯崇文,贾辅忠,李家泰.感染病学[M].北京:人民卫生出版社,2004,3 - 4.

[5] 弗朗索瓦·耶勒.抗菌药物临床应用:从抗菌谱到临床处方[M].倪语星,韩立中,主译.上海:上海科学技术出版社,2006,32 - 40.

[6] Nuckols TK, Paddock SM, Bower AG, et al. Costs of intravenous adverse drug events in academic and nonacademic intensive care units[J].Med Care, 2008,46(1):17.

1.3 实现非抗菌药给药剂量、频次与患者年龄、体重、肌酐清除率、体表面积相链接

在临床药物使用过程中,给药频次过多和(或)单次剂量过大,可能会导致不良反应,并造成医疗资源不必要的浪费;反之,如给药频次不足和(或)单次给药剂量过小,又可能达不到疗效。而现有的用药监测系统只限于对成年人极量和低于常规剂量进行审查,其主要缺陷是不能针对患者具体状况做到个体化合理用药监测,没有将药物用量与临床实际紧密结合起来以实现智能化。尽管笔者前期已经对抗菌药物使用剂量和频次的智能化审查做了初步探讨,但目前对非抗菌药物的合理化使用剂量和频次尚鲜见报道。因此,笔者对所在东方医院目前正在使用的除抗菌药物以外约 600 种药物的说明书按使用者个体化情况进行了系列设置研究,进而研发了"非抗菌药物剂量和频次智能化监控系统"软件,旨在对今后临床非抗菌药物用法用量的监控提出进一步个体化、合理化的参考意见,以减少相关药物不良事件的发生和提高临床疗效。

1.3.1 设置方法

在 HIS 的使用过程中,对约 600 种非抗菌药物除按说明书"用法用量"中的基本使用剂量和频次规定外,还与患者年龄、肾功能及体表面积进行额外相应的链接设置。即在编辑工具中按照年龄分为成年人和老年人两组,从而设定其个体单次用量范围及用药频次;将肌酐清除率公式和体表面积公式设置在"系统"内,使其根据患者性别、年龄、血肌酐值等自动计算出肌酐清除率,根据身高、体重自动计算出体表面积。在编辑工具中将肌酐清除率小于 30 ml/min 或 50 ml/min 设置为警戒线。以盐酸表柔比星为例,单独用药时,成人剂量按体表面积每次 $60\sim90$ mg/m^2,联合化疗时,每次 $50\sim60$ mg/m^2 静脉注射,间隔 21 d 重复使用(见浙江海正药业股份有限公司药品说明书)。笔者在编辑工具中将年龄设置为≥18 岁且<65 岁,单次用量范围设置为 $50\sim90$ mg/m^2,频次为每 3 周 1 次,使盐酸表柔比星对成人,不管是单独或联合化疗,只要在设置的范围内,"系统"不出现警示,只有当输入除此之外的其他使用剂量和(或)频次时,才出现警示。上述设置方法初步实现了患者的年龄、肾功能状况、体表面积与非抗菌药物使用剂量和频次的链接及用药警示。需要说明的是,由于对肝功能障碍的检验值定义比较困难,故不在监控范围内。另外,因东方医院儿科患者不是很多,故 18 岁以下患者暂时也不在研究范围之内。

1.3.2 "系统"运行方式

医院的 HIS 处方信息导入专用服务器上进行预处理,处理在后台运行,不影响医院

正常网络系统。待条件成熟后再嵌入,进行同步监控。经过多层技术测试、质量控制以及相关专家的评定,"非抗菌药物使用剂量和频次智能化监控系统"已达到预期效果,见图1-4和表1-3。

患者基本信息						
患者姓名		患者住院号	115965	患者性别	男 患者出生年月	1938-12-31
患者过敏史						

- 处方信息

处方: 1100093261_20090706_1123(住院用药)　　　　　处方: 1100093261_20090706_0384(住院用药)

处方号	1100093261_20090706_1123	用药日期	2009-7-6 23:59	体重		身高	
科室名称	肾内科			医生姓名		医生工号	1123
患者诊断内容	尿毒症			患者病生理状态			

药品列表

组号	药名	规格	剂量	剂量单位	给药途径	频次	已用天数	用药指征
2043516294	(洛汀新)盐酸贝那普利片/10mg/粒	10mg	10	mg	口服	BID	1	
2043516310	(科素亚)氯沙坦钾片/50mg/粒	50mg	50	mg	口服	BID	1	

- 检验信息 展开全部

+ 检验时间	2009-7-3 16:39:11	检验样本	大便

+ 检验时间	2009-7-3 12:36:05	检验样本	血液

- 检验时间	2009-7-3 12:06:59		检验样本		血液

序号	检验名称	检验单位	检验结果		参考范围
1	钠	mmol/L	140.0		136.0~145.0
2	钾	mmol/L	4.40		3.50~5.10
3	二氧化碳	mmol/L	22.6		22.0~29.0
4	肌酐	umol/L	744	↑	59~104

- 计算机预处理结果

问题列表	问题内容
☐ 显示全部 非抗菌药物用法用量问题提示 -(科素亚)氯沙坦钾片/50mg/粒 -(洛汀新)盐酸贝那普利片/10mg/粒	(洛汀新)盐酸贝那普利片/10mg/粒　屏蔽该信息 患者肌酐清除率小于30ml/min,(洛汀新)盐酸贝那普利片2.5-10mg每天1次口服(见北京诺华制药有限公司产品说明书)。

图1-4　系统审查肾功能相关的药物剂量和频次

表1-3　系统按年龄、肾功能等审查出剂量和(或)频次不合理的警示一览表

药物名称	生产厂家	原用法用量	警示内容	警示次数
培哚普利片	施维雅制药有限公司	4 mg/次,每日1次口服	患者肌酐清除率小于30 ml/min,应该是1 mg/次,每日1次口服	15
		2 mg/次,每日1次口服	患者肌酐清除率小于30 ml/min,应该是1 mg/次,每日1次口服	10
注射用泮托拉唑钠	Nycomed Gmbh	40 mg/次,每日2次静脉滴注	患者为65岁以上老年人,每日不应该超过40 mg	4
氟哌噻吨美利曲辛片	丹麦灵北制药有限公司	1片/次,每日2次口服	患者为65岁以上老年人,应该是1片/次,每日1次口服	1

(续表)

药物名称	生产厂家	原用法用量	警 示 内 容	警示次数
盐酸贝那普利片	北京诺华制药有限公司	10 mg/次,每日 2次口服	患者肌酐清除率低于 30 ml/min,应该是 2.5~10 mg/次,每日 1 次口服	1
注射用硫酸长春新碱	广州明兴制药有限公司	2 mg/次,每日 1 次静脉推注	患者是 65 岁以上老年人,应该是最大 1 mg/次,每日 1 次静脉推注	1

1.3.3 应用前景

药品说明书是药品安全性、有效性的重要科学数据,是指导临床用药的重要依据,是通过国家有关行政管理部门批准,具有法律效力的文件,一旦临床用药过程中出现意外,就是法律参照的主要依据。医师如未遵守药品说明书规定的剂量和频次,引发严重不良事件,或者达不到应有的疗效,造成了不良后果,有可能被归类为医疗事故。医疗事故一方面增加患者住院时间、额外费用支出和死亡风险;另一方面,随着患者或家属的自我保护意识不断加强,以致医患纠纷甚至医疗诉讼不断发生。为了在保护患者的同时保护医师,需要用药监控系统具备非常灵敏的警示药物使用剂量和频次的功能。

现有的用药监控系统显然已经不能满足需求。举例来说,酚磺乙胺注射液应该是 0.25~0.75 g/次,每日 2~3 次静脉滴注(见上海第一生化药业有限公司药品说明书),医师习惯给予 2 g/次,每日 1 次静脉滴注;氨甲苯酸注射液应该是 100~300 mg/次,一日不超过 600 mg(见上海信谊金朱药业有限公司药品说明书),医师习惯予 600 mg/次,每日 1次静脉滴注;培哚普利片对肌酐清除率低于 30 ml/min 者应该是 1 mg/次,每日 1 次口服(见施维雅制药有限公司药品说明书),医师经常予 4 mg/次,每日 1 次口服;注射用奥沙利铂应该是 130 mg/m²,每 3 周 1 次静脉滴注(见江苏恒瑞医药股份有限公司药品说明书),医师有时予 100~150 mg/次,每 3 周 1 次静脉滴注,我国一般成人体表面积大于 1.5 m²,因此奥沙利铂应该是大于 200 mg/次,每 3 周 1 次静脉滴注。对上述用药剂量、频次的错误,现有的用药监控系统都不会出现警示。而笔者研发的"非抗菌药物剂量和频次智能化监控系统"具备审查功能,具体见列表。从结果分析,以单次剂量过大警示居多,可能引发各种危害。如酚磺乙胺和氨甲苯酸注射液可能诱发血管栓塞(见上海信谊金朱药业有限公司和上海第一生化药业有限公司药品说明书);注射用七叶皂苷钠可能诱发肾功能损害(见无锡凯夫制药有限公司药品说明书);注射用盐酸甲氯芬酯可能诱发焦虑不安、共济失调、惊厥等(见湖南五洲通药业有限公司药品说明书);注射用三磷腺苷二钠可能抑制窦房结功能(见上海第一生化药业有限公司药品说明书)。值得关注的是,"系统"通过肌酐清除率审查出培哚普利片剂量过大,可能引起血压过度下降,使重要脏器缺血,诱发脑梗死等(见施维雅制药有限公司药品说明书)。另外,根据体表面积审查出注射用奥沙利铂和注射用盐酸吉西他滨单次剂量过小而频次适中,出现警示 5 条,有可能降低化疗疗效。本"系统"的这种链接方式切实可行,当非抗菌药物处方中出现不符合说明书规定的使用剂量和(或)频次时,能够被识别,而其临床作用有待实践检验。尽管如此,笔者研发的"非抗菌药物使用剂量和频次智能化监控系统"只是初步实现了智能化,今后随着本"系统"使用的不断成熟,医院信息系统条件进一步完善,将实现临床诊断与非抗菌药物使用剂量和频次的链接,解决"首剂"问题和识别联合用药,以提高系统的智能化审查程度,进一步保证临床用药的合理和安全。

参考文献

[1] 杨宝峰.药理学:6 版[M].北京:人民卫生出版社,2007,28 - 29.
[2] 郭红,孙艳,陈海滨,等.利用 PASS 系统对肿瘤医院住院患者医嘱实施同步监测[J].中国药房,2007,18(14):1117 - 1118.

1.4 "围术期抗菌药物监控系统"的研发

目前围术期主要存在抗菌药物使用率过高和不合理的联合用药、品种选择不恰当、给药剂量和(或)频次不当、疗程过长等诸多问题。其原因主要是一些医师缺乏对抗菌药物的全面认识和了解,并过分依赖抗菌药物预防手术感染,以及受利益驱动等。

为改变不合理现状,有的医院成立抗菌药物合理应用管理小组进行人工干预,但存在人力成本高、持续性不能完全保证、干预滞后等缺陷。另有医院采用计算机化管理,但现有的计算机信息化干预方式存在尚未实现"手术名称"与"抗菌药物选择"链接、不能审查抗菌药物给药剂量和频次、硬性设置等缺陷。因此,当前迫切需要解决的问题是创建一个更行之有效的"围术期抗菌药物监控系统"。

1.4.1 "围术期抗菌药物监控系统"研发思路

1. 实现"手术名称"与"抗菌药物选择"相链接

基于医院信息系统,以卫生部关于《抗菌药物临床应用管理有关问题的通知》和《2015版抗菌药物临床应用指导原则》的围术期抗菌药规定为依据,实现"手术名称"与"抗菌药物选择"相链接。举例来说,胃十二指肠手术包括胃十二指肠动脉栓塞术、幽门窦切除胃十二指肠吻合术、全胃切除食管十二指肠吻合术、十二指肠溃疡修补术、十二指肠括约肌成形术、经内镜十二指肠鼻胆管引流术、经内镜十二指肠乳头切除、十二指肠破裂缝合术、十二指肠瘘修补术、十二指肠憩室修补术、十二指肠探查术、十二指肠切开异物取出术、十二指肠乳头肌切开术、十二指肠切除术、十二指肠旷置术、十二指肠造口术等，按规定只能使用第一代头孢菌素头孢唑林钠、头孢拉定和第二代头孢菌素头孢呋辛。在编辑工具中进行相关设置，将上述所有种类的胃十二指肠手术与头孢唑林钠、头孢拉定、头孢呋辛关联。当医师输入的抗菌药物不是这三种头孢菌素时则出现警示。

2. 实现抗菌药物给药剂量、频次与患者年龄、体重、肌酐清除率相链接

按抗菌药物药品说明书"用法用量"中的规定进行设置。以头孢呋辛钠为例，预防手术感染，术前 1.5 g，术后 0.75 g/次，每日 3 次静脉滴注；对肾功能不全者肌酐清除率在 10～20 ml/min 时，0.75 g/次，每日 2 次静脉滴注；肌酐清除率<10 ml/min 时，0.75 g/次，每日 1 次静脉滴注(见深圳立健药业有限公司药品说明书)。笔者在编辑工具中将年龄设置为≥18 岁，术前用量设置为 1.5 g，术后用量设置为 0.75 g/次，频次为 3 次/d。将肌酐清除率公式设置在"系统"内，使其根据患者性别、年龄、血肌酐值等自动计算出肌酐清除率，同样在编辑工具中按上述药品说明书规定设置肌酐清除率范围、单次用量和每天的频次。另外，将抗菌药物使用疗程设置为 48 h。当医师输入设置范围以外的使用剂量和(或)频次，或使用超过 48 h 则出现警示。

3. 对围术期预防性使用抗菌药超过 48 h 进行管制

如果预防性使用抗菌药超过 48 h，则出现对话框，有 7 个选项，医师必须选择其中的 1 个或多个才能继续用下去，否则不让继续使用抗菌药，如图 1-5。

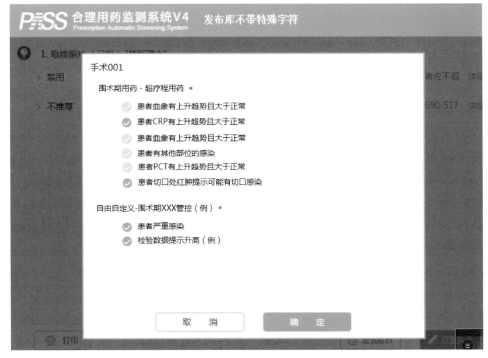

图 1-5　围术期预防性使用抗生素设置

1.4.2 "围术期抗菌药物监控系统"典型案例

案例 1 患者行胃切除术，按规定头孢美唑钠剂量过大，且不能使用甲硝唑，而医师违反规定，与"系统"预先的设置不符，"系统"立即出现警示。临床药师查阅相关患者电子病历，写出符合临床实际的意见和建议后，连同红色警示一起发给医师。医师回复告知已经修改（图1-6）。

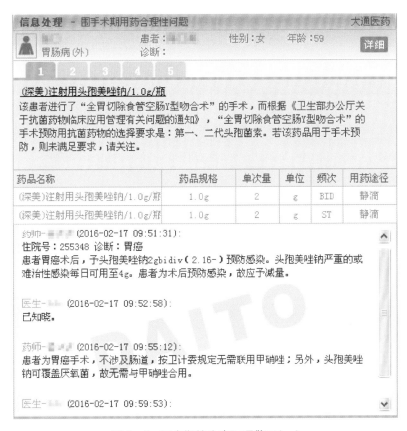

图 1-6 围术期抗生素医嘱警示（一）

注：上方红色字体为"系统"自动出现的警示，下方为临床药师根据患者实际情况写给医师的具体建议以及医师的回复

案例 2 患者行胆囊切除术，因诊断为急性胆囊炎伴胆囊结石，属治疗性应用抗菌药物，故医师予头孢美唑钠符合规定。但患者为高龄女性，血肌酐偏高，"系统"计算出其肌酐清除率在30～60 ml/min，对照药品说明书则给药剂量过大，与"系统"预先的设置不符，"系统"立即出现警示。临床药师查阅相关患者电子病历，获悉患者症状、体征、检验值和影像学检查结果，综合分析显示感染十分严重，加上高龄及免疫力低下，不应完全遵从"系统"的警示，而应使用头孢美唑钠药品说明书允许的最大剂量。临床药师写出符合临床实际的意见和建议后，连同红色警示一起发给医师。医师回复告知已经修改（图1-7）。

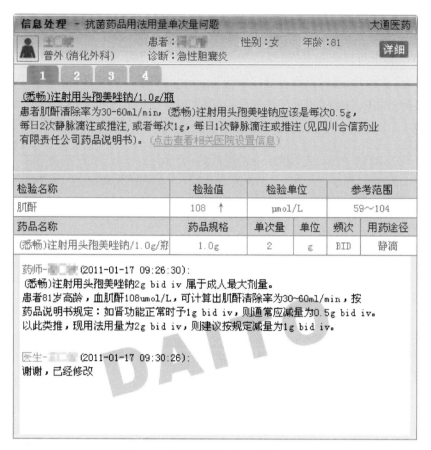

图 1-7　围术期抗生素医嘱警示(二)

注:上方红色字体为"系统"自动出现的警示,下方为临床药师根据患者实际情况写给医师的具体建议以及医师的回复

1.4.3　应用前景

围术期预防应用抗菌药物是防止术后感染的一项重要措施,但使用不合理可造成各种危害。首先,抗菌药物耐药菌问题越来越严重地影响了临床医疗和患者的安全。最近出现了对几乎所有抗菌药物耐药的"超级细菌"。开发新型抗菌药物的速度,远没有耐药菌产生的速度快,照此下去,人类可能进入没有抗菌药物可用的时代。其次,极大增加了与抗菌药物相关的不良事件发生率,造成耳聋、肾功能不全、肝功能损害、抗生素脑病、肠道菌群失调等。最后,极大加重了患者的经济负担。据统计,仅不合理应用第三代头孢菌素类一项,就使我国每年浪费 7 亿元。

"围术期抗菌药物监控系统"可根据手术名称和患者病理生理状况,高效率地审查出抗菌药物是否选择错误和给药剂量是否正确,为药师参与临床用药指明了方向,提供了极为有力的帮助。但同时应该看到,"系统"尽管实现了某种程度的智能化,有时还是难以单独应对复杂的临床实际。如因技术上的原因,"系统"无法识别手术患者是否已经有细菌感染,无法识别患者有无肝功能不全等。因此尚需临床药师以"系统"出现的警示为主线,有针对性和目的性的查询电子病历,如遇到疑难案例,还需要进一步深入病区,将不合理用药的判断建立在每一个患者临床实际的基础上,在更深层次上发现临床不合理用药,进行综合分析,提出合理用药的意见。

按照2002年国务院颁布的《医疗事故处理条例》和新近出台的侵权责任法规定,如违反了围术期抗菌药物使用的法律法规或未遵守药品说明书规定的抗菌药物使用剂量、频次,造成了不良后果,可能归类为医疗事故。它一方面增加患者住院时间、额外费用支出和死亡风险;另一方面,以致医患纠纷甚至医疗诉讼不断发生。为了在保护患者的同时保护医师,需要"抗菌药物监控系统"完全具备警示围术期抗菌药物选择不当和给药剂量、频次不正确的功能,同时还需要临床药师将警示信息与患者临床实际有机和紧密地结合起来,以提高医师对警示的修改率。相信"围术期抗菌药物监控系统"的运用能显著提高医师对警示的修改率,但这有待实践检验。

参考文献

[1] 马维娜,曾平,姜婧,等.围术期抗菌药物应用现状[J].中华医院感染学杂志,2010,20(9):1346-1348.

[2] 翟晓波,何志高,文传民.抗生素使用剂量和频次智能化监控系统的研发成效[J].中国药师,2009,12(6):723-725.

[3] 王亚霞,刘亚新,魏琴,等.围术期抗菌药物使用持续性干预效果分析[J].中华医院感染学杂志,2010,18(11):1607-1609.

[4] 姜峻,曾民,李刚.自动监控抗生素合理应用系统的开发与应用[J].中国药房,18(4):271-273.

[5] MARCUM ZA, HANDLER SM, BOYCE R, et al. Medication misadventures in the elderly: a year in review[J]. Am J Geriatric Pharmacotherapy, 2010, 8(1): 77-83.

1.5 "智能化用药监控警示互动系统"干预效果分析

药物不良事件(adverse drug events, ADEs)是指与用药相关的损害,ADEs中有相当一部分是可预防的,如对深静脉血栓合并有陈旧性脑梗死的患者使用注射用尿激酶而导致脑出血,因尿激酶对陈旧性脑梗死患者禁用。目前认为,因违反禁忌证、给药剂量不正确等用药错误所致的ADEs是可以预防的,在住院患者中的发生率一般高于2%,在重症监护病区(ICU)的发生率一般高于4%。然而,我国很多医院已经使用多年的合理用药监测系统只能审查药物-药物之间的关系,如药物相互作用、配伍禁忌等。而对至关重要的药物-患者-疾病之间的关系却完全不能审查。鉴于此,笔者所在东方医院药剂科在专业软件公司的协助下,实现综合性医院常用1 400种药物的禁忌证与患者临床诊断、实验室检查结果相链接,实现给药剂量、频次与患者年龄、体重、肌酐清除率、体表面积相链接,在此基础上进一步创建"智能化用药监控警示互动系统"(以下简称"互动系统")。"互动系统"中出现的警示信息经临床药师筛选后发给医师;如医师超时未看,则自动在护士站出现,由护士提醒医师;如医师超时仍未看,则自动在医务部工作站出现。

1.5.1 资料与方法

1. ADEs的收集方法

从2009年1月到2011年12月,以上海市东方医院、上海市公利医院、上海市第七人民医院ICU病区收治的患者为研究对象,以在药物治疗过程中病情出现明显变化为信号,判断并收集ADEs。在同一病区内按主要病情诊断、入院病情分级(一般、急、危)、年龄、性别、入院时间的顺序进行匹配,把上述指标大致相似的病例选入配对组,ADEs组与配对组的比例为1∶1,查明每个病例的住院费用和住院天数。

2. ADEs事件的判定和分类

对每一个可能的事件,均由一个医师和一个药师根据Naranjo评分表单独进行评判,以判断是否属于ADEs及严重程度。与用药错误有关的ADEs被认为是可预防的。当在ADEs的存在与否、严重程度、可否预防的评判上出现分歧的时候,则医师和药师两人进行讨论以达成一致,如仍有分歧,则请第三位医师或药师进行评判,做出最终的结论。对于这种方式评判的一致性,采用Kappa统计进行评估。分值在0.6以上说明评价结果相当可靠。

3. 干预方法

选择上海市东方医院ICU病区为实验组,以上海市公利医院、上海市第七人民医院ICU病区为对照组。从2009年1月到2010年6月,实验组和对照组均不采取干预措施。在实验组中,从2010年7月到2011年12月,以"互动系统"对处方进行审查,临床药师将"互动系统"出现的警示信息与患者临床实际结合起来,如认为有价值,则写成比较系统的意见发给医师;如认为价值不大,可能对医师造成骚扰,则不发警示。对照组则始终不进行干预。

4. 统计方法

Kappa统计、wilcoxon符号秩和检验、X^2检验、Fisher确切概率、R×C列联表卡方检验、逐步多元线性回归法。所有统计分析均应用SAS软件包。

1.5.2 结果

1. "互动系统"在ICU病区的运行状况

从2010年7月至2011年12月的18个月时间内,医师共开出37 032张处方,而"互动系统"审查出与诊断相关的禁忌证 46 例,临床药师从中选出有价值警示 14 例与医师交流互动。与检验值相关的禁忌证 81 例,其中有 40 例与医师进行了交流互动。抗菌药物用法用量问题 26 例,其中有 15 例与医师进行了交流互动。非抗菌药物用法用量问题 58 例,其中有 51 例与医师进行了交流互动。另外有配伍禁忌问题 9 例,均与医师进行了交流互动。总共有 220 例警示,占处方总量的 0.6%。在 2010 年 7—9 月、10—12 月、2011 年 1—3 月、4—6 月、7—9 月、10—12 月 6 个时间段内的有效警示和有效干预,如表 1-4 所示,警示率下降有统计学差异。另外,在这 6 个时间段内,分别有 18 例、18 例、14 例、13 例、14 例、14 例警示未发给医师,其变化无统计学意义。医师对收到的警示信息修改率达 97.7%。

表 1-4 2010 年 7 月至 2011 年 12 月警示例数及占比

时 间 段	处 方 数 量	警示例数及占处方量百分率(%)
2010 年 7—9 月	6 174	68(1.1%)
2010 年 10—12 月	6 192	19(0.3%)
2011 年 1—3 月	6 104	15(0.2%)
2011 年 4—6 月	6 204	13(0.2%)
2011 年 7—9 月	6 316	8(0.1%)
2011 年 10—12 月	6 042	6(0.1%)

2."互动系统"典型案例

患者为 78 岁男性,因急性胆源性胰腺炎、冠心病于 2010 年 8 月 20 日入院,有比较严重的肾功能不全,对照药品说明书,给予硫酸镁注射液静脉滴注违反了禁忌证。"互动系统"立即出现警示。临床药师查阅该患者的电子病历,发现血肌酐进行性上升,血气分析示低氧血症,且没有透析,没有使用呼吸机。临床药师提醒医师,镁离子主要从肾脏排泄,当有严重肾功能不全时可能造成蓄积。镁离子有拮抗钙离子、抑制神经-肌肉接头乙酰胆碱释放的作用,特别是过量时可引发呼吸抑制。建议医师停药,医师接受了建议(图 1-8)。

3. 各种类型的 ADEs 及引发的药物

从 2009 年 1 月至 2011 年 12 月,三家医院 ICU 病区共收治 2 406 人次,共发生可预防的严重 ADEs 110 例,可预防的一般 ADEs 18 例,不可预防的严重 ADEs 68 例,不可预防的一般 ADEs 34 例,总共 230 例。本书对于评价 ADEs 是否存在、是否严重、是否可以防范,Kappa 统计分值分别为 0.70、0.72、0.70。

在可预防的严重 ADEs 中,发生频率相对较高的有急性肾功能不全,因注射用替考拉宁、注射用盐酸万古霉素、注射用七叶皂苷钠、盐酸左氧氟沙星注射液等相对于患者年龄、肾功能剂量过大而引发;急性左心衰竭、急性心肌梗死,患者本身存在比较严重的心脏疾

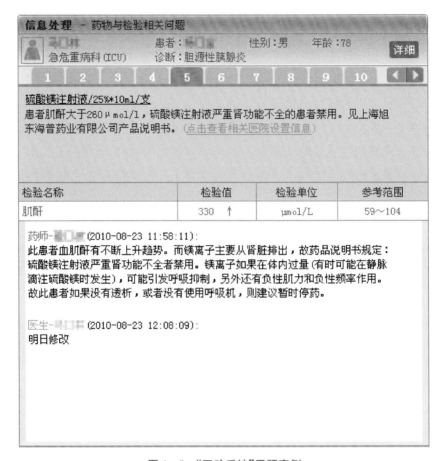

图 1-8 "互动系统"干预案例

注：上方红色字体为"互动系统"自动生成出现的警示，下方黑色字体为药师发给医师的意见和建议以及医师的回复

病，因违反禁忌证使用复方甲氧那明胶囊、脂肪乳注射液、美洛昔康片、前列地尔注射液、多索茶碱注射液等，增加心脏负荷和心肌耗氧量而引发；上消化道出血加重，因使用疏血通注射液、低分子肝素钙注射液、美洛昔康片、西洛他唑片、多索茶碱注射液、氯化钾缓释片等之后发生上消化道出血，但医师未停药，违反了禁忌证，导致出血加重。在可预防的一般 ADEs 中，发生频率相对较高的是高钾血症，因违反禁忌证给予肾功能不全者补钾所致。在不可预防的严重 ADEs 中，发生频率相对较高的有上消化道大出血，同样因使用抗凝药、非甾体抗炎药、茶碱类、糖皮质激素类等药物而引发，但医师及时停药，故未违反禁忌证。在不可预防的一般 ADEs 中，发生频率相对较高的有皮疹，因使用抗生素而引发。

4. 药物不良事件严重程度与可预防性的关系

如表 1-5 所示，严重 ADEs 中可预防的比例为 61.8%，一般 ADEs 中可预防的比例为 34.6%，差异有统计学意义，可见越严重的 ADEs 越有可能被预防。

表 1-5 药物不良事件严重程度与可预防性的关系

程　　度	可预防 ADEs	不可预防 ADEs
一般($n=52$)	18(34.6%)	34(65.4%)
严重($n=178$)	110(61.8%)	68(38.2%)

5. 干预前后各种类型 ADEs 的发生率

如表 1-6 和表 1-7 所示,实验组干预前后可预防 ADEs 发生率下降有统计学意义;而对照组干预前后变化无统计学意义。不可预防 ADEs 发生率变化在两个同样时间段内无统计学意义。

表 1-6 实验组和对照组干预前后可预防 ADEs 发生率

分　　组		干　预　前	干　预　后
实验组	收治患者	732 人次	711 人次
	可预防 ADEs*	50 例(6.8%)	17 例(2.4%)
对照组	收治患者	487 人次	476 人次
	可预防 ADEs	30 例(6.2%)	31 例(6.5%)

* $p<0.001$

表 1-7 实验组和对照组干预前后不可预防 ADEs 发生率

分　　组		干　预　前	干　预　后
实验组	收治患者	732 人次	711 人次
	不可预防 ADEs	39 例(5.3%)	29 例(4.1%)
对照组	收治患者	487 人次	476 人次
	不可预防 ADEs	16 例(3.3%)	18 例(3.8%)

6. 各种类型 ADEs 使住院费用增加和住院时间延长的量化指标

共有 184 例 ADEs 匹配了配对组,有 46 例 ADEs 没能找到适宜的配对组,故不纳入进一步的分析研究。选择可能影响住院时间和费用的 5 个因素作为自变量进行量化,包括 X_1(年龄);X_2(性别:男$=1$,女$=0$);X_3(出院时的疾病诊断数目);X_4(入院时病情分级:一般$=1$,急$=2$,危$=3$);X_5(ADEs:存在$=1$,不存在$=0$)。以住院费用和住院时间为应变量 Y,在 $\alpha=0.10$ 水平应用逐步多元线性回归法进行分析,求得推算住院费用和住院时间的最优回归方程。在住院费用的最优回归方程中,可预防 ADEs 为 $Y=25\,727X_5+45\,193$,不可预防 ADEs 为 $Y=763X_1+3\,778X_3+34\,326X_5-29\,835$。在住院时间的最优回归方程中,可预防 ADEs 为 $Y=-7.3X_4+8.9X_5+36.6$,不可预防 ADEs 为 $Y=0.4X_1+17.5X_5-8.9$。

1.5.3 讨论

1. "互动系统"部分警示信息未发给医师的原因

临床药师结合患者实际分析后认为,"互动系统"有一例警示信息存在疑问,故未发给医师,主要原因有:① 患者正在接受透析治疗,可清除相关药物。如尿毒症患者正在透析,发生低钾血症可以补钾。② 虽违反了用药禁忌证,但有很强的适应证,不用药可能使原发疾病恶化。如低分子肝素钙消化道出血者禁用,但患者有 DIC,则不能视为禁忌。③ 在与诊断相关的禁忌证中,相关疾病已经治愈或明显改善。如上消化道出血已经手术治愈。④ 按规定应减量,但病情不适宜这样做。如患者肌酐清除率在 10~25 ml/min,美罗培南用量为每次 1 g,每日 2 次静脉滴注。但患者因粒缺引发重症肺炎,医师予每次 1 g,每日 3 次静脉滴注,临床药师认为加大剂量是可行的。

2. "互动系统"需不断提高智能化程度

从上述实践过程不难看出,"互动系统"可根据患者病理生理状况,高效率地审查出禁忌证、给药剂量不正确等用药错误,为药师参与临床用药指明了方向,提供了极为有力的帮助。同时应该看到,"互动系统"尽管实现了某种程度的智能化,有时还是难以单独应对患者千变万化的病情。仅以氯化钾为例,药品说明书规定肾功能不全者禁用,尽管"互动系统"将氯化钾与大于正常血肌酐值以及大于血钾低限值链接,使"互动系统"同时满足肾功能不全和血钾正常两个条件后才出现警示,但是否发生高钾血症还受到患者的血酸碱度、血容量、尿量、透析、组织损害程度、缺氧程度、是否使用利尿剂、β受体阻滞剂、血管紧张素转换酶抑制剂等多种因素的影响,高钾血症的危害程度还取决于患者原先是否存在缓慢型心律失常、呼吸衰竭、心力衰竭、肠蠕动减慢、肌力下降等各种病理生理因素。因此,一方面应不断提高"互动系统"的智能化程度,如进一步将氯化钾与尿量、透析等链接。另一方面,尚需临床药师以"互动系统"出现的警示为主线,将不合理用药的判断建立在每一个患者临床实际的基础上。如能做到以上两点,就完全可能大幅度降低可预防 ADEs 的发生率。

3. 通过干预减少可预防 ADEs 可创造巨大经济效益和社会效益

患者出院时疾病诊断数目和入院时病情分级是判定疾病严重程度的常用指标,与住院时间和费用显著相关,故将其作为自变量。回归方程显示,可预防 ADEs、不可预防 ADEs 均可显著增加住院费用、延长住院时间。

从各回归方程的结果可以看出,每发生 1 次不可预防 ADEs,可增加住院费用 34 326 元,延长住院时间 17.5 天;而每发生 1 次可预防 ADEs,只增加住院费用 25 727 元,延长住院时间 8.9 天。笔者认为,主要原因是有 81 例可预防 ADEs 死亡,而仅有 48 例不可预防 ADEs 死亡,由于患者死亡,自然缩短了住院时间,减少了住院费用,而绝不是可预防 ADEs 的疾病负担低于不可预防 ADEs。

另外，在ICU病区发生的ADEs增加的住院费用高于呼吸内科、消化内科等普通病房发生的ADEs，其可能原因是ICU病区收费高于普通病房。

从2009年1月到2011年12月，在ICU病区干预前后实验组和对照组共发生了128例可预防ADEs，因此住院费用总共增加了$128\times25\ 727＝3\ 293\ 056$元，住院时间总共延长了$128\times8.9＝1\ 139.2$天。如果将没能匹配配对组的也包括在内，数目会更大。研究还未将护工费、伙食费、精神损失等包括在内。从中不难看出，如采取有效干预措施使其不发生，因此而挽回的经济损失是巨大的，并且有可能使部分患者的生存期延长，甚至避免死亡。对不可预防的ADEs，如能早发现，早采取有效干预措施，也有可能减少损失。

在实验组中，随着"互动系统"警示例数的显著减少，可预防ADEs从50例下降到17例，减少了33例。因此节省了848 991元住院费用，减少了294天住院时间。

《医疗事故处理条例》规定，因违反治疗规范，造成患者人身损害，可以定性为医疗事故。按照这个定义，加上新近出台的侵权责任法，可能使很大一部分因违反药品说明书中的禁忌证或不遵照规定剂量使用药物而引发的严重ADEs，被判定为医疗事故，以致医患纠纷甚至医疗诉讼的发生。为了在保护患者的同时保护医师，需要用药监控系统具备警示禁忌证和药物剂量不正确等功能，同时还需要警示信息有人看，有人处理，有人监督，有人负责。相信"智能化用药监控警示互动系统"的运用能为临床安全、合理用药提供一种新模式，但这有待实践的进一步检验。

参考文献

[1] KELLY MS, CHAD SJ, BYRON Y, et al. Prevalence and characteristics of adverse drug reaction in neurosurgical intensive care patients[J]. Neurosurgery, 2006, 58(3): 426-433.

[2] ZANDIEH SO, GOLDMANN DA, KEOHANE CA, et al. Risk factors in preventable adverse drug events in pediatric outpatients[J]. J Pediatr, 2008, 152(2): 225-231.

[3] NUCKOLS TK, PADDOCK SM, BOWER AG, et al. Costs of intravenous adverse drug events in academic and nonacademic intensive care units[J]. Med Care, 2008, 46(1): 17-24.

[4] 翟晓波,何志高,文传民.智能化用药监测系统的研发及体会[J].中国药房,2008,19(35): 2791-2794.

[5] 翟晓波,何志高,文传民.抗生素使用剂量和频次智能化监控系统的研发成效[J].中国药师,2009, 12(6): 723-725.

[6] 翟晓波,何志高,方芳,等."智能化用药安全警示互动系统"运行效果分析[J].药物流行病学杂志, 2012,21(2): 67-70.

[7] 翟晓波,鲍思蔚,王海平,等.严重药物不良事件对住院时间和费用的影响分析[J].药物流行病学杂志,2007,16(3): 153-156.

[8] MICHAEL DM, MARY ER, JINGWEI W, et al. Effect of a pharmacist on adverse drug events and medication errors in outpatients with cardiovascular disease[J]. Arch Intern Med, 2009, 169(8): 757-763.

[9] 贾公孚,谢惠民.药害临床防治大全[M].北京：人民卫生出版社,2002,357-362.

[10] CLASSEN DC, PESTOTNIK SL, EVANS RS, et al. Adverse drug events in hospitalized patients, excess length of stay, extra costs, and attributable mortality[J]. JAMA,1997, 277(4)：301 - 306.

[11] BUAJORDET I, EBBESEN J, ERIKSSEN J, et al. Fatal adverse drug events：paradox of drug treatment[J]. Journal of Internal Medicine,2001, 250：327 - 341.

1.6 处方前置审核系统功能介绍

1.6.1 应用流程

前置审核干预系统需做到快速、高效地干预处方,有效改善传统窗口审核模式下干预过程形式化、效率低、沟通难等问题。处方前置审核系统的应用流程设计如图 1 - 9。

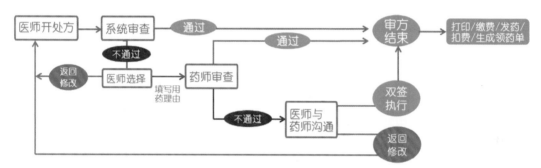

图 1 - 9 处方前置审核系统的应用流程

1.6.2 功能说明

1.6.2.1 药师审方干预功能

医师开具处方(医嘱)后,系统立即自动监测提示有不合理用药问题的处方(医嘱),医师自查后可返回修改或提请药师审核,由药师对处方(医嘱)进行人工复核。审查过程中,药师可就处方(医嘱)用药问题与开嘱医师实时互动沟通,直到处方(医嘱)通过审查离开系统,进入医院处方(医嘱)管理流程的下一环节,实现药师审方干预效果。

1. 系统审查

医师开具新处方或修改处方后,先进行系统审查,无不合理用药问题或者问题严重程度较低的处方直接通过进入下一环节,无须药师再人工审查。

系统审查项目包括以下内容。

(1)剂量范围审查 检查用户输入的药品用法用量是否处于药品说明书推荐的剂量范围内。能对最大、最小剂量(次剂量、日剂量)、极量(次极量、日极量)、用药频率、用药持续时间、疗程总剂量进行审查,但只是提供一个药品在不同年龄段和特定给药途径下的正常使用范围,不考虑适应证和用药类型。

(2)超多日用量审查 检查处方药品用量是否符合国家《处方管理办法》中处方一般不得超过7日用量等相关规定,如果门诊处方药品、急诊处方药品、麻醉药品、精神类药品、慢性病患者处方药品用量超出规定范围,则系统发出警告提醒医师可能需要调整处方药品用量。

(3)肝损害剂量审查 由于患者存在肝功能损害时肌体对药物的吸收、代谢、排泄等均受到影响,给药剂量与常规剂量范围有一定差异,需检测该类人群使用药品剂量是否合理,如果使用剂量不在药品说明书推荐的剂量范围内,则系统发出警告提醒医师可能需要调整患者的药物剂量。

(4)肾损害剂量审查 由于患者存在肾功能损害时肾的排泄和调节功能将会降低或减弱,给药剂量与常规剂量范围有一定差异,需检测该类人群使用药品剂量是否合理,如果使用剂量不在药品说明书推荐的剂量范围内,则系统发出警告提醒医师可能需要调整患者的药物剂量。

(5)累积剂量 检查住院患者医嘱药品用药是否超过累积剂量上限,如果住院患者医嘱药品用量超出上限,则系统发出警告提醒医师可能需要调整处方药品用量或者更换药品。

(6)药物相互作用审查 检查药物两两合用时可能产生的不良相互作用。这些不良相互作用可能导致药物治疗作用降低,产生或增强毒性等变化,使药品的实际使用效果发生改变,导致不良反应的发生,是临床用药中需要密切关注的问题。如果处方中存在具有不良相互作用的药物,则系统发出警告提醒医师可能需要调整患者的处方药品或更改药物治疗方案。

(7)体外配伍审查 检查注射剂药物配伍使用时,是否存在理化相容或不相容。本模块审查关注的是注射剂药物配伍时是否有足以引起不良后果的理化改变(如颜色改变、沉淀、混浊、微粒增加、酸碱性变化等)。如果处方中存在足以引起不良后果的理化改变,则系统发出警告提醒医师可能需要调整患者的处方药品或更改药物治疗方案。

(8)配伍浓度审查 检查注射剂药物配伍使用时,配伍后的药品浓度是否在药品说明书推荐的给药浓度范围内,若不在此范围内,则系统发出警告提醒医师可能需要调整患者的处方药品或溶媒的用量。

(9)钾离子浓度审查 检查一个或多个含钾药物和其他注射剂药物同组配伍使用时,配伍后的注射液钾离子总浓度是否合理。若不合理则系统发出警告提醒医师可能需要调整患者的处方药品或溶媒的用量。

(10)TPN审查(全肠外营养液审查) 检查TPN处方(医嘱)的电解质、氨基酸、脂肪乳等营养物质比例是否均衡。若配伍后的TPN处方(医嘱)糖脂比、热氮比等不符合均衡性要求,则系统发出警告提醒医师可能需要调整电解质、氨基酸、脂肪乳的比例。

（11）药物禁忌证审查　本审查功能将患者的疾病情况与药物禁忌证关联起来，若处方中的药品禁忌证与患者疾病情况相关时，说明患者存在使用某个药物的禁忌证，则系统发出警告提醒医师可能需要调整患者的处方药品或更改药物治疗方案。

（12）不良反应审查　本审查功能将患者的疾病情况与药物不良反应关联起来，若处方中的药品可能引起的某种不良反应，恰好与患者存在疾病情况相同或类似时，则系统发出警告提醒医师注意药品不良反应可能使患者原有病情加重，可能需要调整患者的处方药品或更改药物治疗方案。

（13）门诊输液　本审查功能根据医院规定的门诊限制输液科室和疾病清单，监测医师开出的处方输液药品是否满足科室和疾病要求，若门诊处方输液药品超适应证、超科室使用权限，系统则发出警告提醒医师。

（14）超适应证审查　检查患者的疾病情况是否在处方中的药品适应证范围内，若患者存在超药品适应证用药，系统则发出警告提醒医师可能需要调整患者的处方药品或更改药物治疗方案。

（15）儿童用药审查　当患者年龄阶段为儿童时，检查患者处方中是否存在不适于儿童使用的药品。帮助医师或药师更合理地针对儿童用药，防止药物不良事件的发生。

（16）成人用药审查　当患者年龄阶段为成人时，检查患者处方中是否存在不适宜成年人使用的药品（如多巴丝肼片不能用于 25 岁以下的成人）。帮助医师或药师更合理地针对成人用药，防止药物不良事件的发生。

（17）老人用药审查　当患者年龄阶段为老人时，检查患者处方中是否存在不适宜老年人使用的药品。帮助医师或药师更合理地针对老人用药，防止药物不良事件的发生。

（18）妊娠用药审查　当患者为妊娠期妇女时，检查患者处方中是否存在不适于妊娠期使用的药品。帮助医师或药师在患者妊娠期间合理用药，提高妊娠用药安全性。

（19）哺乳用药审查　哺乳期妇女用药时，药物除对母亲产生影响外，还可通过乳汁进入婴儿体内，从而对婴儿也产生影响。本审查功能可提示当患者为哺乳期妇女时，检查患者处方中是否存在不适宜哺乳期妇女使用的药品。帮助医师或药师在患者哺乳期间合理用药，防止针对哺乳期妇女和乳儿的药物不良事件发生。

（20）性别用药审查　提示患者处方中是否存在不适宜用于该患者性别的药品（如乌鸡白凤丸，用于气血两虚、腰膝酸软、调经止带，则不适宜用于男性患者）。帮助医师或药师合理用药，防止药物不良事件的发生。

（21）药物过敏审查　在获取患者既往过敏源或过敏类信息的基础上，提示患者处方中是否存在与患者既往过敏源相关、可能导致类似过敏反应的药品。帮助医师或药师合理用药，防止药物不良事件的发生。

（22）给药途径审查（剂型-给药途径、药品-给药途径审查）　检查患者处方中是否存在药品剂型与给药途径不匹配，如片剂不可注射、滴眼液不可口服等；或者药品不能用于某些给药途径,如胰岛素注射液不能用于口服,氯化钾注射液不能静推等。临床上如果有此类用药不规范的情况,即予以警示提醒,并提示用户可能有处方录入错误。

(23)重复用药审查(重复成分、重复治疗审查) 提示患者用药处方中的两个或多个药品是否存在相同的药物成分,可能导致重复用药问题;重复治疗审查提示处方中的两个或多个药品(带给药途径)同属某个药物治疗分类(即具有同一种治疗目的),可能存在重复用药的问题。

(24)药物检验值审查 该模块可直接根据获取的患者检验值审查处方(医嘱)药品使用是否合理。

(25)越权用药审查 根据医院规定的医师、科室处方权限类别和对应的药品清单,检查医师开出的处方药品是否在其可以使用的权限范围内,可以对越权用药行为进行警示提醒,监控医师越级使用抗菌药物、越级使用特殊管制药品。

(26)围术期用药审查 检查医师在围术期内使用抗菌药物是否合理,包括抗菌药物品种是否合理,使用抗菌药物的时机和时限是否合理。若在围术期使用抗菌药物的品种不在已维护的手术能够使用的抗菌药物品种范围内、手术使用抗菌药物时长不在医院规定的时间内(可以精确到小时),则系统发出警告提醒医师可能需要调整患者处方药品或更改围术期的用药方案。

(27)细菌耐药率审查 提示患者处方中药品的本院细菌耐药情况(包括哪些细菌对处方药品耐药和耐药率),医师可根据耐药情况的警示提醒调整处方药品或更改用药方案。

2. 待审处方提示

系统通过屏幕和声音提示药师有待审查新处方(医嘱)或已修改处方(医嘱)。

3. 药师人工审查

药师在审方界面可以看到待审处方数量,药师审方界面可查看患者检验检查、手术、EMR 链接等信息。药师还可以查看系统审查结果详细信息,作为人工审查的参考。

4. 药师、医师实时互动

关于药师人工审查未通过的处方,药师可以通过 PASS 通信平台与医师进行沟通。药师可以选择系统不合理用药问题或预设的问题模版,并在此基础上编辑不通过理由发送给开嘱医师,医师修改处方(医嘱)信息后或医师填写理由双签后,处方(医嘱)重新进入系统审查(双签无该步骤)-人工审查-修改处方(医嘱)环节,直至处方(医嘱)审查通过。药师在人工审查界面可以查看当前已修改处方(医嘱)的各个历史提交版本详细信息、不通过理由(状态记录)和干预记录等。同时,药师可以根据具体情况赋予医师处方双签通过权限。

5. 处方状态标记

处方最终通过审查的情况有很多,为了区分这些不同情况下通过的处方,以及记录通过处方的每个修改版本的情况，系统会给这些处方添加不同的标记，如"系统审查通过""药师一次性通过""系统关闭通过"等。

6. 离开模式

若药师临时有其他事务需要处理，可以选择"我要离开"，若有审查中处方，系统会提示药师。启动了离开模式后，系统会自动分配新任务给其他药师。

1.6.2.2　审方干预自定义

为了贴合医院实际需要，系统为用户提供审方干预自定义功能。

超时设置：用户可以设置审方时限，即超过规定时限，待审查处方自动通过，避免患者等待时间过长。

监测标准：用户可以设置需要药师人工审查的问题处方(医嘱)的问题严重程度和审查项目。系统审查后，问题严重程度低的处方(医嘱)直接通过，药师只审查问题严重程度高的问题处方(医嘱)，减轻药师工作量。

干预开关：非药师审方工作时间，可将人工干预关闭，关闭时若有未处理任务，系统先提示，用户确认后，未处理的任务全部自动通过，处方状态标记为"系统关闭通过"。系统关闭期间传过来的处方自动通过，系统不审查，不影响处方(医嘱)执行。

重点关注：可将任意医师、疾病、药品设置为重点关注，包含重点关注信息的处方由药师进行全面审查。

双签模式：用户可根据实际情况对药师、医师双签通过模式进行设置。

自动干预：在所有药师都下班后，无药师审核处方的情况下，若医师端有问题处方，系统会要求医师填写用药理由，处方(医嘱)才可通过进入下一环节。

问题模版设置：用户可预设问题模版，当药师反馈审核意见给医师时可快捷选择，节省时间。

1.6.2.3　任务分配功能

多个药师同时使用系统进行审方工作，为避免任务分配不均等问题，系统处方分配按如下原则进行：① 多个药师同时工作时先根据权限分配(不同的药师审核不同科室的处方)，相同权限范围内随机分配。② 门诊一张处方即为一个任务，若有多个任务，按①原则分配。一张处方没有通过之前，所有修改版本都分配给同一个药师。

住院医嘱以患者为单位进行管理，同一个患者的所有医嘱任务都分配给同一个药师。

1.6.2.4　统计分析功能

系统在药师进行审方干预时，可以对药师干预结果数据进行自动采集和保存，并提供全面的药师干预结果的统计和分析。用户可以根据需要设定统计条件和统计范围，能生成全院整体情况统计表、药师个人情况统计表、被干预排名表(医师、科室)等报表、柱状统计图和趋势图,为医院的相关部门分析研究和管理药师审方干预情况提供依据。

系统能够按照统计范围条件设置生成如下相关统计报表。

1. 门诊报表

(1)药师工作统计表(按全院/药师/个人统计)

(2)被干预前 N 名排名表(按科室/医师/药品/问题)

(3)通过状态统计表

(4)监测问题清单表

(5)实时审核动态监测表

2. 住院报表

(1)药师工作统计表(按全院/药师/个人统计)

(2)被干预前 N 名排名表(按科室/医师/药品/问题)

(3)通过状态统计表

(4)监测问题清单表

(5)实时审核动态监测表

1.6.2.5 处方(医嘱)查询功能

用户可以查看历史处方(医嘱)的详细信息和药师干预的详细记录,并能通过查看药师审方干预的详细记录对每张处方(医嘱)的干预过程进行回顾研究。

1.7 审方规则库的自定义维护与分析

传统的门诊流程是临床医师开具处方,患者缴费后由调剂发药岗位审核发药。而调剂发药岗位在快速准确发药的同时,无法对大量处方进行实时、全面的审核。而且药师一旦发现了药品问题,在与医师、患者的沟通中,医师或患者往往会抵触、质疑,不利于医师、患者、药师之间的和谐。为此东方医院推行门诊事前审方系统,采用"两审、两拦截"的审方模式,即在医师处方生成前即先审方拦截,审核通过的处方进行缴费拿药,有效优化了药学服务,提高了合理用药水平和患者满意度。

东方医院目前采用的药师审方干预系统,充分发挥药师在医院合理用药中的作用,实现"以患者为中心"的药学服务模式。系统是通过标准数据接口读取医院 HIS、LIS 等系统中的患者、医嘱、检验等信息,将 PASS 合理用药监测系统的处方自动审查功能和本系统提供的处方审核干预功能相结合,提供对处方医嘱的自动审查和药师评价功能,在处方和医嘱到达患者之前,及时发现并干预不合理用药问题,减少不合理用药的发生,提高医疗质量与安全。系统还提供药师与医师的沟通交流平台,便于医师与药师双向交流沟通,提高药师审方工作效率,体现药师工作价值。合理用药知识库维护显得非常重要,审核规则设置水平的高低直接影响审方水平及医师对审方的满意度。

各医院在临床实践中,会制订一些不符合常规但本院认为是合理的判定标准,具有不同的治疗特色。因此,在使用原始审方规则进行前置审核的应用时,往往会出现很多"假阳性"问题。同时对医师处方的警示信息往往信息量小,并且语句生硬。因此,为减少假阳性问题及提高医师对处方审核的满意度,东方医院审方药师及相关专家对引进的合理用药知识库自维护系统中的药品说明书信息进行自主维护、对审查规则进行自主定义,以减少无效审核,提高审方效率。

1.7.1 药品基本信息管理

审方药师根据药品基本信息进行自主维护,包括药品配对、药品说明书、药品属性的维护等,如图 1 - 10。药品说明书的维护包括:① 药品说明书的更新;② 新增加的药品(新药或新增不同厂家的药品)说明书信息。

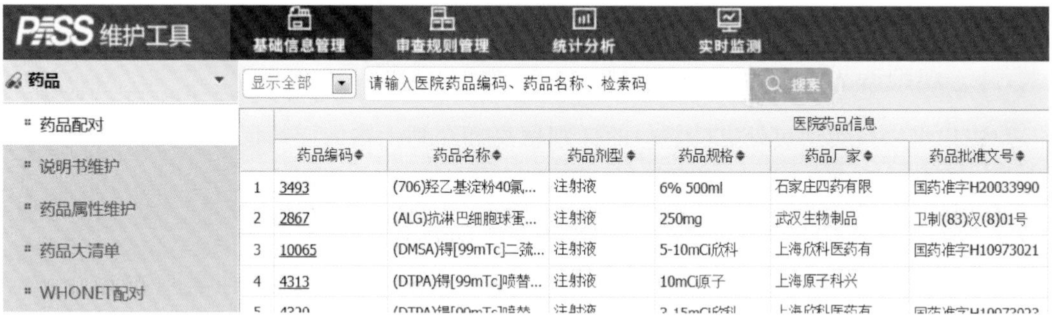

图 1 - 10 药品基本信息维护

药师通过对数据库里已有的说明书信息进行修改、更新,并添加新的信息,使该系统中的药品知识库不断得到补充完善。如果系统中无某种药品的说明书信息,则系统不会对处方中该药品的合理性进行审核,有可能导致一些严重的不合理用药无法被审核出,因此该维护操作对减少"假阴性"问题具有关键作用。

1.7.2 审查规则管理

1. 规则库建立的依据

(1) 通用规则 处方审核常用临床用药依据:国家药品管理相关法律法规和规范性文件,临床诊疗规范、指南,临床路径,药品说明书,国家处方集等。

(2) 自定义规则 根据医院实际情况及需求经医院药事委员会、处方点评小组等制订的适应证、特殊人群的用法用量、药物检验值相关的药物禁忌证、医保用药限制等自定义规则。

2. 规则库维护流程

审方药师根据药品通用规则和医院临床医疗特色自主定义,归纳出适应证、用法用量、重复用药、药物相互作用、特殊人群、禁忌证、自定义等维护进知识库(图1-11)。对有治疗指南推荐的超说明书用药的情况上报医院处方审核专家委员会;无治疗指南超说明书用药的情况上报医院药事管理与药物治疗学委员会审批通过。

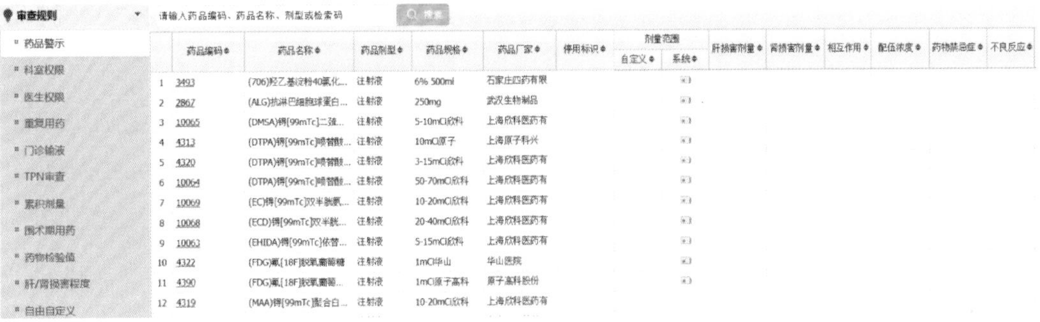

图1-11 药品通用规则维护

1.7.3 规则库内容维护

1. 用法用量维护

查询药品说明书和临床用药指南,维护药品单次最小剂量、单次最大剂量、单日最小频次、单日最大频次、单日极量、给药途径及用药疗程,警示级别设置为慎用。头孢拉定胶囊单次最小剂量 0.25 g,单次最大剂量 1 g,单日最低剂量为 1 g,单日最大剂量为 4 g,给药频次为 2~4 次/d(图1-12)。

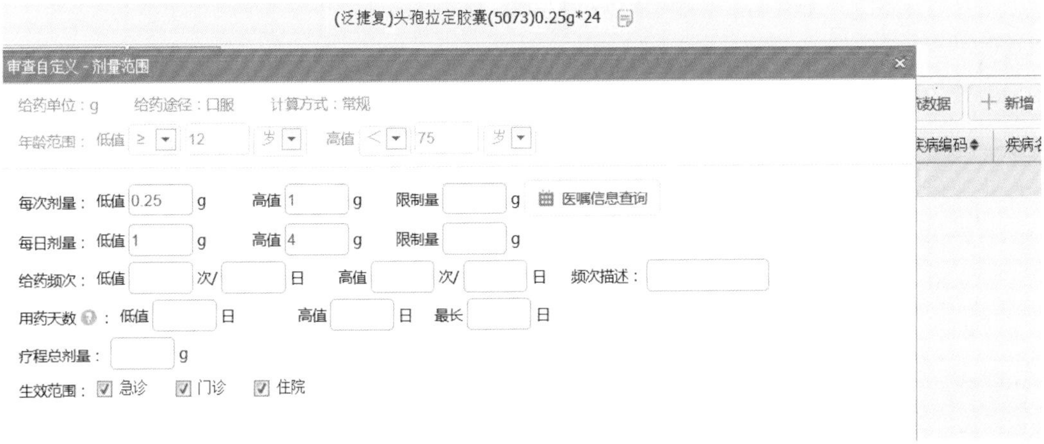

图1-12 用法用量维护

2. 围术期用药维护

围术期用药维护首先标记出不可预防使用抗菌药物的手术,其他为可以手术预防用药的疗程(小时)、手术预防使用抗菌药物的品种、≥N联不合理、≥N种不合理。

围术期用药自定义审查对以下几种情况分别予以不同级别的警示:① 在不可预防使用抗菌药物的手术围术期内使用抗菌药物,系统给予黑灯(不能使用)级别警示,并提示"××手术原则上不应预防使用抗菌药物,但该例使用了××药"。② 超品种范围预防用药,系统给予红灯(不推荐)级别警示,并提示"××药不属于××手术的推荐用药品种"。③ 手术预防使用抗菌药物的累计时长超限,系统给予橙灯(可能超时)级别警示,并提示"截至目前,××手术预防使用抗菌药物××h,已超过规定时限××h"。④ 手术联用抗菌药物不合理,系统给予橙灯(可能不妥)级别警示,并提示"××手术联合使用××种抗菌药物,可能不合理"。⑤ 手术频繁换药,系统给予橙灯(可能不妥)级别警示,并提示"××手术预防使用了××种抗菌药物,使用品种可能过多"(图1-13)。

23.0100	拔除乳牙	不能使用		4
86.2301A	拔趾甲术	不能使用		4
91.4x00G	白带显微镜检查	不能使用		4
99.3900	白喉-百日咳-破伤风的三…	不能使用		4
13.4100A	白内障超声乳化术	不能使用		4
13.6900C	白内障制囊术	不能使用		4
13.8x00A	白内障蛙胶去除术	不能使用		4
13.4200	白内障晶状体机械性碎…	不能使用		4
13.4300	白内障晶状体机械性碎…	不能使用		4
13.4100	白内障晶状体乳化和抽吸	能使用		4
13.1901	白内障囊内冷凝摘出术	不能使用		4
13.1902	白内障囊内摘除术	不能使用		4
13.5900A	白内障囊外摘除术	不能使用		4

图1-13 围术期用药维护

3. 药物检验值维护

根据患者相关检验值调整药物用法用量的警示设置(图1-14),可选择不同的生化指标(如肌酐、肌酐清除率、血钾、镁含量、肌酸激酶、白细胞计数、血小板计数、血糖含量、丙氨酸氨基转移酶等),对某一药物进行相关剂量或禁忌设置,警示级别设置为红灯不推荐或黑灯禁用,并编写相关警示信息。例如根据患者肌酐调整相关药物剂量;根据磷酸激酶指标调整他汀类药物的剂量或禁忌,如设置患者的肌酸激酶检验值大于500 U/L,禁用(可定)瑞舒伐他汀钙片。根据血小板计数设置肿瘤化疗药物剂量,如患者血小板计数小于50 000,当出现血液毒性时,奥沙利铂应推迟下一周期用药,直到恢复(见产品说明书)。

4. 肝/肾损害程度维护

对肝/肾损害程度的设置为根据患者肝肾功能损害程度设定患者调整给药剂量或禁忌证,如图1-15。例如轻度肝损害的丙氨酸氨基转移酶(干化学)范围设置为216~360 U/L;中度肝损害的丙氨酸氨基转移酶(干化学)范围设置为361~1 440 U/L;重度肝损害的丙氨酸氨基转移酶(干化学)范围设置为1 441~9 999 U/L。成年人正常内生肌酐清除

							CREA	肌酐	41-73	umol/L	≥260 umol/L	3348	门冬氨酸钾镁…	10ml*10
1	修改	删除	是	否			CREA	肌酐	41-73	umol/L	≥260 umol/L	3348	门冬氨酸钾镁…	10ml*10
2	修改	删除	是	否			CREA	肌酐	41-81	umol/L	≥260 umol/L	3348	门冬氨酸钾镁…	10ml*10
3	修改	删除	是	否			CREA	肌酐	45-84	umol/L	≥260 umol/L	3348	门冬氨酸钾镁…	10ml*10
4	修改	删除	是	否			CREA	肌酐	57-111	umol/L	≥260 umol/L	3348	门冬氨酸钾镁…	10ml*10
5	修改	删除	是	否			CREA	肌酐	57-97	umol/L	≥260 umol/L	3348	门冬氨酸钾镁…	10ml*10
6	修改	删除	是	否			CREA	肌酐	59-104	umol/L	≥260 umol/L	3348	门冬氨酸钾镁…	10ml*10

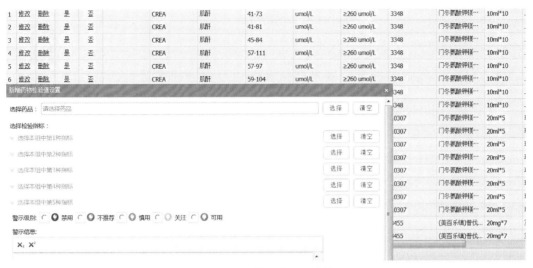

图 1-14 药物检验值维护

			警示	拦截	生效范围	给药单位	给药途径编码	给药途径名称	肾功能描述	年龄段	疾病编码	疾病名称
40	修改	删除	是	否	急诊、门诊、住院	mg	1	口服	Gfr 15-30 ml/min	18-300岁	I48.x0000S…	长期持续…
41	修改	删除	是	否	急诊、门诊、住院	mg	1	口服	Ccr 15-30 ml/…	18-300岁	I48.x0000S…	长期持续…
42	修改	删除	是	否	急诊、门诊、住院	mg	1	口服	Gfr 15-30 ml/min	18-300岁	I48.x0000S…	长期持续…
43	修改	删除	是	否	急诊、门诊、住院	mg	1	口服	Gfr 15-30 ml/…	18-300岁	I48.x0100S…	持续性房颤…
44	修改	删除	是	否	急诊、门诊、住院	mg	1	口服	Gfr 15-30 ml/min	18-300岁	I48.x0100S…	持续性房颤…
45	修改	删除	是	否	急诊、门诊、住院	mg	1	口服	Ccr 15-30 ml/…	18-300岁	I48.x0100S…	持续性心…

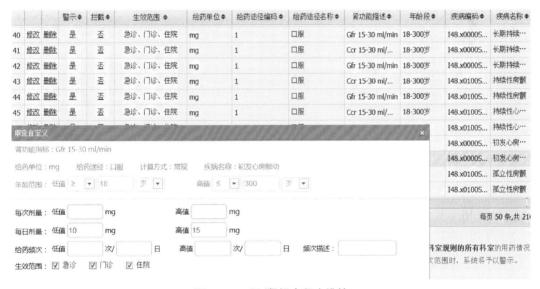

图 1-15 肝/肾损害程度维护

率为 85～125 ml/(min·m²)，设置轻度肾损害的内生肌酐清除率为 50～85 ml/(min·m²)，中度肾损害的内生肌酐清除率为 31～50 ml/(min·m²)，重度肾损害的内生肌酐清除率为 0～30 ml/(min·m²)。针对某一药物设置不同给药剂量或禁忌证。例如利伐沙班根据肾功能设置不同剂量。轻度肾功能损害的患者，无须调整利伐沙班剂量。中度或重度肾功能损害的患者设置剂量为：诊断为髋关节或膝关节置换术的成年患者用于预防静脉血栓形成时，中度肾功能损害患者无须调整剂量，肌酐清除率＜30 ml/min 禁用；诊断为深静脉血栓的患者，推荐 20 mg/(次·d)，肌酐清除率＜30 ml/min 禁用；诊断为非瓣膜性房颤患者，推荐 15 mg/(次·d)，肌酐清除率＜15 ml/min 禁用。

因此,根据维护工具中患者肝肾功能损害程度,设置提示患者用药剂量范围或药物禁忌证有利于保障患者精准用药,合理安全用药。

1.7.4 自定义规则维护管控围术期抗菌药以及金额排名靠前药物

自定义规则可以设置判断条件和审核项目。判断条件指在什么样的条件下进入审核途径,包括患者信息(患者性别、年龄、体重、体温、是否为医保患者、诊断等);检验信息可以设置2~5种检验指标,包括肌酐清除率、肾小球滤过率、肝功能等条件。审核项目包括:单次剂量、给药频次、每日剂量、给药途径、是否允许使用、药物过敏史、两种药品相关、特殊人群、禁忌证、医院药控等,见图1-16。

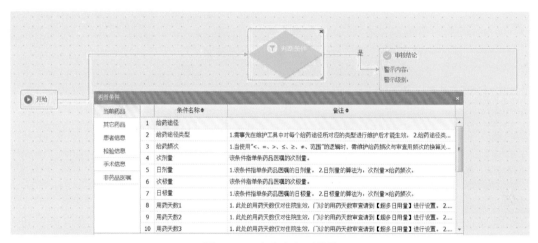

图 1-16　自定义规则维护

1. 静脉用质子泵抑制剂管控

以注射用奥美拉唑为例,审核项目为医保用药限制,判断条件1是首先为医保患者,判断条件2为疾病名称不等于消化道溃疡、应激性溃疡、胃溃疡穿孔等相关溃疡性疾病,判断条件3为同时患者未禁食或未采用鼻饲管,判断条件4为检查信息为隐血试验阴性或粪便隐血阴性,满足禁食条件或隐血试验条件的出警示,警示信息设置为2017年国家医保规定注射用奥美拉唑仅限于胃/十二指肠溃疡、上消化道出血、应激性溃疡等。若用于预防应激性溃疡,仅限于禁食的患者或不能口服的患者,否则建议改为口服质子泵抑制剂,见图1-17。注射用奥美拉唑的警示可减少注射用质子泵抑制剂的滥用,有助于质子泵抑制剂的合理使用。

2. 莫西沙星注射液管控

2017年医保规定,莫西沙星注射液限其他抗菌药无效的急性窦炎、下呼吸道感染、社区获得性肺炎、复杂腹腔感染。应先予左氧氟沙星(每天43元/0.4 g),或左氧氟沙星氯化钠(可乐必妥)(每天107元),如3天效果不佳才可予莫西沙星。

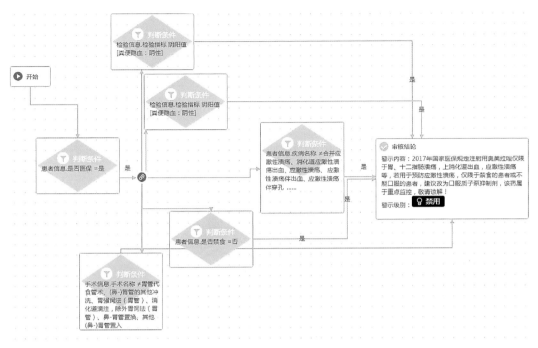

图 1‑17 静脉用质子泵抑制剂规则维护

（1）链接所有急性窦炎、下呼吸道感染、社区获得性肺炎、复杂腹腔感染的 ICD‑10 诊断，如与规定的感染类型不匹配，则不允许医师开出处方，就是双签也不通过。

在医师工作站应出现警示内容："医保规定：莫西沙星注射液限其他抗菌药无效的急性窦炎、下呼吸道感染、社区获得性肺炎、复杂腹腔感染。您目前填写的感染类型不符合医保规定，故不能开出莫西沙星注射液，敬请谅解！"

（2）如果医师填写了符合医保要求的感染类型，在医师工作站出现警示内容："医保规定：莫西沙星注射液限其他抗菌药无效的严重感染，故应先予其他抗菌药如左氧氟沙星（每天 43 元/0.4 g），或左氧氟沙星氯化钠（可乐必妥）（每天 107 元）等，如 2～3 天效果不佳才可予莫西沙星注射液。因此请确认先前已经使用过其他抗菌药且效果不佳（医保办会抽查，如发现不符合事实会重罚），才可开出注射用莫西沙星，敬请谅解！"

在医师按下确认键后，才允许其开出注射用莫西沙星。

3.（拜瑞妥）利伐沙班片管控

2017 年医保规定，（拜瑞妥）利伐沙班片限华法林治疗控制不良或出血高危的非瓣膜性房颤患者，择期髋关节或膝关节置换手术成年患者。

链接所有相关的 ICD‑10 诊断，即非瓣膜性房颤、房扑；髋关节或膝关节置换手术。如与规定的诊断不匹配，则不允许医师开出处方，就是双签也不通过。

在医师工作站应出现警示内容："2017 年医保规定：（拜瑞妥）利伐沙班片仅适用于择期髋关节或膝关节置换手术成年患者，以及非瓣膜性房颤成年患者。如患者诊断确实符合要求,请规范填写;如不符合要求,则敬请谅解!"

此外,在医师工作站出现四个选项:① HAS-BLED 评分≥3 分;② 患者属于内科出血高危,如高龄、肝肾功能不全等;③ 患者属于内科出血高危,如以前有出血史;④ 患者先前使用过华法林,但 INR 控制不稳定。医师必须勾选其中的一个或一个以上选项,才可开出利伐沙班。

4. 注射用头孢美唑钠管控

药品说明书规定:难治性或严重感染症,可成人可用至 4 g。肌酐清除率在 30～60 ml/min,剂量应减半。

(1)链接所有难治性或严重感染症的 ICD-10 诊断,如与规定的诊断不匹配,或者是术后预防感染,则要求医师减量至每日 2 g 后,才允许其开出医嘱。

(2)年龄在 75 岁以上者,肌酐清除率通常<60 ml/min,故只要在 75 岁以上,无论何种感染,均要求每日 2 g,如超量则出现警示,就是双签也不通过。

在医师工作站应出现警示内容:"药品说明书规定:头孢美唑钠针对难治性或严重感染才可每日用至 4 g;当患者 Clcr<60 ml/min 时,头孢美唑钠剂量必须减半。患者开不出每日 4 g 的原因可能是目前的感染类型不符合要求和(或)患者高龄肾功能减退。请将剂量减半,敬请谅解!"

5. 复方维生素(3)注射液管控

本品属于静脉营养的一部分,用以补充维生素 B_1(10 mg)、维生素 B_2(6.4 mg)、维生素 C(200 mg)每日的生理需要量。

与所有的大手术链接,如与规定的大手术诊断不匹配(如胸腔镜或腹腔镜手术),则不允许医师开出处方,就是双签也不通过。

在医师工作站应出现警示内容:"复方维生素(3)注射液属于静脉营养的一部分,用以补充维生素 B_1(10 mg)、维生素 B_2(6.4 mg)、维生素 C(200 mg)每日的生理需要量。因此复方维生素(3)注射液通常仅适用于大手术以后,敬请谅解!"

6. 注射用磺苄西林钠管控

注射用磺苄西林钠适用于铜绿假单胞菌等敏感革兰阴性杆菌感染。

要求实现与所有上呼吸道感染的链接,如急性细菌性咽炎、急性咽炎、咽炎、慢性咽炎、扁桃体炎、急性扁桃体炎、急性细菌性扁桃体炎、急性化脓性扁桃体炎、喉炎、急性喉炎、鼻窦炎、急性鼻窦炎、急性细菌性鼻窦炎等,如与诊断匹配,则在医师工作站应出现警示内容:"注射用磺苄西林钠适用于铜绿假单胞菌等敏感革兰阴性杆菌感染。患者感染类型以革兰阳性球菌可能性大,建议改用头孢唑林钠、大环内酯类等。如一定要使用磺苄西林钠,则请确认患者先前已经使用过其他抗菌药且效果不佳(医保办会抽查,如发现不符合事实会重罚)。"

在医师按下确认键后,才允许其开出注射用磺苄西林钠。

7. 围术期超疗程使用抗菌药管控

首先确定审查点，根据审查点制订用药理由模板，包括生效范围、规则名称、审查方式、警示灯的警示级别，警示内容等，见图 1‑18。用药理由设置为：① 患者血象有上升趋势且大于正常；② 患者 CRP 有上升趋势且大于正常；③ 患者 PCT 有上升趋势且大于正常；④ 患者体温有上升趋势且大于正常；⑤ 患者咳黄痰提示可能有肺部感染；⑥ 患者切口处红肿提示可能有切口感染；⑦ 患者有其他部位的感染。医师可以根据患者实际情况勾选围术期延长使用抗生素的理由，促进围术期抗菌药物的合理使用，见图 1‑19。

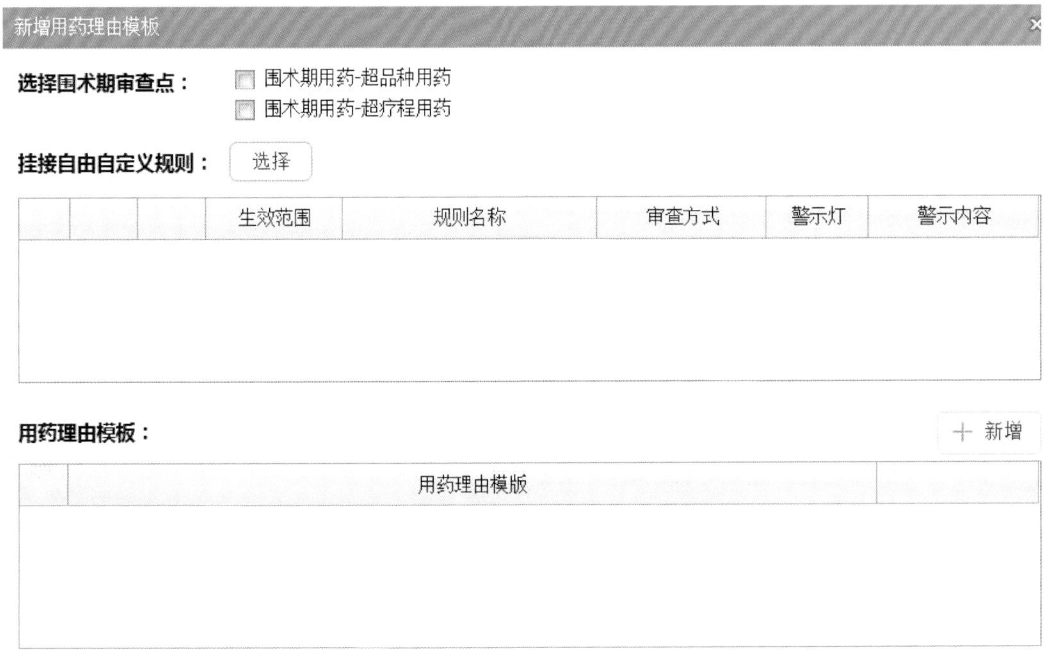

图 1‑18　围术期超疗程使用抗菌药管控规则维护

1.7.5　讨论

1. 规则库建立和完善的意义

最新《医疗机构处方审核规范》指出所有处方必须经过药师的审核，药师是处方审核的第一责任人，相关法规的出台赋予了药师更多的责任。在处方审核中，审核规则的建立和维护对处方审核的质量和效率起到非常重要的作用，与医疗质量具有密不可分的联系。

规则自维护是医院从医师、患者、诊断、药品、医院管理等多个方面按需制订规则，规则调整为灵活易用，使得处方审核和点评高效准确，提高医师和药师的工作效率。东方医院药师通过对各药品说明书、临床诊疗指南和相关文献资料等信息进行归纳总结后，对目前临床在用药品的规则进行完善后，对处方中所开具药品的合理性进行全面审核，包括适应证、用法用量、给药途径、重复用药、配伍禁忌、相互作用、使用人群等。例如，用法用量

审查点	用药理由模板
围术期用药-超品种用药	该手术已超品种用药，如要选用其他抗菌药物，请确定该患者已发…
围术期用药-超疗程用药	患者血象有上升趋势且大于正常
	患者CRP有上升趋势且大于正常
	患者PCT有上升趋势且大于正常
	患者体温有上升趋势且大于正常
	患者咳黄痰提示可能有肺部感染
	患者切口处红肿提示可能有切口感染
	患者有其他部位的感染
莫西沙星注射液管控-盐酸莫西沙星注射液	患者之前使用过其他抗菌药物（如左氧氟沙星等）且无效
利伐沙班管控-(拜瑞妥)利伐沙班片	患者房颤、房扑，HASBLED评分≥3分
	患者属于内科出血高危，如高龄、肝肾功能不全等
	患者属于内科出血高危，如以前有出血史
	患者先前使用过华法林，但INR控制不稳定
莫西沙星注射液管控-盐酸莫西沙星注射液	患者之前使用过其他抗菌药物（如左氧氟沙星等）且无效
通滞苏润江片管控-通滞苏润江片	关节骨痛
	风湿病
	类风湿关节炎
	坐骨神经痛

图 1-19 用药理由填写规则维护

从药品信息、单次剂量、每日剂量、每日频次、药品疗程、给药途径方面设备规则。重复用药审核一个患者是否同时开具相同药品或药理相似药品。诊断书写启用了 IDC 标准进行设置。配伍禁忌设置两个药品处方审核时的配伍禁忌规则。相互作用设置两个药品处方审核时的相互作用规则。根据不合理处方问题类型严重程度设置干预等级，包括拦截、禁用、不推荐、可能不妥 4 个等级，其中拦截代表医师无法开具处方。规则库维护得越细、越精确，处方审核越具有针对性，出现的假阳性和假阴性处方越少，审方效率越高。及时全面的维护规则库能全方位保障临床科学、合理用药，促进处方审核中前置审核、事后评估管理的顺利进行，提升处方质量，促进患者合理安全用药。

2. 存在的问题及持续改进方式

有些临床医师依据从医多年积累的丰富临床经验，探索出独特的治疗方案，可能暂时没有成文的循证证据，经过东方医院药事管理与药物治疗学委员会讨论及与临床医师的沟通，将其视为假阳性问题处理，保障临床医疗的正常进行。比如审核规则关于重复用药或药物相互作用的，如果存在药物相互作用，但无潜在临床意义的，仅作为对医师的提醒，不做干预和拦截，将其在医师工作站进行提醒而不被传送到审方界面，减少审方药师的工作量，将更多的精力投入有效的处方审核中。维护规则库的过程是一个不断发现问题、解决问题的过程,可能会碰到某些临床设置需求无法达到,比如需要从 HIS 系统抽取出患者相关信息,这时需要和研发工程师一起合作讨论,提出该功能的需求,进一步开发功能、解决问题,实现自主审方规则库的持续更新与完善,提高医疗质量,促进患者安全合理用药。

参考文献

［1］林进方,余剑波,秦艳芳,等.审方系统在提升我院门诊合理用药水平中的应用效果[J].中国当代医学,2019,29(10):172-174.

［2］李鑫,廖丽娜,左静,等.自主维护知识库在门诊处方前置审核中的应用[J].中国医院管理,2019,39(1):62-64.

［3］朱芳芳,沈怡,廖丽娜,等.我院《临床合理用药智能化管理解决方案》的应用与实践[J].中国药房,2016,27(25):3528-3531.

［4］叶政春,胡志坚.基才知识库的处方审核干预系统建设研究[J].中国数字医学,2016,11(9):53-55.

［5］林顺和,许小鑫.门诊事前审方系统的设计与应用[J].中国医疗设备[J],2019,34(8):120-123.

2

处方前置审核系统的运行

2.1 修改处方前置审核系统出现的 原警示信息形成干预模板

当"处方前置审核系统"出现警示信息时,审方药师只有1分钟甚至更少的反应时间与相关医师进行交流互动。加上原先出现的部分警示信息存在教条、不切合临床实际之处,以致医师不认同、不接受,故干预的成功率低。笔者及团队为此进行修改,形成有东方医院特色的"干预模板",可显著提高干预成功率。举实例加以说明。

1. 药品说明书规定:胺碘酮甲状腺功能异常患者禁用

根据此项规定实现胺碘酮与检验值 TSH、T3、T4、FT3、FT4 的链接,只要其中一个检验值出现异常,系统就会出现警示:"患者的三碘甲状原氨酸已达预警条件,禁止使用(可达龙)胺碘酮片。"

胺碘酮的禁忌证需要与实际病情进行权衡,假如房颤快室率不被控制,则对患者极为不利,故在监测甲状腺功能的前提下短期内使用胺碘酮是可行的,还可选择索他洛尔。因此在原先警示信息的基础上增加内容:"患者可能存在甲状腺功能异常,尽可能不要使用胺碘酮,如患者不存在心力衰竭,可考虑改用索他洛尔。如患者病情需要使用胺碘酮,建议监测甲状腺功能。"

2. 药品说明书规定:肺源性心脏病代偿失调时禁用吗啡注射液

根据此项规定实现吗啡注射液与肺源性心脏病失代偿期的所有 ICD－10 诊断相链接。当医师录入相关诊断时,系统就会出现警示:"患者临床诊断为肺源性心脏病,肺源性心脏病代偿失调时禁用吗啡注射液。"

吗啡的禁忌证需要与实际病情进行权衡,假如患者晚期肺癌骨转移疼痛剧烈,还是需要吗啡镇痛的。为防止因吗啡引发呼吸抑制,可在使用呼吸机的同时使用吗啡。因此在原先警示信息的基础上增加内容:"患者此时若有低氧血症和(或)二氧化碳潴留且没有使用呼吸机,则建议暂时不要予吗啡等阿片类药物。"

3. 药品说明书规定：缺血性心脏病时禁用(特耐)注射用帕瑞昔布钠

根据此项规定实现注射用帕瑞昔布钠与缺血性心脏病的所有 ICD‐10 诊断相链接。当医师录入相关诊断时，系统就会出现警示："患者临床诊断为冠状动脉性心脏病，缺血性心脏病时禁用(特耐)注射用帕瑞昔布钠。"

帕瑞昔布钠的禁忌证需要与实际病情进行权衡，对于手术后镇痛，短期内使用帕瑞昔布钠是可行的，但应加强对缺血性心脏病的治疗。因此在原先警示信息的基础上增加内容："如患者目前必须使用帕瑞昔布钠，建议请心内科会诊，监测心电图、心肌酶等，并针对缺血性心脏病加强治疗措施，防止缺血性心脏病加重。"

4. 药品说明书规定：硝酸甘油注射液严重贫血患者禁用

根据此项规定实现硝酸甘油与检验值血红蛋白小于 60 g/L 的链接，只要血红蛋白小于 60 g/L 系统就会出现警示："患者的血红蛋白测定(Hb)已达预警条件，禁止使用硝酸甘油注射液。"

医师不理解为什么硝酸甘油严重贫血禁用，加上需要与实际病情进行权衡，如急性心肌梗死合并急性左心衰竭是适宜的，因此在原先警示信息的基础上增加内容："硝酸酯类可使血红蛋白内的二价铁氧化成三价铁而因此失去携氧能力，患者严重贫血时使用硝酸酯类可能加重缺氧。如患者病情必须使用硝酸甘油，建议尽快纠正贫血，还可暂时改用硝普钠等。"

5. 药品说明书规定：(益比奥)重组人促红素注射液急性感染患者禁忌

根据此项规定实现重组人促红素与 CRP(反应急性炎症的指标)的链接，只要 CRP＞10 mg/L，系统就会出现警示："患者的 C 反应蛋白已达预警条件，不推荐使用(益比奥)重组人促红素注射液。"

CRP 大于正常尚不能确定是否存在急性感染，还需医师结合临床做出判断，因此在原先警示信息的基础上增加内容："请确定患者此时是否存在急性感染，如有急性感染，建议暂时不用重组人促红素注射液(CHO 细胞)。"

6. 药品说明书规定：秋水仙碱片肾功能不全患者不宜使用

根据此项规定实现秋水仙碱与所有肾功能不全的 ICD‐10 诊断的链接，只要医师录入肾功能不全的诊断，系统就会出现警示："患者临床诊断为慢性肾功能不全，肾功能不全时不推荐使用秋水仙碱片。"

患者急性痛风发作时可以选择的药物不多，加上痛风不被控制反而会加重肾功能损害，因此在原先警示信息的基础上增加内容："如患者此时痛风急性发作必须使用秋水仙碱片，为减少毒副反应，建议适当减量，还可使用糖皮质激素。患者肾功能不全，非甾体抗炎药也不适宜。"

7. 药品说明书规定：(克林维)脂肪乳(10％)氨基酸(15％)葡萄糖(20％)糖尿病患者禁忌

根据此项规定实现克林维与所有糖尿病的 ICD‐10 诊断的链接，只要医师录入相关诊断,系统就会出现警示:"患者临床诊断为糖尿病,糖尿病时不推荐使用(克林维)脂肪乳(10%)氨基酸(15%)葡萄糖(20%)。"

糖尿病患者也需要肠外营养,但应控制血糖,因此在原先警示信息的基础上增加内容:"如患者血糖高,建议在克林维中加入胰岛素。1 L克林维中包含80 g葡萄糖,建议加入胰岛素20 U(仅供参考)"。

8. 药品说明书规定:(拜瑞妥)利伐沙班片严重肾功能损害患者禁用

根据此项规定实现利伐沙班与肌酐>260 μmol/L链接,只要肌酐>260 μmol/L,系统就会出现警示:"检验结果显示患者为重度肾损害,重度肾功能损害时不推荐使用(拜瑞妥)利伐沙班片。"

严重肾功能不全的房颤患者如CHA2DS2VASc评分高,还需要抗凝预防栓塞,因此在原先警示信息的基础上增加内容:"建议改用华法林并监测INR,据此调整剂量。"

9. 药品说明书规定:(克赛)依诺肝素钠注射液有出血倾向的器官损伤患者不推荐使用

根据此项规定实现依诺肝素钠与所有有出血倾向器官损伤的ICD-10诊断相链接,只要医师录入相关诊断,系统就会出现警示:"患者临床诊断为胃溃疡,有出血倾向的器官损伤患者不推荐使用(克赛)依诺肝素钠注射液。"

胃溃疡合并栓塞的患者,依诺肝素钠适应证极强,因此在原先警示信息的基础上增加内容:"请确定患者此时无消化道出血,如患者病情必须使用依诺肝素钠,建议加大PPI剂量和频次。"

10. 药品说明书规定:阿司匹林肠溶片不宜与非甾体抗炎药联合使用

根据此项规定实现阿司匹林肠溶片与医院内所有非甾体抗炎药相链接,当这两种药联合使用时系统就会出现警示:"(拜阿司匹灵)阿司匹林肠溶片、(西乐葆)塞来昔布胶囊同属于解热镇痛药,处方中此类药仅推荐使用1种。"

患者冠心病合并骨关节炎需要这两种药联合使用,因此在原先警示信息的基础上增加内容:"这两种药物不宜联合使用的原因是:① 塞来昔布可增加心脑血管事件的发生风险;② 联合使用可增加胃十二指肠溃疡出血的发生风险;③ 如患者病情确实需要联合使用,建议增加口服的质子泵抑制剂保护胃黏膜,并且塞来昔布胶囊应短期使用。"

11. 药品说明书规定:比阿培南不宜与丙戊酸钠合用

根据此项规定实现比阿培南与丙戊酸钠链接,只要这两种药联合使用系统就会出现警示:"(安信)注射用比阿培南可能使(德巴金)丙戊酸钠缓释片的血药浓度及药理作用降低,引起使用(德巴金)丙戊酸钠缓释片控制良好的癫痫患者再发作,故不推荐合用。"

癫痫患者合并严重感染,碳青霉烯类适应证很强,因此在原先警示信息的基础上增加内容:"如(德巴金)丙戊酸钠缓释片对癫痫发作控制良好,则可选用非碳青霉烯类抗生素;如需使用(安信)注射用比阿培南,则可选用其他抗癫痫药替代;如确需两者联用,建议密切监测(德巴金)丙戊酸钠缓释片的血药浓度。"

2.2 对国家最新医保规定限制适应证的
药物形成干预模板

为控制药费过度增长及降低均次药费,对使用金额很大且存在滥用的药品,实现药品说明书及医保规定的适应证与ICD-10诊断相链接,当医师开出的适应证与规定不符合时,"系统"立即在医师工作站出现警示提醒医师。对使用金额排名靠前的药品,开启"拦截"功能,医师必须填写理由才能通过。

案例1 (益保世灵)注射用头孢唑肟钠1 g 57.6元,一般每日4 g,共230.4元。10月份共消耗2 998 253元(近300万元)。益保世灵对丹毒、损伤、急性乳腺炎、淋巴结炎、上呼吸道感染等不适宜。如果按照抗菌药物指导原则改成头孢唑林钠,一般每日4 g,每日仅花费3.2元。对其他感染如下呼吸道感染、消化道感染等,可以不用益保世灵,而要求改用左氧氟沙星(左克),每日0.4 g,共43.16元。

笔者在"系统"中进行设置,当医师开出上述ICD-10诊断,必须选择这两个选项中的一个或两个才可开具头孢唑肟钠,如图2-1。

> 1. 该患者先前已经使用过头孢唑林钠、青霉素等,但是
>   效果不明显或无效
>
> 2. 该患者合并有其他感染

图2-1 头孢唑肟钠使用条件设置

案例2 (拜瑞妥)利伐沙班片20 mg×7(=242.2元),一般每日20 mg,共34.6元。10月份共消耗1 788 314元(近180万元)。国家医保有规定,拜瑞妥限华法林控制不良、出血高风险的患者。如果改用华法林钠片,每日2.5 mg,仅花费0.5元。

笔者在"系统"中进行设置,当医师开出上述ICD-10诊断,必须选择这四个选项中的一个或一个以上才可开具利伐沙班片,如图2-2。

> 1. 患者房颤、房扑,HASBLED评分≥3分
>
> 2. 患者属内科出血高危,如高龄、肝肾功能不全等
>
> 3. 患者属于内科出血高危,如以前有出血史
>
> 4. 患者先前使用过华法林,但INR控制不稳定

图2-2 利伐沙班片使用条件设置

2.3 修改药物禁忌证警示制作成干预模板

审方药师会依据出现的"审方规则库"的警示信息,结合药品说明书、治疗指南及临床实际情况,定期对药品用法用量、重复给药、相互作用、禁忌证、选药不适宜等数据信息进行自维护,形成新的干预模板,降低假阳性率的审核结果,提升临床药学服务的专业性及准确性,也提高医师对审方警示信息的接受程度。表2-1是相关药物禁忌证问题的干预模板修改。

表 2-1 药物禁忌证干预模板修改

药 品 名 称	问 题 模 板 修 改
(阿乐)阿托伐他汀钙片	患者的丙氨酸氨基转移酶已达预警条件,禁止使用(阿乐)阿托伐他汀钙片。建议加强保肝措施,暂停阿托伐他汀钙,待GPT下降至许可范围时,再予阿托伐他汀钙。
(阿斯美)复方甲氧那明胶囊	患者临床诊断为心功能Ⅳ级,严重心血管疾病时禁用(阿斯美)复方甲氧那明胶囊。复方甲氧那明可加重心脏负荷,引发严重心律失常。请权衡利弊,患者肺部若没有干啰音、哮鸣音,建议暂停复方甲氧那明胶囊。
(安博诺)厄贝沙坦氢氯噻嗪片	患者的钾(干化学)已达预警条件,禁止使用(安博诺)厄贝沙坦氢氯噻嗪片。患者低钾,如病情需要使用厄贝沙坦氢氯噻嗪片,应注意纠正低钾。
(安道生)注射用环磷酰胺	患者的血小板计数已达预警条件,禁止使用(安道生)注射用环磷酰胺。患者 PLT$<100\times10^9$/L,(安道生)注射用环磷酰胺有骨髓抑制的患者禁用(见 Baxter Oncology GmbH 产品说明书)。建议将血小板升至100×10^9/L 以上再予环磷酰胺。
(安道生)注射用环磷酰胺	检验结果显示患者为中度肾损害,肾功能损害时不推荐使用(安道生)注射用环磷酰胺。如患者病情必须使用环磷酰胺,建议加强保护肾功能及膀胱,并注意监测血象。
(安道生)注射用环磷酰胺	检验结果显示患者为中度肾损害,肾功能损害时不推荐使用(安道生)注射用环磷酰胺。如患者病情必须使用环磷酰胺,则建议适当减少剂量,以减少毒副反应的发生风险。
(安康信)依托考昔片	患者临床诊断为不稳定型心绞痛,缺血性心脏病时禁用(安康信)依托考昔片。非甾体抗炎药可增心脏负荷,长期使用可增心血管疾病患者的死亡风险。建议尽可能用外用药止痛。如患者病情必须使用依托考昔,则建议尽可能短期使用。
(安康信)依托考昔片	患者临床诊断为不稳定型心绞痛,缺血性心脏病时禁用(安康信)依托考昔片。建议改用弱阿片类如曲马多等止痛。如患者病情必须使用依托考昔片,建议短期使用,并注意减轻对胃肠道的刺激(患者很可能正在口服阿司匹林等)。

(续表)

药 品 名 称	问 题 模 板 修 改
(安康信)依托考昔片	患者临床诊断为冠心病,缺血性心脏病时禁用(安康信)依托考昔片。如患者病情必须使用依托考昔片,建议患者服药期间去心内科就诊,防止缺血性心脏病加重。
(安康信)依托考昔片	患者临床诊断为冠状动脉粥样硬化性心脏病,缺血性心脏病时禁用(安康信)依托考昔片。非甾体抗炎药可增加心脏负荷,长期使用可增加心血管疾病患者的死亡风险。建议尽可能用外用药止痛。如患者病情必须使用依托考昔,则建议尽可能短期使用。
(安康信)依托考昔片	患者临床诊断为心力衰竭,充血性心力衰竭(NYHA:Ⅱ～Ⅳ)时不推荐使用(安康信)依托考昔片。如患者病情必须使用依托考昔片,建议患者服药期间去心内科就诊,防止心衰加重。
(安素)肠内营养粉剂 TP	患者临床诊断为肠梗阻,不能口服或肠内进食(如肠梗阻、严重的短肠症、高排泄量的瘘)时不推荐使用(安素)肠内营养粉剂 TP。请确定患者此时肠梗阻已经解除。
(安素)肠内营养粉剂 TP	患者临床诊断为急性胰腺炎,不能口服或肠内进食(如肠梗阻、严重的短肠症、高排泄量的瘘)时不推荐使用(安素)肠内营养粉剂 TP。请确定患者此时病情已不需要禁食。
(安素)肠内营养粉剂 TP	患者临床诊断为急性重症胰腺炎,不能口服或肠内进食(如肠梗阻、严重的短肠症、高排泄量的瘘)时不推荐使用(安素)肠内营养粉剂 TP。如要使用(安素)肠内营养粉剂 TP,请确定患者已过急性期。
(安素)肠内营养粉剂 TP	患者临床诊断为结肠套叠,不能口服或肠内进食(如肠梗阻、严重的短肠症、高排泄量的瘘)时不推荐使用(安素)肠内营养粉剂 TP。请确定患者此时结肠套叠已经解除。
(安特尔)十一酸睾酮软胶囊	(安特尔)十一酸睾酮软胶囊可致较严重不良反应——高血压,不推荐高血压患者使用。如患者病情必须使用十一酸睾酮软胶囊,建议监测血压并予控制。
(奥派)阿立哌唑片	患者临床诊断为痴呆,痴呆相关精神病时不推荐使用(奥派)阿立哌唑片,会使阿尔茨海默病患者因感染、心力衰竭而死亡及猝死的风险增加。建议改用曲唑酮、草酸艾司西酞普兰、氟西汀、舍曲林等改善患者睡眠、抑郁、焦虑。
(奥施康定)盐酸羟考酮缓释片	患者的二氧化碳分压已达预警条件,禁止使用(奥施康定)盐酸羟考酮缓释片。阿片类药物可能加重呼吸衰竭,若患者病情必须使用盐酸羟考酮缓释片,则建议予呼吸机辅助通气。
(百红优)克拉霉素胶囊	患者临床诊断为冠心病,缺血性心脏病时不推荐使用(百红优)克拉霉素胶囊。建议改用其他大环内酯类药物,如患者病情必须使用克拉霉素,则应监测心电图、QT 间期,防止低钾、低镁等电解质紊乱。
(佰莫亭)甲磺酸溴隐亭片	患者临床诊断为高血压,高血压未予控制时不推荐使用(佰莫亭)甲磺酸溴隐亭片。如患者病情必须使用甲磺酸溴隐亭片,则建议加强控制血压。

（续表）

药 品 名 称	问 题 模 板 修 改
（拜阿司匹灵）阿司匹林肠溶片	检验结果显示患者为重度肾损害，肾功能衰竭时不推荐使用（拜阿司匹灵）阿司匹林肠溶片。建议改用氯吡格雷或替格瑞洛。
（拜复乐）盐酸莫西沙星氯化钠注射液	患者的丙氨酸氨基转移酶已达预警条件，禁止使用（拜复乐）盐酸莫西沙星氯化钠注射液。建议改用左氧氟沙星。
（拜唐苹）阿卡波糖片	检验结果显示患者为重度肾损害，严重肾功能损害（肌酐清除率＜25 ml/min）时禁用（拜唐苹）阿卡波糖片。严重肾功能不全时大多数降糖药均不适宜使用，建议改用胰岛素控制血糖。
（倍林达）替格瑞洛片	检验结果显示患者为中度肝损害，中-重度肝损害时禁用（倍林达）替格瑞洛片。为减少出血风险，在肝功能恢复前，建议改用氯吡格雷。
（倍他乐克缓释片）琥珀酸美托洛尔缓释片	患者临床诊断为低血压，有症状的低血压时不推荐使用（倍他乐克缓释片）琥珀酸美托洛尔缓释片。如患者病情需要使用美托洛尔缓释片，应注意纠正低血压。
（倍他乐克缓释片）琥珀酸美托洛尔缓释片	患者临床诊断为高度房室传导阻滞，Ⅱ～Ⅲ度房室传导阻滞时禁用（倍他乐克缓释片）琥珀酸美托洛尔缓释片。请确定患者已经安装起搏器。
（倍他乐克缓释片）琥珀酸美托洛尔缓释片	患者临床诊断为心动过缓，有症状的心动过缓不推荐使用（倍他乐克缓释片）琥珀酸美托洛尔缓释片。请确定患者心动过缓已经被纠正，或者已经安装了起搏器。
（倍他乐克缓释片）琥珀酸美托洛尔缓释片	患者临床诊断为心源性休克，心源性休克时禁用（倍他乐克缓释片）琥珀酸美托洛尔缓释片。请确定患者此时心源性休克已经缓解，若没有缓解，建议暂缓予美托洛尔。
（倍悦）厄贝沙坦氢氯噻嗪片	患者临床诊断为低钾血症，顽固性低钾血症时不推荐使用（倍悦）厄贝沙坦氢氯噻嗪片。如患者病情必须使用该药，应注意补钾。
（必存）依达拉奉注射液	检验结果显示患者为重度肾损害，重度肾功能衰竭时禁用（必存）依达拉奉注射液。依达拉奉可引发或加重肾功能损害，建议暂停依达拉奉。
（波立维）硫酸氢氯吡格雷片	患者临床诊断为蛛网膜下腔出血，活动性病理性出血（如消化性溃疡出血、颅内出血）时不推荐使用（波立维）硫酸氢氯吡格雷片。请确定患者此时病情已经可以口服氯吡格雷，或者口服氯吡格雷的获益已经大于再出血风险。
（波立维）硫酸氢氯吡格雷片	检验结果显示患者为重度肝损害，严重肝脏损害时禁用（波立维）硫酸氢氯吡格雷片。如患者目前病情必须使用氯吡格雷，则建议密切监测血小板聚集率、血栓弹力图、PT、APTT等，防止发生出血。
（波依定）非洛地平缓释片	患者临床诊断为不稳定型心绞痛，不稳定型心绞痛时禁用（波依定）非洛地平缓释片。建议改用氨氯地平片。
（得理多）卡马西平片	患者的白细胞计数（WBC）已达预警条件，禁止使用（得理多）卡马西平片。如患者必须使用卡马西平，则应密切监测血象，如白细胞计数进行性下降，建议暂停卡马西平。

（续表）

药 品 名 称	问 题 模 板 修 改
（杜秘克）乳果糖口服溶液	患者临床诊断为肠梗阻,肠梗阻时禁用(杜秘克)乳果糖口服溶液。除非患者肠梗阻与便秘有关或者肠梗阻已解除。
（杜秘克）乳果糖口服溶液	患者临床诊断为肠梗阻伴粘连,肠梗阻时禁用(杜秘克)乳果糖口服溶液。如患者病情必须使用该药,请确定梗阻已经缓解。
（杜秘克）乳果糖口服溶液	患者临床诊断为急性肠梗阻,肠梗阻时禁用(杜秘克)乳果糖口服溶液。如患者病情必须使用该药,请确定梗阻已经缓解。
（尔同舒）苯溴马隆片	检验结果显示患者为中度肾损害,中-重度肾功能损害(肾小球滤过率＜20 ml/min)时禁用(尔同舒)苯溴马隆片。可考虑改用非布司他片。
（丰诺安）复方氨基酸注射液[20AA]	患者临床诊断为糖尿病性酮症酸中毒,酸中毒时禁用(丰诺安)复方氨基酸注射液[20AA]。请确定酮症酸中毒已经纠正,否则暂时不要使用复方氨基酸注射液[20AA]。
（丰原）三磷腺苷辅酶胰岛素注射(！氯)	不推荐(丰原)三磷腺苷辅酶胰岛素注射(！氯)和 0.9%氯化钠注射液在大输液中配伍。请确定患者此时血糖偏高,如血糖正常,则建议将能量合剂与葡萄糖配伍。
（海捷亚）氯沙坦钾氢氯噻嗪片	检验结果显示患者为中度肝损害,肝功能不全时不推荐使用(海捷亚)氯沙坦钾氢氯噻嗪片。如患者病情必须使用氯沙坦钾氢氯噻嗪,则建议监测肝功能,如肝功能损害进一步加重,为减少毒副反应,建议适当减量或停药。
（海捷亚）氯沙坦钾氢氯噻嗪片	检验结果显示患者为重度肾损害,严重肾功能不全(肌酐清除率＜30 ml/min)时不推荐使用(海捷亚)氯沙坦钾氢氯噻嗪片。如患者病情必须使用氯沙坦钾氢氯噻嗪片,则建议密切监测肾功能,如肌酐进一步上升予停药。
（甲强龙）注射用甲泼尼龙琥珀酸钠	患者临床诊断为 2 型糖尿病,糖尿病患者不推荐使用(甲强龙)注射用甲泼尼龙琥珀酸钠。如患者病情必须使用糖皮质激素,建议加强控制血糖。
（开同）复方 α-酮酸片	患者的钙(干化学)已达预警条件,禁止使用(开同)复方 α-酮酸片。(开同)复方 α-酮酸片包含钙,可加重高钙血症,建议暂停复方 α-酮酸片,待高钙血症纠正后再给予。
（凯时）前列地尔注射液	患者的 B 型钠尿肽前体(急诊)已达预警条件,禁止使用(凯时)前列地尔注射液。前列地尔可能因负性肌力作用而加重心力衰竭,如患者病情必须使用前列地尔,应加强对心衰的控制。
（可达龙）胺碘酮注射液	患者的三碘甲状原氨酸已达预警条件,禁止使用(可达龙)胺碘酮注射液。患者可能存在甲状腺功能异常,尽可能不要使用胺碘酮,如患者不存在心力衰竭,可考虑改用索他洛尔。如患者病情需要使用胺碘酮,建议监测甲状腺功能。

（续表）

药 品 名 称	问 题 模 板 修 改
（可多华）甲磺酸多沙唑嗪缓释片	患者临床诊断为肠梗阻，胃肠道梗阻时禁用（可多华）甲磺酸多沙唑嗪缓释片。（可多华）甲磺酸多沙唑嗪缓释片进入胃肠道不会变形，肠道狭窄和胃肠道梗阻患者可能会加重梗阻。因此请确认患者此时肠梗阻已经解除，否则建议停用甲磺酸多沙唑嗪缓释片。
（可乐必妥）左氧氟沙星氯化钠注射液	患者临床诊断为低钾血症，未纠正的低钾血症时不推荐使用（可乐必妥）左氧氟沙星氯化钠注射液。请确定患者低钾血症已经纠正。
（克林维）脂肪乳（10%）氨基酸（15%）葡萄糖（20%）	患者临床诊断为糖尿病，糖尿病患者不推荐使用（克林维）脂肪乳（10%）氨基酸（15%）葡萄糖（20%）。如患者血糖高，建议在克林维中加入胰岛素。1 L克林维中包含80 g葡萄糖，建议加入胰岛素20 U（仅供参考）。
（克林维）脂肪乳（10%）氨基酸（15%）葡萄糖（20%）	患者临床诊断为心力衰竭，心功能不全失代偿期不推荐使用（克林维）脂肪乳（10%）氨基酸（15%）葡萄糖（20%）。若患者条件许可，建议尽可能改用肠内营养。
（克林维）脂肪乳（10%）氨基酸（15%）葡萄糖（20%）	检验结果显示患者为重度肾损害，未经血液透析、血液滤过及血液透析滤过治疗的肾功能衰竭不推荐使用（克林维）脂肪乳（10%）氨基酸（15%）葡萄糖（20%）。如患者病情必须使用克林维，建议加强措施改善肾功能。
（克赛）依诺肝素钠注射液	患者临床诊断为胃溃疡，有出血倾向的器官损伤患者不推荐使用（克赛）依诺肝素钠注射液。请确定患者此时无消化道出血，如患者病情必须使用依诺肝素钠，建议加大PPI剂量和频次。
（克赛）依诺肝素钠注射液	患者临床诊断为消化道穿孔，有出血倾向的器官损伤患者不推荐使用（克赛）依诺肝素钠注射液。如要使用该药，请确定患者没有消化道出血。
（克赛）依诺肝素钠注射液	患者诊断为消化道出血，出血或严重凝血障碍出血时禁用（克赛）依诺肝素钠注射液。如患者病情必须使用（克赛）依诺肝素钠注射液，请确定患者消化道出血已经被控制或加大质子泵抑制剂的剂量和频次。
（克赛）依诺肝素钠注射液	检验结果显示患者为重度肾损害，严重肾功能衰竭时不推荐使用（克赛）依诺肝素钠注射液。如患者病情必须使用该药，请确定患者栓塞风险极高或已经发生了栓塞。
（来可信）注射用盐酸万古霉素	检验结果显示患者为重度肾损害，严重肾功能不全时禁用（来可信）注射用盐酸万古霉素。建议改用利奈唑胺。如患者目前病情必须使用万古霉素，则建议严格按照肌酐清除率调整万古霉素的给药剂量和频次。
（朗迪）碳酸钙 D3 片（Ⅱ）	患者临床诊断为高尿酸血症，高尿酸血症时禁用（朗迪）碳酸钙 D3 片（Ⅱ）。建议改用骨化三醇或碳酸钙片。如一定要用（朗迪）碳酸钙 D3 片（Ⅱ），则建议予降尿酸的药物。
（乐凡命）复方氨基酸注射液（18AA－Ⅱ）	患者的肌酐已达预警条件，禁止使用（乐凡命）复方氨基酸注射液（18AA－Ⅱ）。若患者此时无尿，则暂停使用（乐凡命）复方氨基酸注射液（18AA－Ⅱ）。
（乐松）洛索洛芬钠片	患者的肌酐（干化学）已达预警条件，禁止使用（乐松）洛索洛芬钠片。如患者病情必须使用洛索洛芬钠，则建议监测肾功能、尿常规等，如出现血肌酐上升、蛋白尿等，则须停用洛索洛芬钠。

(续表)

药 品 名 称	问 题 模 板 修 改
(力平之)非诺贝特胶囊	检验结果显示患者为重度肾损害,严重肾功能受损(如接受透析者)禁用(力平之)非诺贝特胶囊。如患者病情确实需要使用非诺贝特,建议减量,以防止非诺贝特在体内过量而增加毒副反应的风险。
(美百乐镇)普伐他汀钠片	患者的丙氨酸氨基转移酶已达预警条件,禁止使用(美百乐镇)普伐他汀钠片。建议加强保肝措施,暂停普伐他汀钠,待 GPT 下降至许可范围时,再予普伐他汀钠。
(美迪康)盐酸二甲双胍片	患者的肌酐(干化学)已达预警条件,禁止使用(美迪康)盐酸二甲双胍片。请注意监测血糖,如血糖控制不佳,建议改用胰岛素。
(美迪康)盐酸二甲双胍片	患者临床诊断为肝功能不全,肝功能不全时不推荐使用(美迪康)盐酸二甲双胍片。建议改用胰岛素控制血糖。
(美多芭)多巴丝肼片	患者临床诊断为尿毒症,肾功能失代偿时不推荐使用(美多芭)多巴丝肼片。如患者病情必须使用多巴丝肼,则应密切观察,如出现精神障碍、恶心呕吐、心血管不良反应、不自主运动等毒副反应,则建议适当减量。
(美多芭)多巴丝肼片	患者临床诊断为心功能不全,失代偿性心脏病患者不推荐使用(美多芭)多巴丝肼片。如患者病情必须要使用多巴丝肼片,则建议加强对心力衰竭的控制。
(美多丽)复方托吡卡胺滴眼液	患者临床诊断为青光眼,青光眼时禁用(美多丽)复方托吡卡胺滴眼液。(美多丽)复方托吡卡胺滴眼液未手术的闭角型青光眼患者禁用,请确认患者已经手术。
(美卓乐)甲泼尼龙片	患者临床诊断为 2 型糖尿病,糖尿病患者不推荐使用(美卓乐)甲泼尼龙片。如患者此时病情必须使用糖皮质激素,则应注意控制血糖。
(诺和灵 N)精蛋白生物合成人胰岛素注射液	患者的葡萄糖已达预警条件,禁止使用(诺和灵 N)精蛋白生物合成人胰岛素注射液。如需使用胰岛素,请确认患者目前没有低血糖。
(诺和灵 R)生物合成人胰岛素注射液	患者的葡萄糖已达预警条件,禁止使用(诺和灵 R)生物合成人胰岛素注射液。请确认患者低血糖已经被纠正。
(诺和灵 R)生物合成人胰岛素注射液	患者临床诊断为低血糖,低血糖时禁用(诺和灵 R)生物合成人胰岛素注射液。请确定患者低血糖已经被纠正。
(欧兰宁)奥氮平片	(欧兰宁)奥氮平可使伴有阿尔茨海默病的精神病患者死亡风险增高,不推荐阿尔茨海默病患者使用。建议请临床心理科医师会诊,尽可能不要使用非典型抗精神病药物如奥氮平、利培酮、奎硫平等。
(欧兰宁)奥氮平片	患者临床诊断为痴呆,痴呆有关的精神病患者不推荐使用(欧兰宁)奥氮平片。奥氮平使阿尔茨海默病患者因感染、心力衰竭而死亡及猝死的风险增加。建议改用曲唑酮、草酸艾司西酞普兰、氟西汀、舍曲林等改善患者的睡眠、抑郁、焦虑。

（续表）

药 品 名 称	问 题 模 板 修 改
（欧兰宁）奥氮平片	患者临床诊断为阿尔茨海默病，痴呆有关的精神病患者不推荐使用（欧兰宁）奥氮平片。奥氮平在阿尔茨海默病患者因感染、心力衰竭而死亡及猝死的风险增加。建议改用曲唑酮、草酸艾司西酞普兰、氟西汀、舍曲林等改善患者的睡眠、抑郁、焦虑。
（培达）西洛他唑片	患者临床诊断为急性胃溃疡伴有出血，出血（如血友病、毛细血管脆弱症、颅内出血、消化道出血、尿路出血、咯血、玻璃体出血）时禁用（培达）西洛他唑片。如患者病情必须使用西洛他唑，建议增加PPI给药剂量和频次。
（培达）西洛他唑片	患者临床诊断为消化道出血，出血（如血友病、毛细血管脆弱症、颅内出血、消化道出血、尿路出血、咯血、玻璃体出血）时禁用（培达）西洛他唑片。如患者此时病情不能暂停西洛他唑，建议加大PPI剂量。
（培达）西洛他唑片	患者临床诊断为心功能Ⅲ级，Ⅲ～Ⅳ级心功能不全患者禁用（培达）西洛他唑片。建议改用氯吡格雷、替格瑞洛，如患者病情必须使用西洛他唑，建议加强对心力衰竭的控制。
（颇得斯安）美沙拉秦缓释片	患者临床诊断为小肠出血，有出血倾向的患者不推荐使用（颇得斯安）美沙拉秦缓释片。请确定患者小肠出血与溃疡性结肠炎或克罗恩病有关。
（颇得斯安）美沙拉秦缓释片	检验结果显示患者为轻度肾损害，肾功能损害时不推荐使用（颇得斯安）美沙拉秦缓释片。如患者病情必须使用美沙拉秦缓释片，则建议监测肾功能，防止肾功能损害加重。
（声诺维）注射用六氟化硫微泡	患者临床诊断为高血压性心脏病，未予控制的高血压不推荐使用（声诺维）注射用六氟化硫微泡。如患者必须使用注射用六氟化硫微泡，建议加强控制血压。
（声诺维）注射用六氟化硫微泡	患者临床诊断为心房颤动，严重心律失常时禁用（声诺维）注射用六氟化硫微泡。六氟化硫微泡有引发严重心律失常的报道，患者有房颤，建议请心内科评估心脏病严重程度，权衡利弊。
（舒夫坦）瑞舒伐他汀钙片	检验结果显示患者为重度肾损害，严重肾功能损害（肌酐清除率＜30 ml/min）时禁用（舒夫坦）瑞舒伐他汀钙片。建议改用阿托伐他汀钙。
（双益平）石杉碱甲片	检验结果显示患者为轻度肾损害，肾功能不全时不推荐使用（双益平）石杉碱甲片。建议复查肾功能，如肾功能损害进一步加重，建议暂停石杉碱甲片，改用多奈哌齐。
（思诺思）酒石酸唑吡坦片	患者的二氧化碳分压已达预警条件，禁止使用（思诺思）酒石酸唑吡坦片。酒石酸唑吡坦可加重呼吸衰竭，患者若没有使用呼吸机，请谨慎使用酒石酸唑吡坦，建议请临床心理科会诊解决睡眠、烦躁、焦虑、抑郁等问题。
（思瑞康）富马酸喹硫平片	（思瑞康）富马酸喹硫平片可使伴有阿尔茨海默病的精神病患者死亡风险增高，不推荐阿尔茨海默病患者使用。建议请临床心理科医师会诊，尽可能不要使用非典型抗精神病药物如奥氮平、利培酮、奎硫平等。

（续表）

药品名称	问题模板修改
（太罗）罗格列酮钠片	患者临床诊断为急性前侧壁心肌梗死，急性冠状动脉患者不推荐使用（太罗）罗格列酮钠片。建议急性应激状态的患者改用胰岛素控制血糖。
（泰嘉）硫酸氢氯吡格雷片	患者临床诊断为急性十二指肠溃疡伴有出血，活动性病理性出血（如消化性溃疡出血、颅内出血）时不推荐使用（泰嘉）硫酸氢氯吡格雷片。如患者病情必须使用该药，请确定患者的出血已经被控制，或者增加 PPI 的使用剂量和频次。
（泰嘉）硫酸氢氯吡格雷片	患者临床诊断为脑内出血，活动性病理性出血（如消化性溃疡出血、颅内出血）时不推荐使用（泰嘉）硫酸氢氯吡格雷片。如患者病情必须使用该药，请确定患者脑出血已经被控制。
（泰嘉）硫酸氢氯吡格雷片	患者临床诊断为消化道出血，活动性病理性出血（如消化性溃疡出血、颅内出血）时不推荐使用（泰嘉）硫酸氢氯吡格雷片。如患者病情必须使用该药，请确定患者出血已经被控制，或者增加 PPI 的使用剂量和频次。
（泰嘉）硫酸氢氯吡格雷片	患者临床诊断为蛛网膜下腔出血，活动性病理性出血（如消化性溃疡出血、颅内出血）时不推荐使用（泰嘉）硫酸氢氯吡格雷片。请确定患者蛛网膜下腔出血已过急性期。
（特比澳）重组人血小板生成素注射液	患者临床诊断为下肢静脉血栓形成，近期发生血栓病的患者不推荐使用（特比澳）重组人血小板生成素注射液。给予重组人血小板生成素可能因增加血小板而加重栓塞。如患者此时病情必须使用重组人血小板生成素，建议密切监测血小板，若达到 5 万时应立即停用。
（特比澳）重组人血小板生成素注射液	患者临床诊断为重症肺炎，严重感染时禁用（特比澳）重组人血小板生成素注射液。如患者此时血小板计数在 5 万以上，则应暂停重组人血小板生成素注射液。
（特耐）注射用帕瑞昔布钠	患者临床诊断为不稳定型心绞痛，缺血性心脏病时禁用（特耐）注射用帕瑞昔布钠。非甾体抗炎药可增加心脏负荷，长期使用可增加心血管疾病死亡风险。如患者病情必须使用特耐（注射用帕瑞昔布钠），则建议尽可能短期使用。
（特耐）注射用帕瑞昔布钠	患者临床诊断为动脉硬化，外周动脉血管疾病时禁用（特耐）注射用帕瑞昔布钠。如患者外周血管疾病严重，建议不要使用帕瑞昔布钠，可改用其他止痛药如吗啡或曲马多等。
（特耐）注射用帕瑞昔布钠	患者临床诊断为冠心病，缺血性心脏病时禁用（特耐）注射用帕瑞昔布钠。非甾体抗炎药可增加心脏负荷，长期使用可增加心血管疾病死亡风险。如患者病情必须使用特耐（注射用帕瑞昔布钠），则建议尽可能短期使用。
（特耐）注射用帕瑞昔布钠	患者临床诊断为冠状动脉性心脏病，缺血性心脏病时禁用（特耐）注射用帕瑞昔布钠。如患者目前必须使用帕瑞昔布钠，则建议请心内科会诊，监测心电图、心肌酶等，并针对缺血性心脏病加强治疗措施，防止缺血性心脏病加重。

（续表）

药 品 名 称	问 题 模 板 修 改
（天晴甘美）异甘草酸镁注射液	患者的钠（干化学）已达预警条件，禁止使用（天晴甘美）异甘草酸镁注射液。异甘草酸镁可使血钠进一步上升，如患者病情需要使用异甘草酸镁，则应注意纠正高钠血症。
（天晴甘美）异甘草酸镁注射液	患者临床诊断为心力衰竭，心力衰竭时禁用（天晴甘美）异甘草酸镁注射液。建议改用多烯磷脂酰胆碱等其他保肝药。
（天晴甘美）异甘草酸镁注射液	检验结果显示患者为重度肾损害，肾衰时不推荐使用（天晴甘美）异甘草酸镁注射液。建议改用多烯磷脂酰胆碱。
（天晴甘平）甘草酸二铵肠溶胶囊	患者临床诊断为高血压2级，高血压时禁用（天晴甘平）甘草酸二铵肠溶胶囊。如患者病情必须使用该药，建议加强控制血压。
（天晴甘平）甘草酸二铵肠溶胶囊	患者临床诊断为高血压3级，高血压时禁用（天晴甘平）甘草酸二铵肠溶胶囊。建议改用多烯磷脂酰胆碱，如患者病情必须使用甘草酸二铵，应注意控制血压。
（万健）熊去氧胆酸片	患者临床诊断为胆囊结石伴急性化脓性胆囊炎，急性胆囊炎时不推荐使用（万健）熊去氧胆酸片。如患者病情必须使用该药，请确定已过急性期。
（万健）熊去氧胆酸片	患者临床诊断为胆囊结石伴有急性胆囊炎，急性胆囊炎时不推荐使用（万健）熊去氧胆酸片。请确定患者急性胆囊炎已过急性期。
（万健）熊去氧胆酸片	患者临床诊断为胆总管梗阻，胆道梗阻时禁用（万健）熊去氧胆酸片。请确定患者梗阻已经缓解。
（万健）熊去氧胆酸片	患者临床诊断为急性化脓性梗阻性胆管炎，胆道梗阻时禁用（万健）熊去氧胆酸片。如患者病情必须使用该药，请确定患者梗阻已经解除。
（伟特）盐酸索他洛尔片	患者临床诊断为高度房室传导阻滞，Ⅱ～Ⅲ度房室传导阻滞时禁用（伟特）盐酸索他洛尔片。患者若没有安装起搏器，则建议暂停索他洛尔片。
（伟特）盐酸索他洛尔片	患者临床诊断为慢性心力衰竭，未控制的心力衰竭不推荐使用（伟特）盐酸索他洛尔片。如患者此时病情必须使用索他洛尔，则建议加强对心力衰竭的控制。
（希弗全）低分子肝素钠注射液	患者临床诊断为高血压3级，严重高血压时禁用（希弗全）低分子肝素钠注射液。请确定患者高血压已被控制。
（希弗全）低分子肝素钠注射液	患者临床诊断为丘脑出血，与止血障碍有关的出血时不推荐使用（希弗全）低分子肝素钠注射液。如患者病情必须使用该药，请确定患者脑出血已经被控制。
（希弗全）低分子肝素钠注射液	患者临床诊断为上消化道出血，与止血障碍有关的出血不推荐使用（希弗全）低分子肝素钠注射液。如患者病情必须使用该药，请确定患者出血已经被控制，或者增加PPI的使用剂量和频次。
（希弗全）低分子肝素钠注射液	患者临床诊断为食管静脉曲张伴有出血，与止血障碍有关的出血不推荐使用（希弗全）低分子肝素钠注射液。如患者病情必须使用该药，请确定患者出血已经被控制。

（续表）

药　品　名　称	问题模板修改
（希弗全）低分子肝素钠注射液	患者临床诊断为消化道穿孔,有出血危险的器官损伤(如消化性溃疡、视网膜病变、出血综合征、血性脑血管意外)时不推荐使用(希弗全)低分子肝素钠注射液。请确定患者此时无消化道出血。
（悉君宁）坎地沙坦酯片	检验结果显示患者为重度肾损害,严重肾功能不全时禁用(悉君宁)坎地沙坦酯片。建议暂停坎地沙坦酯片,待患者肾功能好转后再使用。
（新赛斯平）环孢素软胶囊	患者的肌酐(干化学)已达预警条件,禁止使用(新赛斯平)环孢素软胶囊。请监测环孢素血药浓度以及血肌酐,及时调整剂量,防止环孢素过量而增加毒副反应。
（新泰洛其）复方可待因口服溶液	患者临床诊断为冠状动脉粥样硬化性心脏病,冠脉疾病患者禁用(新泰洛其)复方可待因口服溶液。建议改用复方甘草合剂、强力枇杷露等。
（亚莫利）格列美脲片	检验结果显示患者为重度肝损害,严重肝功能损害时不推荐使用(亚莫利)格列美脲片。患者此时若病情控制不佳,建议改用胰岛素。
（怡宝）注射用重组人促红素	患者的降钙素原已达预警条件,不推荐使用(怡宝)注射用重组人促红素。请确定患者是否存在急性感染,如存在则应暂停重组人促红素。
（异舒吉针）硝酸异山梨酯注射液	患者的血红蛋白测定(Hb)已达预警条件,禁止使用(异舒吉针)硝酸异山梨酯注射液。硝酸酯类可使血红蛋白内的二价铁氧化成三价铁而失去携氧能力,患者严重贫血,使用硝酸酯类可能加重缺氧。如患者病情必须使用硝酸酯类,建议尽快纠正贫血,还可暂时改用硝普钠等。
（益比奥）重组人促红素注射液（CHO细胞）	患者的C反应蛋白已达预警条件,不推荐使用(益比奥)重组人促红素注射液(CHO细胞)。患者C反应蛋白>8 mg/L;合并感染患者禁用。请医师权衡利弊,如患者此时感染严重,宜加强抗感染,待控制感染后再使用本品。可暂时给予红细胞悬液。
（益比奥）重组人促红素注射液（CHO细胞）	患者的C反应蛋白已达预警条件,不推荐使用(益比奥)重组人促红素注射液(CHO细胞)。如患者此时存在急性感染,建议暂时不用重组人促红素注射液(CHO细胞)。
（益比奥）重组人促红素注射液（CHO细胞）	患者临床诊断为肺部感染,感染时不推荐使用(益比奥)重组人促红素注射液(CHO细胞)。建议暂停重组人促红素,先控制感染,如患者贫血严重,可输入红细胞悬液。
（益比奥）重组人促红素注射液（CHO细胞）	患者临床诊断为高血压3级,未控制的严重高血压时不推荐使用(益比奥)重组人促红素注射液(CHO细胞)。如患者病情必须使用该药,应注意控制血压。
（益比奥）重组人促红素注射液（CHO细胞）	患者临床诊断为泌尿道感染,感染时不推荐使用(益比奥)重组人促红素注射液(CHO细胞)。因促红细胞生成素可能会引发流感样反应等原因,急性感染时不推荐使用。加上促红细胞生成素主要对肾性贫血疗效好,故建议在感染被控制后再给予促红细胞生成素。
（益比奥）重组人促红素注射液（CHO细胞）	患者临床诊断为脓毒血症,感染时不推荐使用(益比奥)重组人促红素注射液(CHO细胞)。因促红细胞生成素可能会引发流感样反应等原因,急性感染时不推荐使用。加上促红细胞生成素主要对肾性贫血疗效好,故建议在感染被控制后再给予促红细胞生成素。

（续表）

药 品 名 称	问 题 模 板 修 改
（益比奥）重组人促红素注射液（CHO细胞）	患者临床诊断为支气管扩张伴感染，感染时不推荐使用（益比奥）重组人促红素注射液（CHO细胞）。请确定患者此时感染已经被控制，否则建议暂缓予（益比奥）重组人促红素注射液。
（益适纯）依折麦布片	检验结果显示患者为重度肝损害，中-重度肝功能不全时不推荐使用（益适纯）依折麦布片。建议暂停依折麦布，并加强保肝治疗，待肝功能损害缓解后再使用依折麦布。
（盈源）羟乙基淀粉200/0.5氯化钠注射液	患者临床诊断为出血性脑梗死，脑出血时不推荐使用（盈源）羟乙基淀粉200/0.5氯化钠注射液。该药抑制血小板聚集，可能会加重脑出血。
（盈源）羟乙基淀粉200/0.5氯化钠注射液	患者临床诊断为颅内出血，脑出血时不推荐使用（盈源）羟乙基淀粉200/0.5氯化钠注射液。如患者病情必须使用该药，请确定患者出血已经被控制。
（盈源）羟乙基淀粉200/0.5氯化钠注射液	患者临床诊断为蛛网膜下腔出血，脑出血时不推荐使用（盈源）羟乙基淀粉200/0.5氯化钠注射液。该药抑制血小板聚集，可能会加重脑出血。如患者病情必须使用该药，请确定患者出血已经被控制。
（优甲乐）左甲状腺素钠片	患者临床诊断为急性非ST段抬高型心肌梗死，新近心肌梗死时不推荐使用（优甲乐）左甲状腺素钠片。请确定患者此时存在甲减，如没有甲减，建议暂停（优甲乐）左甲状腺素钠片。
（优思弗）熊去氧胆酸胶囊	患者临床诊断为胆总管结石伴急性胆管炎，急性胆管炎时不推荐使用（优思弗）熊去氧胆酸胶囊。请确定患者急性胆管炎已经过了急性期。
（泽通）注射用托拉塞米	患者的钾（干化学）已达预警条件，禁止使用（泽通）注射用托拉塞米。如患者病情需要使用托拉塞米，应注意补钾。
（泽通）注射用托拉塞米	患者的钠（干化学）已达预警条件，禁止使用（泽通）注射用托拉塞米。如患者病情需要使用托拉塞米，应注意补钠。
（泽通）注射用托拉塞米	患者临床诊断为低钾血症，低钾血症时禁用（泽通）注射用托拉塞米。请确定患者低钾血症已经被纠正，如未被纠正应注意补钾。
（泽通）注射用托拉塞米	患者临床诊断为低血压，低血压时禁用（泽通）注射用托拉塞米。如患者病情需要使用托拉塞米，应注意纠正低血压。
（紫竹爱维）替勃龙片	患者临床诊断为子宫肌瘤，已确诊或怀疑的激素依赖性肿瘤患者禁用（紫竹爱维）替勃龙片。请确定患者子宫肌瘤已经切除。
25%葡萄糖注射液	患者临床诊断为2型糖尿病，糖尿病患者不推荐使用25%葡萄糖注射液。请确定患者此时低血糖。
5%葡萄糖氯化钠注射液	患者临床诊断为低蛋白血症，血浆蛋白过低时不推荐使用5%葡萄糖氯化钠注射液。建议尽快纠正低蛋白血症。
5%葡萄糖注射液	患者临床诊断为2型糖尿病伴有酮症酸中毒，未控制的糖尿病伴酮症酸中毒时不推荐使用5%葡萄糖注射液。请确认患者此时高血糖已经被控制。

（续表）

药 品 名 称	问 题 模 板 修 改
50％葡萄糖注射液（塑瓶）	患者临床诊断为糖尿病，糖尿病时不推荐使用50％葡萄糖注射液（塑瓶）。请确定患者此时有低血糖。
阿桔片	患者的二氧化碳分压已达预警条件，禁止使用阿桔片。阿桔片可能加重呼吸衰竭，若患者病情必须使用，则建议给予呼吸机辅助通气。
阿桔片	患者的氧分压已达预警条件，禁止使用阿桔片。阿桔片可能加重呼吸衰竭，若患者病情必须使用，则建议给予呼吸机辅助通气。
阿普唑仑片	患者的丙氨酸氨基转移酶（干化学）已达预警条件，禁止使用阿普唑仑片。患者GPT>60 U/L，阿普唑仑片肝功能损害患者禁用。患者肝功能损害时，延长阿普唑仑清除半衰期，引发过量，可能出现严重嗜睡、抖动、心率减慢和呼吸抑制等毒副反应。如患者必须使用该药，建议加强观察。
阿普唑仑片	患者的二氧化碳分压已达预警条件，禁止使用阿普唑仑片。苯二氮䓬类可加重呼吸衰竭，患者若没有使用呼吸机，请谨慎使用阿普唑仑，建议请临床心理科会诊解决睡眠、烦躁、焦虑、抑郁等问题。
奥扎格雷钠氯化钠注射液（华益通）	患者临床诊断为肝性脑病，严重肝功能不全时禁用奥扎格雷钠氯化钠注射液（华益通）。奥扎格雷钠在肝功能衰竭时可极大地增加出血风险，建议权衡利弊。
奥扎格雷钠氯化钠注射液（华益通）	患者临床诊断为脑内出血，脑出血时禁用奥扎格雷钠氯化钠注射液（华益通）。请确定患者脑出血已经被控制。
奥扎格雷钠氯化钠注射液（华益通）	患者临床诊断为蛛网膜下腔出血，脑出血时禁用奥扎格雷钠氯化钠注射液（华益通）。请确定患者蛛网膜下腔出血已经过了急性期，如果是脑血管痉挛所致缺血性脑梗死，建议给予尼莫地平。
醋酸泼尼松片（强的松片）	患者临床诊断为高血压3级，高血压时不推荐使用醋酸泼尼松片（强的松片）。如患者病情必须使用该药，应注意控制血压。
醋酸泼尼松片（强的松片）	患者临床诊断为高血压急症，高血压时不推荐使用醋酸泼尼松片（强的松片）。如要使用醋酸泼尼松片，请确定高血压急症已经被控制。
醋酸泼尼松片（强的松片）	患者临床诊断为焦虑障碍，精神病时不推荐使用醋酸泼尼松片（强的松片）。如患者此时病情必须使用醋酸泼尼松片，建议请临床心理科会诊，加强抗焦虑治疗。
醋酸泼尼松片（强的松片）	患者临床诊断为曲霉菌性肺炎，真菌感染时不推荐使用醋酸泼尼松片（强的松片）。如患者此时病情必须使用该药，则建议加强抗真菌。
胆石利通片	患者临床诊断为胆管狭窄，胆道狭窄时不推荐使用胆石利通片。请确定患者胆道狭窄已经被治愈。
胆石利通片	患者临床诊断为胆囊结石伴有急性胆囊炎，急性胆道感染时禁用胆石利通片。请确认患者已经过了急性期。
胆石利通片	患者临床诊断为胆总管结石伴急性化脓性胆管炎，急性胆道感染时禁用胆石利通片。请确定患者此时病情已经过了急性期，不然建议暂停胆石利通片。

（续表）

药 品 名 称	问 题 模 板 修 改
胆石利通片	患者临床诊断为慢性胆囊炎急性发作，急性胆道感染时禁用胆石利通片。如患者病情必须使用该药，请确定已过急性期。
二羟丙茶碱注射液（喘定）	患者临床诊断为低血压，低血压时不推荐使用二羟丙茶碱注射液（喘定）。请确定患者低血压已经被纠正。
酚氨咖敏片（克感敏）	患者临床诊断为咳嗽变异性哮喘，下呼吸道感染时不推荐使用酚氨咖敏片（克感敏）。酚氨咖敏片（克感敏）可使痰液变稠而加重疾病，如患者病情必须使用该药，建议加强排痰比如给予氨溴索等。
酚氨咖敏片（克感敏）	患者临床诊断为支气管炎，下呼吸道感染时不推荐使用酚氨咖敏片（克感敏）。酚氨咖敏片（克感敏）可使痰液变稠而加重疾病，如患者病情必须使用该药，建议加强排痰比如予氨溴索等。
呋喃妥因肠溶片（呋喃旦啶片）	患者的肌酐已达预警条件，禁止使用呋喃妥因肠溶片（呋喃旦啶片）。如患者病情必须使用呋喃妥因，应注意观察并防范头痛、头昏、嗜睡、肌痛、眼球震颤、周围神经炎等毒副反应的发生。
氟哌噻吨美利曲辛片	患者临床诊断为心房颤动，心律失常时不推荐使用氟哌噻吨美利曲辛片。美利曲辛属于三环类抗抑郁药，有抗胆碱作用，可增加室性快速性心律失常、尖端扭转型室性心动过速甚至室颤的发生风险。然而不控制患者的焦虑抑郁症状对心血管疾病显然也不利。建议加强对患者的心电监护，如有必要可请心理科医师会诊调换其他抗抑郁药。
富马酸比索洛尔片	患者临床诊断为慢性阻塞性肺病伴有急性加重，严重慢性阻塞性肺部疾病时禁用富马酸比索洛尔片。鉴于比索洛尔不宜骤停，建议适当减量，待呼吸衰竭、支气管痉挛改善后再加量。
琥珀酸亚铁片	患者的肌酐已达预警条件，禁止使用琥珀酸亚铁片。患者有严重肾损害，予琥珀酸亚铁片可能因过量而发生毒副反应。如患者病情必须使用铁剂，建议减少剂量。
华法林钠片	患者临床诊断为高血压 3 级，严重高血压时不推荐使用华法林钠片。请注意控制患者血压以减少脑出血风险。
华法林钠片	患者的丙氨酸氨基转移酶（干化学）已达预警条件，禁止使用华法林钠片。患者 GPT＞60 U/L，华法林钠片肝功能损害患者禁用。肝功能损害的患者使用华法林可能使 INR 升高，需注意监测 INR。
甲氨蝶呤片	患者临床诊断为肺炎，感染时不推荐使用甲氨蝶呤片。如患者病情必须使用，建议加强抗感染。
甲氨蝶呤片	患者临床诊断为泌尿系感染，感染时不推荐使用甲氨蝶呤片。如患者病情必须使用该药，建议加强抗感染。
甲氨蝶呤片	患者临床诊断为软组织感染，感染时不推荐使用甲氨蝶呤片。如患者病情必须使用该药，建议加强抗感染。
甲硝唑氯化钠注射液（软袋）	患者的血红蛋白测定（Hb）已达预警条件，禁止使用甲硝唑氯化钠注射液（软袋）。甲硝唑血液毒副反应发生率高，若患者病情必须抗厌氧菌，建议监测血象，如血红蛋白继续下降，建议改用头孢美唑、克林霉素等对厌氧菌效果好的抗菌药。

（续表）

药　品　名　称	问　题　模　板　修　改
甲硝唑氯化钠注射液（软袋）	患者的血小板计数已达预警条件，禁止使用甲硝唑氯化钠注射液（软袋）。甲硝唑血液毒副反应发生率高，若患者病情必须抗厌氧菌，建议监测血象，如血小板计数继续下降，建议改用头孢美唑、克林霉素等对厌氧菌效果好的抗菌药。
甲硝唑片	患者临床诊断为多发性骨髓瘤，血液病患者不推荐使用甲硝唑片。如患者厌氧菌感染需要使用甲硝唑片，建议改用头霉素类、克林霉素等。
甲硝唑片	患者临床诊断为非霍奇金淋巴瘤，血液病患者不推荐使用甲硝唑片。如患者为厌氧菌感染，建议改用头霉素类或克林霉素等。
甲硝唑片	患者临床诊断为蛛网膜下腔出血，活动性中枢神经系统疾病患者不推荐使用甲硝唑片。如患者病情需要使用该药，应注意防止发生癫痫、神志改变等毒副反应。
雷公藤多苷片	检验结果显示患者为轻度肾损害，肾功能不全时不推荐使用雷公藤多苷片。建议复查肾功能，如肾功能损害进一步加重，请寻找原因，如与类风湿关节炎等自身免疫病关系不大，则建议暂停雷公藤多苷片。
利奈唑胺葡萄糖注射液	患者的葡萄糖已达预警条件，不推荐使用利奈唑胺葡萄糖注射液。如患者此时病情必须使用利奈唑胺葡萄糖注射液，应注意控制血糖。
利奈唑胺葡萄糖注射液	患者的葡萄糖（干化学）已达预警条件，不推荐使用利奈唑胺葡萄糖注射液。患者血糖>7.8 mmol/L，利奈唑胺葡萄糖注射液每100 ml含利奈唑胺0.2 g、葡萄糖4.6 g，应注意监测并控制血糖。
利奈唑胺葡萄糖注射液	患者临床诊断为糖尿病性酮症酸中毒，糖尿病患者不推荐使用利奈唑胺葡萄糖注射液。如患者此时病情必须使用利奈唑胺葡萄唐，建议加强控制血糖。
硫酸镁注射液	患者临床诊断为心肌梗死，心肌损害时禁用硫酸镁注射液。请确定患者存在低镁血症。
氯化钾注射液	患者临床诊断为高钾血症，高钾血症时禁用氯化钾注射液。请确定患者高钾血症已经被纠正。
浓氯化钠注射液	高血压时不推荐使用。如患者有低钠血症确实需要补钠，建议加强对血压的控制。
浓氯化钠注射液	患者的肌酐（干化学）已达预警条件，禁止使用浓氯化钠注射液。患者肌酐大于450 μmol/L，浓氯化钠注射液急性、慢性肾功能衰竭患者禁用。请确定患者在透析治疗，并注意监测血钠和血氯。
浓氯化钠注射液	患者临床诊断为低钾血症，低钾血症患者不推荐使用浓氯化钠注射液，因为可能加重低钾血症。如必须使用该药，请注意纠正低钾血症。
浓氯化钠注射液	患者临床诊断为恶性腹水，水肿性疾病（如肾病综合征、肝硬化腹水、充血性心力衰竭、急性左心衰竭、脑水肿、特发性水肿）患者不推荐使用浓氯化钠注射液。建议对患者低钠血症进行鉴别，是稀释性低钠血症还是真性低钠血症。

（续表）

药 品 名 称	问 题 模 板 修 改
炮姜炭	患者临床诊断为糖尿病，糖尿病患者不推荐使用炮姜炭。如患者病情必须使用该药，建议加强对血糖的控制。
羟基脲片	患者临床诊断为重症肺炎，严重感染时禁用羟基脲片。建议暂停羟基脲片，如患者病情必须使用该药，应加强对感染的控制。
秋水仙碱片	患者临床诊断为慢性肾功能不全，肾功能不全时不推荐使用秋水仙碱片。如患者此时痛风急性发作必须使用秋水仙碱片，为减少毒副反应，建议适当减量，还可使用糖皮质激素。如患者肾功能不全，非甾体抗炎药也不适宜。
秋水仙碱片	患者临床诊断为肾功能不全，肾功能不全时不推荐使用秋水仙碱片。如患者痛风急性发作必须使用秋水仙碱，建议充分权衡利弊，并予减量以防止过量而发生严重毒副反应。
秋水仙碱片	检验结果显示患者为轻度肾损害，肾功能不全时不推荐使用秋水仙碱片。如患者病情必须使用秋水仙碱，建议减量，以防止过量而引发严重毒副反应，如发热、中枢神经水肿、多脏器损害、骨髓抑制、肝损伤等。
人血白蛋白	患者临床诊断为高血压，高血压患者不推荐使用人血白蛋白。患者可能因输入人血白蛋白增加了血容量而致血压升高。如必须使用人血白蛋白，请确定患者存在比较严重的低蛋白血症，并且应注意控制血压。
人血白蛋白	患者临床诊断为急性冠脉综合征，急性心脏病患者不推荐使用人血白蛋白。如必须使用人血白蛋白，请确定患者存在比较严重的低蛋白血症。
人血白蛋白	患者临床诊断为肾功能不全，肾功能不全患者不推荐使用人血白蛋白。白蛋白可能因加重肾脏负担而造成肾损害。如需要使用白蛋白，请确定患者有比较严重的低蛋白血症。
人血白蛋白	检验结果显示患者为中度肾损害，肾功能不全时不推荐使用人血白蛋白。输入人血白蛋白可增加肾脏负担而加重肾损害。如要使用人血白蛋白，请确定患者存在比较严重的低蛋白血症。
乳酸钠林格注射液（平衡液）	患者临床诊断为急性左心衰竭，心力衰竭时禁用乳酸钠林格注射液（平衡液）。请确定患者的急性左心衰竭已经被控制。
乳酸钠林格注射液（平衡液）	检验结果显示患者为重度肝损害，重度肝功能不全患者禁用乳酸钠林格注射液（平衡液）。患者重度肝损害时对乳酸的代谢能力差，可能引发乳酸蓄积，建议改用生理盐水等。
瑞舒伐他汀钙片	患者临床诊断为癫痫，伴有提示为肌病的急性重症或容易继发于横纹肌溶解的肾衰（如败血症、低血压、大手术、外伤、严重的代谢、内分泌和电解质异常、未经控制的癫痫）者不推荐使用瑞舒伐他汀钙片。如患者病情必须使用他汀类，建议监测肌酸激酶。
维生素 K_1 注射液	患者临床诊断为血吸虫病性肝硬化，严重肝脏疾病时禁用维生素 K_1 注射液。肝功能不全患者合成凝血因子功能差，给予维生素 K_1 不仅帮助不大，反而可能损害肝功能。如患者 PT、APTT 等延长，建议补充血浆等。

（续表）

药 品 名 称	问 题 模 板 修 改
维生素 K_1 注射液	检验结果显示患者为重度肝损害,严重肝脏疾病时禁用维生素 K_1 注射液。肝功能不全患者合成凝血因子功能差,给予维生素 K_1 不仅帮助不大,反而可能损害肝功能。如患者 PT、APTT 等延长,建议补充血浆等。
硝酸甘油注射液	患者的血红蛋白测定(Hb)已达预警条件,禁止使用硝酸甘油注射液。硝酸酯类可使血红蛋白内的二价铁氧化成三价铁而失去携氧能力,患者严重贫血时使用硝酸酯类可能加重缺氧。如患者病情必须使用硝酸甘油,建议尽快纠正贫血,还可暂时改用硝普钠等。
盐酸艾司洛尔注射液	患者的二氧化碳分压已达预警条件,禁止使用盐酸艾司洛尔注射液。在予艾司洛尔之前,建议使用呼吸机辅助通气。
盐酸苯海索片	患者诊断为前列腺增生,前列腺肥大时禁用盐酸苯海索片。如患者的帕金森病必须使用该药,建议加强对前列腺增生的治疗,观察患者小便情况。
盐酸甲氧氯普胺注射液(胃复安)	患者临床诊断为消化道出血,胃肠道出血时禁用盐酸甲氧氯普胺注射液(胃复安)。请确定患者消化道出血已经被控制。
盐酸精氨酸注射液	检验结果显示患者为轻度肾损害,肾功能不全时不推荐使用盐酸精氨酸注射液。如患者此时代谢性碱中毒严重,必须使用盐酸精氨酸,则建议监测肾功能。
盐酸吗啡注射液	患者临床诊断为肺源性心脏病,肺源性心脏病代偿失调时禁用盐酸吗啡注射液。患者此时若有低氧血症和(或)二氧化碳潴留且没有使用呼吸机,则建议暂时不要给予吗啡等阿片类药物。
盐酸哌替啶注射液(度冷丁针)	患者的氧分压已达预警条件,禁止使用盐酸哌替啶注射液(度冷丁针)。哌替啶注射液可能会加重呼吸衰竭,若患者病情必须使用,则建议给予呼吸机辅助通气。
盐酸曲马多注射液	检验结果显示患者为重度肝损害,严重肝功能不全时不推荐使用盐酸曲马多注射液。如患者病情必须使用曲马多,建议密切观察,谨防因药物过量而引发毒副反应,可考虑适当减量。
盐酸曲马多注射液	检验结果显示患者为重度肾损害,严重肾功能不全时不推荐使用盐酸曲马多注射液。曲马多主要经肾排泄,如患者此时病情必须使用曲马多,则建议适当减量,谨防过量引发毒副反应。
吲哚美辛栓(消炎痛栓)	患者临床诊断为消化道出血,活动性消化道出血或既往有复发出血史的患者不推荐使用吲哚美辛栓(消炎痛栓)。请确定患者消化道出血已经被控制。
中/长链脂肪乳注射液(C8～24)	患者临床诊断为低氧血症,缺氧时禁用中/长链脂肪乳注射液(C8～24)。如患者病情必须使用该药,建议使用呼吸机。
注射用苯巴比妥钠(！注)	患者的二氧化碳分压已达预警条件,禁止使用注射用苯巴比妥钠(！注)。请确定患者已经使用呼吸机辅助通气。

（续表）

药 品 名 称	问题模板修改
注射用盐酸多柔比星（阿霉素）	患者的钠（干化学）已达预警条件，禁止使用注射用盐酸多柔比星（阿霉素）。请注意纠正钠平衡紊乱。
注射用盐酸溴己新（一品红）	说明书未推荐注射用盐酸溴己新（一品红）用于静推。盐酸溴己新如静脉推注速度掌握不好，可增加毒副反应的发生风险。

2.4 修改药物相互作用警示制作成干预模板

药品相互作用是说明书中需要特别注意的部分，通常会指出与某类药品或某种药品成分存在相互作用，其规则维护比较复杂，根据相互作用严重程度设置干预等级，需特别注意具有潜在临床意义的药物相互作用。表2-2是药物相互作用问题的干预模板修改。

表 2-2 药物相互作用干预模板修改

药 品 名 称	问题干预模板修改
（阿尔马尔）盐酸阿罗洛尔片	（阿尔马尔）盐酸阿罗洛尔片与（布瑞平）注射用硫酸特布他林（注！）合用可能因药理拮抗作用抑制彼此的药效，哮喘或慢性阻塞性肺病（COPD）患者可能会出现严重支气管痉挛。避免两者合用，除非利大于弊。必须合用时，应增加（布瑞平）注射用硫酸特布他林（注！）的剂量，并密切监测。
（安信）注射用比阿培南	（安信）注射用比阿培南可能使（德巴金）丙戊酸钠缓释片的血药浓度及药理作用降低，引起使用（德巴金）丙戊酸钠缓释片控制良好的癫痫患者再发作，故不推荐合用。如（德巴金）丙戊酸钠缓释片对癫痫发作控制良好，则可选用非碳青霉烯类抗生素；如需使用（安信）注射用比阿培南，则可选用其他抗癫痫药替代；如确需两者合用，建议密切监测（德巴金）丙戊酸钠缓释片的血药浓度。
（傲坦）奥美沙坦酯片	（傲坦）奥美沙坦酯片与（雅施达）培哚普利叔丁胺片不推荐合用。因为合用不仅不能有效降低心脑血管并发症的风险，相反还可导致肾功能损害和高钾血症的发生风险增加。
（奥西康）注射用奥美拉唑钠	（奥西康）注射用奥美拉唑钠可抑制（泰嘉）硫酸氢氯吡格雷片经CYP2C19的代谢而使其活性代谢物的血药浓度降低，药理作用减弱。应避免两者合用，可考虑使用泮托拉唑、雷贝拉唑等作为PPI替代品种。
（奥西康）注射用奥美拉唑钠	（奥西康）注射用奥美拉唑钠可降低胃液酸度，可能减少地高辛片水解，增加其吸收，使血药浓度升高和药理作用增强，还可能增加出现低镁血症的风险。合用时应监测地高辛和血镁的浓度。
（拜复乐片）盐酸莫西沙星片	（拜复乐片）盐酸莫西沙星片与（伟特）盐酸索他洛尔片合用，延长QT间期的作用可能相加，可能发生罕见的心律失常，不推荐合用。如需合用，需进行密切的临床监测。

（续表）

药 品 名 称	问题干预模板修改
（拜复乐片）盐酸莫西沙星片	（拜复乐片）盐酸莫西沙星片与（可达龙）胺碘酮片合用，延长 QT 间期的作用可能相加，可能发生罕见的心律失常，不推荐合用。如需合用，需进行密切的临床监测。
（拜瑞妥）利伐沙班片	（拜瑞妥）利伐沙班片与硫酸氢氯吡格雷片合用，可通过多种机制干扰正常凝血过程，出血风险可能增加。故应仅在利大于弊的情况下合用。
（代文）缬沙坦胶囊	（代文）缬沙坦胶囊与（蒙诺）福辛普利钠片不推荐合用。因为合用不仅不能有效降低心脑血管并发症的风险，相反还可导致肾功能损害和高钾血症的发生风险增加。
（得理多）卡马西平片	（得理多）卡马西平片可能诱导 CYP3A4 介导的（拜新同）硝苯地平控释片的代谢，使其血药浓度和药理作用降低。不推荐合用，建议使用（得理多）卡马西平片的患者改用（拜新同）硝苯地平控释片的替代药物。
（佳美舒）阿奇霉素肠溶胶囊	（佳美舒）阿奇霉素肠溶胶囊与注射用盐酸克林霉素可能竞争结合敏感菌的核糖体 50S 亚基，合用可能互相影响其抗菌效果，故不推荐合用。如需合用，应密切监测两药的临床抗菌作用。
（佳美舒）阿奇霉素肠溶胶囊	（佳美舒）阿奇霉素肠溶胶囊与（左克）盐酸左氧氟沙星注射液合用，延长 QT 间期的作用可能相加，发生严重心律失常的风险增加，不推荐合用。如需合用，应增加心脏监测并教育患者识别心率或节律的变化。
（金络）卡维地洛片	（可达龙）胺碘酮片与（金络）卡维地洛片合用，可加重对窦房结、房室结和心肌收缩力的抑制，可能会出现严重的低血压、心动过缓和心脏停搏。不推荐合用，必须合用时建议加强临床及心电图监测。
（可达龙）胺碘酮片	（可达龙）胺碘酮片与富马酸比索洛尔片合用，可加重对窦房结、房室结和心肌收缩力的抑制，可能会出现严重的低血压、心动过缓和心脏停搏。不推荐合用，必须合用时建议加强临床及心电图监测。
（可达龙）胺碘酮注射液	（可达龙）胺碘酮注射液与（倍他乐克缓释片）琥珀酸美托洛尔缓释片合用，可加重对窦房结、房室结和心肌收缩力的抑制，可能会出现严重的低血压、心动过缓和心脏停搏。不推荐合用，必须合用时建议加强临床及心电图监测。
（可意林）兰索拉唑肠溶片	（可意林）兰索拉唑肠溶片降低胃液酸度，可能减少地高辛片水解，增加其吸收，使血药浓度升高和药理作用增强，还可能增加出现低镁血症的风险。合用时应监测地高辛和血镁的浓度。
（乐松）洛索洛芬钠片	（乐松）洛索洛芬钠片可能减少甲氨蝶呤片经肾小管分泌，使甲氨蝶呤片的血药浓度和毒性增加，但该作用与甲氨蝶呤片的剂量相关。高（或中）剂量甲氨蝶呤片与（乐松）洛索洛芬钠片合用可能出现严重毒副反应（骨髓抑制、肾毒性、黏膜炎），应避免合用。低剂量甲氨蝶呤片与（乐松）洛索洛芬钠片合用可能不存在具有临床意义的相互作用，但合用仍需谨慎。
（洛汀新）盐酸贝那普利片	（洛汀新）盐酸贝那普利片与（代文）缬沙坦胶囊不推荐合用。合用不仅不能有效降低心脑血管并发症的风险，相反还可导致肾功能损害和高钾血症的发生风险增加。

（续表）

药 品 名 称	问题干预模板修改
（吗丁啉）多潘立酮片	（吗丁啉）多潘立酮片与（伟特）盐酸索他洛尔片合用，可能会因 QT 间期延长作用相而引起心律失常，包括尖端扭转型室性心动过速，故不推荐合用。如确需合用，建议增加心电图监测，尤其是存在潜在危险因素患者。
（四环）注射用烟酸	（四环）注射用烟酸与（阿乐）阿托伐他汀钙片合用，横纹肌溶解和急性肾衰竭的风险可能增加。应加强血清肌酸磷激酶（CPK）及临床（肌痛、肌无力）监测；疑有肌溶症时，及时减量或停药。
（速尿）呋塞米注射液	（速尿）呋塞米注射液与硫酸阿米卡星注射液（丁胺卡那霉素）合用，耳毒性（第Ⅷ对脑神经损伤，可能出现严重或永久性耳聋）和肾毒性发生率可能增加，因此不推荐合用，且避免在（速尿）呋塞米注射液前使用硫酸阿米卡星注射液（丁胺卡那霉素）。如必须合用，应密切监测硫酸阿米卡星注射液（丁胺卡那霉素）的血浆浓度和第Ⅷ对脑神经功能，避免两药过量使用，尤其是对尿毒症患者。
（伟特）盐酸索他洛尔片	（伟特）盐酸索他洛尔片与（可乐必妥）左氧氟沙星氯化钠注射液合用，延长 QT 间期的作用可能相加，可能发生罕见的心律失常，不推荐合用。如需合用，需进行密切的临床监测。
（伟特）盐酸索他洛尔片	（伟特）盐酸索他洛尔片与盐酸莫西沙星注射液合用，延长 QT 间期的作用可能相加，可能发生罕见的心律失常，不推荐合用。如需合用，需进行密切的临床监测。
（希舒美片）阿奇霉素片	（希舒美片）阿奇霉素片与（可乐必妥）左氧氟沙星氯化钠注射液合用，延长 QT 间期的作用可能相加，发生严重心律失常的风险增加，不推荐合用。如需合用，应增加心脏监测并教育患者识别心率或节律的变化。
（缬克）缬沙坦胶囊	（缬克）缬沙坦胶囊与（蒙诺）福辛普利钠片不推荐合用。合用不仅不能有效降低心脑血管并发症的风险，相反还可导致肾功能损害和高钾血症的发生风险增加。
（新赛斯平）环孢素软胶囊	（新赛斯平）环孢素软胶囊与螺内酯片合用可产生协同保钾作用，从而导致高钾血症发生风险增加，故应避免合用。必须合用时应密切监测钾浓度及高钾血症的其他证据。
（雅施达）培哚普利叔丁胺片	（雅施达）培哚普利叔丁胺片与（代文）缬沙坦胶囊不推荐合用。因为合用不仅不能有效降低心脑血管并发症的风险，相反还可导致肾功能损害和高钾血症的发生风险增加。
（雅施达）培哚普利叔丁胺片	（雅施达）培哚普利叔丁胺片与氯沙坦钾片不推荐合用。因为合用不仅不能有效降低心脑血管并发症的风险，相反还可导致肾功能损害和高钾血症的发生风险增加。
（左克）盐酸左氧氟沙星注射液	（左克）盐酸左氧氟沙星注射液与（希舒美）注射用阿奇霉素（注！）合用，延长 QT 间期的作用可能相加，发生严重心律失常的风险增加，不推荐合用。如需合用，应增加心脏监测并教育患者识别心率或节律的变化。
地高辛片	（奥克）奥美拉唑肠溶胶囊可降低胃液酸度，可能减少地高辛片水解，增加其吸收，使血药浓度升高和药理作用增强，还可能增加出现低镁血症的风险。合用时应监测地高辛和血镁的浓度。

（续表）

药 品 名 称	问题干预模板修改
甲氨蝶呤片	（英太青）双氯芬酸钠缓释胶囊可能减少甲氨蝶呤片经肾小管分泌,使甲氨蝶呤片的血药浓度和毒性增加,但该作用与甲氨蝶呤片的剂量相关。高（或中）剂量甲氨蝶呤片与（英太青）双氯芬酸钠缓释胶囊合用可能出现严重毒副反应（骨髓抑制、肾毒性、黏膜炎）,应避免合用。低剂量甲氨蝶呤片与（英太青）双氯芬酸钠缓释胶囊合用可能不存在具有临床意义的相互作用,但合用仍需谨慎。
硫酸阿米卡星注射液（丁胺卡那霉素）	硫酸阿米卡星注射液（丁胺卡那霉素）与（拓赛）托拉塞米片合用,耳毒性（第Ⅷ对脑神经损伤,可能出现严重或永久性耳聋）和肾毒性发生率可能增加,因此不推荐合用,且避免在（拓赛）托拉塞米片前使用硫酸阿米卡星注射液（丁胺卡那霉素）。如必须合用,应密切监测硫酸阿米卡星注射液（丁胺卡那霉素）的血浆浓度和第Ⅷ对脑神经功能,避免两药过量使用,尤其是对尿毒症患者。
硫酸庆大霉素注射液	（速尿片）呋塞米片与硫酸庆大霉素注射液合用,耳毒性（第Ⅷ对脑神经损伤,可能出现严重或永久性耳聋）和肾毒性发生率可能增加,因此不推荐合用,且避免在（速尿片）呋塞米片前使用硫酸庆大霉素注射液。如必须合用,应密切监测硫酸庆大霉素注射液的血浆浓度和第Ⅷ对脑神经功能,避免两药过量使用,尤其是对尿毒症患者。
螺内酯片	螺内酯片可减少钾的肾排泄,与氯化钾注射液合用可引起高钾血症,导致心律失常或心搏骤停,应避免合用。除非与呋塞米或托拉塞米联合使用。对肾功能不全的患者,补钾或使用保钾利尿药时,应密切监测血清钾的变化。
螺内酯片	螺内酯片与（新赛斯平）环孢素软胶囊合用可产生协同保钾作用,从而导致高钾血症发生风险增加,故应避免合用,必须合用时应密切监测钾浓度及高钾血症的其他证据。
秋水仙碱片	（阿乐）阿托伐他汀钙片与秋水仙碱片合用可导致肌病发生风险增加,不推荐合用。若必须合用,需注意监测有无肌病症状。
注射用丙戊酸钠	（美平）注射用美罗培南可能使注射用丙戊酸钠的血药浓度及药理作用降低,引起使用注射用丙戊酸钠控制良好的癫痫患者再发作,故不推荐合用。如注射用丙戊酸钠对癫痫发作控制良好,则可选用非碳青霉烯类抗生素;如需使用（美平）注射用美罗培南,则可选用其他抗癫痫药替代;如确需两者合用,建议密切监测注射用丙戊酸钠的血药浓度。

2.5 修改重复用药警示制作成干预模板

重复用药指将含有相同成分或同一类型或具有相同药理作用的药物开具给患者,表2-3为重复用药干预警示信息模板的修改。

表 2-3 重复用药干预信息模板修改

医 嘱 内 容	"处方前置审核系统"原始警示	评 估 意 见
(倍博特)缬沙坦氨氯地平片(Ⅰ)	(倍博特)缬沙坦氨氯地平片(Ⅰ)、(雅施达)培哚普利叔丁胺片、氯沙坦钾片同属于降低血管紧张素水平的药物,处方中此类药仅推荐使用1种。	ACEI 和 ARB 不建议联合使用,可增加低血压、高血钾以及肾脏损害的发生风险。
(复傲坦)奥美沙坦酯氢氯噻嗪片	(复傲坦)奥美沙坦酯氢氯噻嗪片、(雅施达)培哚普利叔丁胺片同属于降低血管紧张素水平的药物,处方中此类药仅推荐使用1种。	ACEI 和 ARB 不建议联合使用,可增加低血压、高血钾以及肾脏损害的发生风险。
(莫刻林)美洛昔康片	(莫刻林)美洛昔康片、(拜阿司匹灵)阿司匹林肠溶片同属于解热镇痛药,处方中此类药仅推荐使用1种。	这两种药物不宜联合使用的原因:① 美洛昔康片可增加心脑血管事件的发生风险;② 联合使用可增加胃十二指肠溃疡出血的发生风险;③ 如患者病情确实需要联合使用,建议增加口服的质子泵抑制剂保护胃黏膜,并且美洛昔康片应短期使用。
(散利痛)复方对乙酰氨基酚片(Ⅱ)	(散利痛)复方对乙酰氨基酚片(Ⅱ)、(拜阿司匹灵)阿司匹林肠溶片同属于解热镇痛药,处方中此类药仅推荐使用1种。	这两种药物不宜联合使用的原因:① 复方对乙酰氨基酚片(Ⅱ)可增加心脑血管事件的发生风险;② 联合使用可增加胃十二指肠溃疡出血的发生风险;③ 如患者病情确实需要联合使用,建议增加口服的质子泵抑制剂保护胃黏膜,并且复方对乙酰氨基酚片(Ⅱ)应短期使用。
(泰诺)酚麻美敏片	(泰诺)酚麻美敏片、(拜阿司匹灵)阿司匹林肠溶片同属于解热镇痛药,处方中此类药仅推荐使用1种。	这两种药物不宜联合使用的原因:① 酚麻美敏片可增加心脑血管事件的发生风险;② 联合使用可增加胃十二指肠溃疡出血的发生风险;③ 如患者病情确实需要联合使用,建议增加口服的质子泵抑制剂保护胃黏膜,并且酚麻美敏片应短期使用。
(泰诺林)对乙酰氨基酚缓释片	(泰诺林)对乙酰氨基酚缓释片、(拜阿司匹灵)阿司匹林肠溶片同属于解热镇痛药,处方中此类药仅推荐使用1种。	这两种药物不宜联合使用的原因:① 对乙酰氨基酚缓释片可增加心脑血管事件的发生风险;② 联合使用可增加胃十二指肠溃疡出血的发生风险;③ 如患者病情确实需要联合使用,建议增加口服的质子泵抑制剂保护胃黏膜,并且对乙酰氨基酚缓释片应短期使用。

（续表）

医 嘱 内 容	"处方前置审核系统"原始警示	评 估 意 见
（伟特）盐酸索他洛尔片	（伟特）盐酸索他洛尔片、富马酸比索洛尔片同属于β受体阻滞剂，处方中此类药仅推荐使用1种。	如患者病情确实需要两药合用，应注意监测心率，防止发生缓慢性心律失常。
（西乐葆）塞来昔布胶囊	（西乐葆）塞来昔布胶囊、（拜阿司匹灵）阿司匹林肠溶片同属于解热镇痛药，处方中此类药仅推荐使用1种。	这两种药物不宜联合使用的原因：① 塞来昔布可增加心脑血管事件的发生风险；② 联合使用可增加胃十二指肠溃疡出血的发生风险；③ 如患者病情确实需要联合使用，建议增加口服的质子泵抑制剂保护胃黏膜，并且塞来昔布胶囊应短期使用。
（西乐葆）塞来昔布胶囊	（西乐葆）塞来昔布胶囊、（安康信）依托考昔片、（拜阿司匹灵）阿司匹林肠溶片同属于解热镇痛药，处方中此类药仅推荐使用1种。	这三种药物不宜联合使用的原因：① 依托考昔片、塞来昔布胶囊可增加心脑血管事件的发生风险；② 联合使用可增加胃十二指肠溃疡出血的发生风险；③ 如患者病情确实需要联合使用，建议增加口服的质子泵抑制剂保护胃黏膜，并且依托考昔片、塞来昔布胶囊仅使用一种，还应短期使用。
酚氨咖敏片（克感敏）	酚氨咖敏片（克感敏）、（拜阿司匹灵）阿司匹林肠溶片同属于解热镇痛药，处方中此类药仅推荐使用1种。	这两种药物不宜联合使用的原因：① 酚氨咖敏片可增加心脑血管事件的发生风险；② 联合使用可增加胃十二指肠溃疡出血的发生风险；③ 如患者病情确实需要联合使用，建议增加口服的质子泵抑制剂保护胃黏膜，并且酚氨咖敏片应短期使用。

2.6 修改药物剂量警示制作成干预模板

下面为药物剂量警示信息干预模板修改，包括单次使用剂量不适宜、给药频次不适宜、单日极量不适宜等，并将不合理用药理由和依据添加到模板中，见表2-4。

表2-4 药物剂量警示信息干预模板修改

医嘱内容	给药途径	单次剂量	给药单位	给药频次	问题描述
（多美乐）胰激肽原酶肠溶片	口服	360	U	3次/d	（多美乐）胰激肽原酶肠溶片超过每日常用量。老人推荐每日≤720 U。本品有抗血小板聚集作用，剂量过大可能增加出血风险。

（续表）

医嘱内容	给药途径	单次剂量	给药单位	给药频次	问 题 描 述
（汉光）注射用美洛西林钠舒巴坦钠	静滴	2.5	g	1次/d	（汉光）注射用美洛西林钠舒巴坦钠低于常规用药频次。14岁以上儿童及成人推荐2～3次/d。该药半衰期约1 h，并且属于时间依赖性抗菌药，每日给药频次不足可降低抗感染疗效。
（全泽复）头孢地尼胶囊	口服	0.1	g	2次/d	（全泽复）头孢地尼胶囊低于常规用药频次。成人推荐3次/d。头孢地尼半衰期约1.7 h，并且属于时间依赖性抗菌药，每日给药频次不足可降低抗感染疗效。
（新泰林）注射用五水头孢唑林钠	静滴	3	g	1次/d	（新泰林）注射用五水头孢唑林钠低于常规用药频次。成人推荐2～4次/d。头孢唑林钠半衰期约1.8 h，并且属于时间依赖性抗菌药，每日给药频次不足可降低抗感染疗效。
迈之灵片	口服	2	片	3次/d	迈之灵片超过常规用药频次。推荐2次/d。剂量过大可能增加胃溃疡的发生风险。
注射用头孢美唑钠	静滴	2	g	1次/d	注射用头孢美唑钠低于常规用药频次。青少年及成人推荐2～4次/d。该药半衰期约1 h，属于时间依赖性抗菌药，每日给药频次不足可降低抗感染疗效。

2.7 根据医保规定审查处方的干预模板

为了降低医院不合理用药的金额，按照医保规定自定义相关警示信息，包括加入适应证限制、用药疗程等，并对某些不符合医保报销规定的重点药物处方进行拦截，见表2-5。

表2-5 超医保用药干预模板设置

诊 断	医嘱内容	问题类型	问 题 描 述
胆总管结石	（思他宁）注射用生长抑素	高价药控制	思他宁3 mg/支价格是542元，而国产生长抑素3 mg/支价格是136.5元，故建议换用国产生长抑素。敬请谅解。

（续表）

诊　断	医嘱内容	问题类型	问　题　描　述
结肠恶性肿瘤	头孢美唑钠	头孢美唑钠围术期剂量	头孢美唑钠围术期预防使用剂量不得超过 2 g/d，敬请谅解。
咽炎；咳嗽	（拜复乐片）盐酸莫西沙星片	超医保用药限制	医保规定：（拜复乐片）盐酸莫西沙星片限其他抗菌药无效的急性窦炎、下呼吸道感染、社区获得性肺炎、复杂腹腔感染。您目前填写的感染类型不符合医保规定，故不能开出莫西沙星片，敬请谅解。
骨痛；冠心病；心律失常；心脏病；高血压	（拜瑞妥）利伐沙班片	利伐沙班管控	2017 年医保规定：（拜瑞妥）利伐沙班片仅适用于择期髋关节或膝关节置换手术成年患者；还有非瓣膜性房颤成年患者。如患者诊断确实符合要求，请规范填写；如不符合要求，敬请谅解。
肺部感染；脑内出血；烟雾病；大脑中动脉闭塞	（必存）依达拉奉注射液	超医保用药限制	（必存）依达拉奉注射液仅用于急性脑梗死，属于国家重点管控药品，因此如医师确定开具该药，请务必填写符合要求的 ICD - 10 诊断（必须是与急性脑梗死相关的），方可开具此药，敬请谅解。（必存）依达拉奉注射液使用天数不能超过 14 天。
冠心病；不稳定型心绞痛；结肠功能紊乱，大便习惯改变；肾功能不全；下壁急性透壁性心肌梗死；消化道出血；糖尿病；乙状结肠恶性肿瘤；肺炎	（潘妥洛克）注射用泮托拉唑钠	泮托拉唑限定	2017 年国家医保规定注射用泮托拉唑仅限于胃/十二指肠溃疡、上消化道出血、应激性溃疡等，若用于预防应激性溃疡，仅限于禁食的患者或不能口服的患者，该药属于重点监控，建议改为口服质子泵抑制剂，敬请谅解。
胃肿物	（泮立苏）注射用泮托拉唑钠	泮托拉唑限定	2017 年国家医保规定注射用泮托拉唑仅限于胃/十二指肠溃疡、上消化道出血、应激性溃疡等，若用于预防应激性溃疡，仅限于禁食的患者或不能口服的患者，建议改为口服质子泵抑制剂，该药属于重点监控，敬请谅解。
肺炎；发热；腹腔感染；缺氧缺血性脑病；泌尿道感染	（普利康）果糖注射液	果糖注射液管控	（普利康）果糖注射液只能用于糖尿病患者。
胆总管结石伴急性胆管炎；结肠功能紊乱，大便习惯改变	（思他宁）注射用生长抑素	注射用生长抑素管控	（思他宁）注射用生长抑素只能用于食道或胃静脉出血、消化道出血以及胰腺炎、胰腺肿瘤，敬请谅解。

（续表）

诊　断	医嘱内容	问题类型	问题描述
股骨粗隆间骨折；股骨近端骨折；骨软骨病；急性扁桃体炎；开放性骨折；桡骨骨折；烟雾病；大脑中动脉闭塞；椎管狭窄；腰椎间盘突出	（新泰林）注射用五水头孢唑林钠	高价药控制	注射用五水头孢唑林钠的价格较高，建议更换成注射用头孢唑林钠，敬请谅解。
胆囊结石伴有急性胆囊炎；胆囊切除术后；脂肪肝；肺炎；肾功能不全；冠心病；不稳定型心绞痛；胃肠功能紊乱；便秘	（乙己苏）注射用生长抑素	注射用生长抑素管控	（乙己苏）注射用生长抑素国家医保限制只能用于食道或胃静脉出血、胰腺炎、胰腺肿瘤及其他胰腺相关的疾病，不可用于非食管胃底静脉曲张的出血。根据本次上海市医保局督查的要求，如果医师一定要开具此药，请务必填写符合要求的 ICD‐10 诊断（食管或胃静脉出血，以及胰腺炎、胰腺肿瘤、胰腺疾病相关的诊断）；从救治患者的角度出发，非食管胃底静脉曲张出血患者需要使用生长抑素，请添加 ICD‐10 诊断为"失血性休克"，敬请谅解。
腰痛	百令胶囊	超医保用药限制	百令胶囊仅用于器官移植、肾功能衰竭、肺纤维化。请确定患者肾功能不全已经进展至肾衰竭。
肾功能不全；低钾血症；心律失常；高同型半胱氨酸血症；头痛；高血压	贝前列素钠片	超医保用药限制	国家医保规定：贝前列素钠片仅用于慢性动脉闭塞。请确定患者有该诊断。
多发性结肠息肉；高尿酸血症	非布司他片	超医保用药限制	医保规定非布司他片限肾功能不全的痛风患者使用，当前诊断中无肾功能不全相关诊断，且患者检验肌酐值未升高，因此不符合医保要求。
慢性肾功能不全；心力衰竭	非布司他片	超医保用药限制	医保规定非布司他片限肾功能不全的痛风患者使用，当前诊断中无痛风相关诊断，不符合医保要求。
胆囊结石伴慢性胆囊炎；胆囊切除术后；脂肪肝；非霍奇金淋巴瘤；肺炎；呼吸衰竭；冠心病；急性冠脉综合征；十二指肠肿物；结肠息肉；输尿管结石；肾绞痛；胃恶性肿瘤；胃癌；胃溃疡；高血压；冠状动脉粥样硬化性心脏病；直肠恶性肿瘤；直肠癌；直肠癌新辅助治疗后；重症肺炎；肺部感染	复方维生素（3）注射液	复方维生素管控	复方维生素（3）注射液属于肠外营养制剂，也属于重点监控药品，因此仅禁食患者可以使用本药，请确认该患者属于禁食状态，否则不允许开具该药，敬请谅解。

（续表）

诊　　断	医嘱内容	问题类型	问　题　描　述
胆囊结石伴慢性胆囊炎;输尿管结石;肾绞痛;胃恶性肿瘤;胃溃疡;直肠恶性肿瘤;直肠癌;直肠癌新辅助治疗后	复方维生素(3)注射液	复方维生素(3)注射液管控	复方维生素(3)注射液属于静脉营养的一部分,用以补充维生素 B_1(10 mg)、维生素 B_2(6.4 mg)、维生素 C(200 mg)每日的生理需要量。因此复方维生素(3)注射液通常仅适用于大手术以后,敬请谅解。
肺部感染;肺炎;呼吸道感染;消化不良;咳嗽;变异性咳嗽;气管炎;支气管炎	蓝芩口服液(浓缩型)	蓝芩适应证	蓝芩口服液含板蓝根、黄芩、胖大海等,故药品说明书规定,该药仅适用于咽炎、上呼吸道感染,该药属于中成药且用量排名直线上升,因此已属于重点管制药品,请严格控制适应证,如要开具该药品,请输入咽炎等符合适应证的诊断,敬请谅解。
混合型颈椎病;腱鞘炎;筋膜炎;损伤;腰腿痛	通滞苏润江片	通滞苏润江片管控	通滞苏润江片属于重点管制药品,仅适用于关节痛、骨痛、风湿病、类风湿关节炎、坐骨神经痛,除此之外不适于任何其他诊断,敬请谅解。如您一定要开具该药,请按照上述诊断信息明确患者诊断。
鼻骨骨折;鼻中隔骨折;冠心病;头晕;脑血管病;缺氧缺血性脑病;眩晕;烟雾病;大脑中动脉闭塞	醒脑静注射液	超医保用药限制	醒脑静注射液仅用于卒中昏迷、脑外伤昏迷和酒精中毒昏迷。
2型糖尿病;支气管肿瘤;肺恶性肿瘤	盐酸莫西沙星注射液	莫西沙星注射液管控	医保规定:莫西沙星注射液限其他抗菌药无效的急性窦炎、下呼吸道感染、社区获得性肺炎、复杂腹腔感染。您目前填写的感染类型不符合医保规定,故不能开出莫西沙星注射液,敬请谅解。
肺部感染;肺炎;发热;呼吸衰竭;慢性支气管炎急性发作	盐酸莫西沙星注射液	莫西沙星注射液管控	医保规定:莫西沙星注射液限其他抗菌药无效的严重感染,故应先给予其他抗菌药如左氧氟沙星(每天 43 元/0.4 g),或左氧氟沙星氯化钠(可乐必妥)(每天 107 元)等,如 2～3 天效果不佳才可给予莫西沙星注射液。因此请确认先前已经使用过其他抗菌药且效果不佳(医保办会抽查,如发现不符合事实会重罚),才可开出注射用莫西沙星,敬请谅解。

（续表）

诊　断	医嘱内容	问题类型	问　题　描　述
2型糖尿病伴有酮症酸中毒；酸中毒；肺部感染；脑内出血；冠状动脉粥样硬化性心脏病；脑血管病；焦虑状态；头痛；高血压；头晕和眩晕	银杏二萜内酯葡胺注射液	银杏二萜内酯葡胺管控	银杏二萜内酯葡胺注射液仅适用于轻至中度脑梗死，除此之外没有其他适应证。该药可能引发各种过敏反应，甚至过敏性休克，如果超适应证用药引发毒副反应，对开嘱医师非常不利。
结肠息肉；胰腺肿瘤	注射用艾司奥美拉唑钠	艾司奥美拉唑限定	2017年国家医保规定：注射用艾司奥美拉唑仅限于胃/十二指肠溃疡、上消化道出血、应激性溃疡等，若用于预防应激性溃疡，仅限于禁食的患者或不能口服的患者，该药属于重点监控，建议改为口服质子泵抑制剂，敬请谅解。
鼻骨骨折；鼻中隔骨折；胆囊切除术后；胆囊切除术后综合征；胆总管结石伴急性胆管炎；胆囊结石；肺部感染；脑内出血；肺炎；呼吸衰竭；肝肿瘤；消化道出血；烟雾病；大脑中动脉闭塞；腰椎间盘突出；腰腿痛；胰头恶性肿瘤	注射用兰索拉唑(注!)	兰索拉唑限定	2017年国家医保规定：注射用兰索拉唑仅限于胃/十二指肠溃疡、上消化道出血、应激性溃疡等，若用于预防应激性溃疡，仅限于禁食的患者或不能口服的患者，该药属于重点监控，建议改为口服质子泵抑制剂，敬请谅解。

2.8　屏蔽假阳性警示信息

通过审方药师团队讨论，依据药品说明书、相关治疗指南、临床实际情况，决定对部分干预警示信息进行屏蔽并填写屏蔽理由，避免假阳性警示信息，见表2-6。

表2-6　假阳性警示信息屏蔽

问题类型	医嘱内容	问　题　描　述	是否屏蔽	评　估　意　见
剂量范围	(安多美)格列美脲片	(安多美)格列美脲片超过常规用药频次。老年人推荐≤1次/d。	屏蔽	可以每日2次，只要每日总剂量不超即可。
剂量范围	(安维汀)贝伐珠单抗注射液	(安维汀)贝伐珠单抗注射液超过常规用药频次。18岁以上推荐每2～3周1次。	屏蔽	这是审核程序出错。
剂量范围	(奥派)阿立哌唑片	(奥派)阿立哌唑片低于每次常用量。成人和老年人推荐每次10～30 mg。	屏蔽	重新设置每日剂量在10～30 mg。不要设置频次。

（续表）

问题类型	医嘱内容	问题描述	是否屏蔽	评估意见
剂量范围	（奥西康）注射用奥美拉唑钠	（奥西康）注射用奥美拉唑钠超过常规用药频次。成人和老年人推荐1～2次/d。	屏蔽	指南专家共识规定：上消化道出血时可以大剂量使用。
剂量范围	（拜瑞妥）利伐沙班片	（拜瑞妥）利伐沙班片超过每次常用量。18岁以上推荐每次10～20 mg。	屏蔽	可用至30 mg。
剂量范围	（拜瑞妥）利伐沙班片	（拜瑞妥）利伐沙班片超过每次常用量过多。18岁以上推荐每次不超过20 mg。	屏蔽	可用至30 mg。
剂量范围	（倍悦）厄贝沙坦氢氯噻嗪片	（倍悦）厄贝沙坦氢氯噻嗪片超过常规用药频次。18岁以上推荐1次/d。	屏蔽	可以每日2次，只要每日总剂量不超即可。
剂量范围	（达美康缓释片）格列齐特缓释片	（达美康缓释片）格列齐特缓释片超过常规用药频次。成人和老年人推荐1～2次/d。	屏蔽	可以每日2次，只要每日总剂量不超即可。
剂量范围	（杜秘克）乳果糖口服溶液	（杜秘克）乳果糖口服溶液超过常规用药频次。推荐1次/d。	屏蔽	每日可用多次。
剂量范围	（海捷亚）氯沙坦钾氢氯噻嗪片	（海捷亚）氯沙坦钾氢氯噻嗪片超过常规用药频次。成人和老年人推荐1次/d。	屏蔽	可以每日2次，只要每日总剂量不超即可。
剂量范围	（惠尔血）重组人粒细胞刺激因子注射液	（惠尔血）重组人粒细胞刺激因子注射液超过常规用药频次。老年人推荐≤1次/d。	屏蔽	可用至每日2次。
剂量范围	（吉粒芬）重组人粒细胞刺激因子注射液	（吉粒芬）重组人粒细胞刺激因子注射液超过常规用药频次。推荐≤1次/d。	屏蔽	粒缺严重时可以每日2次。
剂量范围	（可达龙）胺碘酮注射液	（可达龙）胺碘酮注射液超过每次常用量。成人和老年人推荐每次25～300 mg。	屏蔽	每次可900 mg静脉推泵。
剂量范围	（来适可片）氟伐他汀钠缓释片	（来适可片）氟伐他汀钠缓释片低于每日常用量。18岁以上推荐每日80 mg。	屏蔽	重新设置为20～80 mg，1次/d口服。
剂量范围	（鲁贝）注射用奈达铂	（鲁贝）注射用奈达铂超过常规用药频次。成人和老年人推荐每3～4周1次。	屏蔽	这是审核程序出错。
剂量范围	（潘妥洛克）注射用泮托拉唑钠	（潘妥洛克）注射用泮托拉唑钠超过常规用药频次。成人推荐1～2次/d。	屏蔽	指南专家共识规定：上消化道出血时可以大剂量使用。

（续表）

问题类型	医嘱内容	问题描述	是否屏蔽	评估意见
剂量范围	（泮立苏）注射用泮托拉唑钠	（泮立苏）注射用泮托拉唑钠超过每日常用量。老年人推荐每日≤40 mg。	屏蔽	指南专家共识规定：上消化道出血时可以大剂量使用。
剂量范围	（速尿）呋塞米注射液	（速尿）呋塞米注射液超过每次常用量。青少年、成人及老年人推荐每次 20～80 mg。	屏蔽	剂量范围规定很宽泛，主要是加强监测。
剂量范围	（西艾克）注射用长春地辛	（西艾克）注射用长春地辛超过常规用药频次。成人推荐每周 1 次。	屏蔽	这是审核程序出错。
剂量范围	（亚宁定）盐酸乌拉地尔注射液	（亚宁定）盐酸乌拉地尔注射液超过每次常用量。成人推荐每次 10～50 mg。	屏蔽	剂量范围规定很宽泛，主要是加强监测。
剂量范围	（亚宁定）盐酸乌拉地尔注射液	（亚宁定）盐酸乌拉地尔注射液超过每次常用量过多。儿童推荐每次不超过 50 mg。	屏蔽	剂量范围规定很宽泛，主要是加强监测。
剂量范围	（亚宁定）盐酸乌拉地尔注射液	（亚宁定）盐酸乌拉地尔注射液超过每次常用量过多。老年人推荐每次不超过 50 mg。	屏蔽	剂量范围规定很宽泛，主要是加强监测。
剂量范围	（泽通）注射用托拉塞米	（泽通）注射用托拉塞米超过常规用药频次。成人和老年人推荐 1 次/d。	屏蔽	每日可用多次。
剂量范围	苯磺酸氨氯地平片	苯磺酸氨氯地平片超过常规用药频次。17 岁以上推荐 1 次/d。	屏蔽	可以每日 2 次，只要每日总剂量不超即可。
剂量范围	地西泮（安定）注射液	地西泮注射液（安定）超过每日常用量（当日累积已使用 60 mg）。青少年及成人推荐每日 10～50 mg。	屏蔽	如果是癫痫持续状态可以超量。
剂量范围	氟康唑片	氟康唑片超过常规用药频次。青少年及成人推荐 1 次/d。	屏蔽	可以每日 2 次，只要每日总剂量不超即可。
剂量范围	格列吡嗪控释片	格列吡嗪控释片超过常规用药频次。65 岁以上推荐 1 次/d。	屏蔽	可以每日 2 次，只要每日总剂量不超即可。
剂量范围	格列吡嗪控释片	格列吡嗪控释片超过常规用药频次。65 岁以下老年人及成人推荐 1 次/d。	屏蔽	可以每日 2 次，只要每日总剂量不超即可。

（续表）

问题类型	医嘱内容	问 题 描 述	是否屏蔽	评 估 意 见
剂量范围	螺内酯片	螺内酯片低于每日常用量。青少年及成人推荐每日 40～400 mg。	屏蔽	根据患者实际情况，可以用 2 mg，1 次/d 口服。
剂量范围	米索前列醇片	米索前列醇片超过每次常用量过多。成人和老年人推荐每次不超过 400 μg。	屏蔽	可口服 600 μg。
剂量范围	瑞舒伐他汀钙片	瑞舒伐他汀钙片低于常规用药频次。成人和老年人推荐 1 次/d。	屏蔽	医师可根据患者低密度脂蛋白胆固醇水平增减剂量。
剂量范围	盐酸艾司洛尔注射液	盐酸艾司洛尔注射液超过每次常用量过多。成人推荐每次不超过 80 mg。	屏蔽	剂量范围规定很宽泛，主要是加强监测。
剂量范围	盐酸艾司洛尔注射液	盐酸艾司洛尔注射液超过每次常用量过多。老年人推荐每次不超过 80 mg。	屏蔽	剂量范围规定很宽泛，主要是加强监测。
剂量范围	盐酸利多卡因注射液(塑瓶)	盐酸利多卡因注射液(塑瓶)超过每次常用量。70 岁以下老年人、成人及青少年推荐每次 150～300 mg。	屏蔽	剂量范围规定很宽泛，主要是加强监测。
剂量范围	银黄含片	银黄含片超过每次常用量过多。成人和老年人推荐每次不超过 2 片。	屏蔽	含片没关系。
剂量范围	注射用艾司奥美拉唑钠	注射用艾司奥美拉唑钠超过常规用药频次。成人和老年人推荐 1～2 次/d。	屏蔽	指南专家共识规定：上消化道出血时可以大剂量使用。
剂量范围	注射用兰索拉唑(注!)	注射用兰索拉唑(注!)超过常规用药频次。成人推荐 2 次/d。	屏蔽	指南专家共识规定：上消化道出血时可以大剂量使用。
剂量范围	注射用兰索拉唑(注!)	注射用兰索拉唑(注!)超过常规用药频次。老年人推荐 ≤ 2 次/d。	屏蔽	指南专家共识规定：上消化道出血时可以大剂量使用。
药物禁忌证	(澳能)卤米松乳膏	患者临床诊断为带状疱疹，病毒性皮肤病(如水痘、接种疫苗后、单纯疱疹、带状疱疹)时不推荐使用(澳能)卤米松乳膏。	屏蔽	与其他外用药联合使用。
药物禁忌证	(可乐必妥)左氧氟沙星氯化钠注射液	患者临床诊断为低钾血症，未纠正的低钾血症时不推荐使用(可乐必妥)左氧氟沙星氯化钠注射液。	屏蔽	左氧氟沙星引发低钾血症的可能性小。

问题类型	医嘱内容	问题描述	是否屏蔽	评估意见
药物禁忌证	（美迪康）盐酸二甲双胍片	患者临床诊断为肺恶性肿瘤，严重肺部疾病时禁用（美迪康）盐酸二甲双胍片。	屏蔽	乳酸性酸中毒的发生率极低。
药物禁忌证	维生素 K_1 注射液	患者临床诊断为肝恶性肿瘤，严重肝脏疾病时不推荐使用维生素 K_1 注射液。	屏蔽	肝恶性肿瘤不等于严重肝功能不全。
药物禁忌证	维生素 K_1 注射液	患者临床诊断为肝细胞癌，严重肝脏疾病时不推荐使用维生素 K_1 注射液。	屏蔽	肝细胞癌不一定属于严重肝功能不全。
药物禁忌证	维生素 K_1 注射液	患者临床诊断为肝硬化，严重肝脏疾病时不推荐使用维生素 K_1 注射液。	屏蔽	肝硬化不一定属于严重肝功能不全。
药物禁忌证	（安康信）依托考昔片	患者临床诊断为冠状动脉狭窄，缺血性心脏病时禁用（安康信）依托考昔片。	屏蔽	狭窄不一定缺血。
药物禁忌证	（格华止）盐酸二甲双胍片	患者临床诊断为急性前壁心肌梗死，近期发生过心肌梗死的患者不推荐使用（格华止）盐酸二甲双胍。	屏蔽	二甲双胍乳酸酸中毒的发生率极低。
药物禁忌证	富马酸比索洛尔片	患者临床诊断为慢性阻塞性肺病伴有急性加重，严重慢性阻塞性肺部疾病时禁用富马酸比索洛尔片。	屏蔽	比索洛尔相对于美托洛尔选择性高。
药物禁忌证	10%葡萄糖酸钙注射液	患者临床诊断为肾功能不全，肾功能不全时不推荐使用10%葡萄糖酸钙注射液。	屏蔽	肾功能不全时常伴有低钙血症。
药物禁忌证	（卜可）盐酸二甲双胍缓释片	患者临床诊断为心力衰竭，心力衰竭时不推荐使用（卜可）盐酸二甲双胍缓释片。	屏蔽	乳酸性酸中毒的发生率极低。
药物禁忌证	（美迪康）盐酸二甲双胍片	患者临床诊断为心力衰竭，心力衰竭时不推荐使用（美迪康）盐酸二甲双胍片。	屏蔽	乳酸性酸中毒的发生率极低。
药物禁忌证	（希弗全）低分子肝素钠注射液	患者临床诊断为胰腺恶性肿瘤，严重胰腺病变时禁用（希弗全）低分子肝素钠注射液。	屏蔽	胰腺恶性肿瘤因栓塞风险需要使用低分子肝素。
药物禁忌证	（恒康正清）复方聚乙二醇电解质散	患者临床诊断为直肠穿孔，肠穿孔时禁用（恒康正清）复方聚乙二醇电解质散。	屏蔽	肠道准备用。

（续表）

问题类型	医嘱内容	问题描述	是否屏蔽	评估意见
药物禁忌证	（拜复乐）盐酸莫西沙星氯化钠注射液	患者临床诊断为周围神经病，有周围神经病变病史的患者不推荐使用（拜复乐）盐酸莫西沙星氯化钠注射液。	屏蔽	莫西沙星对周围神经影响小。
药物禁忌证	（澳能）卤米松乳膏	患者临床诊断为足癣，真菌性皮肤病时不推荐使用（澳能）卤米松乳膏。	屏蔽	与其他外用药联合使用。
药物禁忌证	10%葡萄糖酸钙注射液	检验结果显示患者为轻度肾损害，肾功能不全时不推荐使用10%葡萄糖酸钙注射液。	屏蔽	肾功能不全时常伴有低钙血症。
药物禁忌证	格列吡嗪控释片	检验结果显示患者为轻度肾损害，肾功能不全时不推荐使用格列吡嗪控释片。	屏蔽	没有此禁忌证。
药物禁忌证	人血白蛋白	检验结果显示患者为轻度肾损害，肾功能不全时不推荐使用人血白蛋白。	屏蔽	肾功能损害＋低蛋白血症时，给予白蛋白利大于弊。
药物禁忌证	（克林维）脂肪乳（10%）氨基酸（15%）葡萄糖（20%）	检验结果显示患者为重度肾损害，未经血液透析、血液滤过及血液透析滤过治疗的肾功能衰竭时不推荐使用（克林维）脂肪乳（10%）氨基酸（15%）葡萄糖（20%）。	屏蔽	患者状况特别需要肠外营养。
重复用药	盐酸曲唑酮片	（百优解）盐酸氟西汀胶囊、盐酸曲唑酮片同属于选择性5-HT再摄取抑制药，处方中此类药仅推荐使用1种。	屏蔽	这两种药虽然均属于选择性5-HT再摄取抑制药，但盐酸曲唑酮片有中枢镇静作用，可提高睡眠质量。
重复用药	（拓赛）托拉塞米片	（复傲坦）奥美沙坦酯氢氯噻嗪片、（拓赛）托拉塞米片同属于利尿性降压药，处方中此类药仅推荐使用1种。	屏蔽	这两种利尿剂联合使用有协同利尿作用，可合用。
重复用药	（拓赛）托拉塞米片	（复代文）缬沙坦氢氯噻嗪片、（拓赛）托拉塞米片同属于利尿性降压药，处方中此类药仅推荐使用1种。	屏蔽	这两种利尿剂联合使用有协同利尿作用，可合用。
重复用药	（沐舒坦）盐酸氨溴索注射液	（兰苏）注射用氨溴索、（沐舒坦）盐酸氨溴索注射液的通用名称同为盐酸氨溴索，可能存在重复用药。	屏蔽	不属于重复用药。

（续表）

问题类型	医嘱内容	问题描述	是否屏蔽	评估意见
重复用药	（沐舒坦）盐酸氨溴索注射液	（兰苏）注射用氨溴索、（沐舒坦）盐酸氨溴索注射液同属于黏痰溶解药，处方中此类药仅推荐使用1种。	屏蔽	不属于重复用药。
重复用药	美司那注射液（美安）	（兰苏）注射用氨溴索、美司那注射液（美安）同属于黏痰溶解药，处方中此类药仅推荐使用1种。	屏蔽	美司那注射液属于化疗解毒药，可防止环磷酰胺的泌尿道毒性。
重复用药	（乐友）盐酸帕罗西汀片	（乐友）盐酸帕罗西汀片、盐酸曲唑酮片同属于选择性5－HT再摄取抑制药，处方中此类药仅推荐使用1种。	屏蔽	这两种药虽然均属于选择性5－HT再摄取抑制药，但盐酸曲唑酮片有中枢镇静作用，可提高睡眠质量。
重复用药	（速尿片）呋塞米片	（速尿片）呋塞米片、（拓赛）托拉塞米片同属于袢利尿药，处方中此类药仅推荐使用1种。	屏蔽	可以交替使用。
重复用药	盐酸曲唑酮片	（左洛复）盐酸舍曲林片、盐酸曲唑酮片同属于选择性5－HT再摄取抑制药，处方中此类药仅推荐使用1种。	屏蔽	这两种药虽然均属于选择性5－HT再摄取抑制药，但盐酸曲唑酮片有中枢镇静作用，可提高睡眠质量。
重复用药	（甲强龙）注射用甲泼尼龙琥珀酸钠	地塞米松磷酸钠注射液、（甲强龙）注射用甲泼尼龙琥珀酸钠同属于糖皮质激素，处方中此类药仅推荐使用1种。	屏蔽	地塞米松磷酸钠注射液属长效，注射用甲泼尼龙琥珀酸钠属短效，可合用。

2.9　门急诊处方前置审核工作实践经验介绍

　　2017年7月，国家卫生和计划生育委员会与国家中医药管理局联合发布《关于加强药事管理转变药学服务模式的通知》，要求各医疗机构重视药事管理的转变，加强药学服务能力建设，建立药师激励机制，规范用药行为，加强处方审核，提升科学管理水平，创新药事管理方式。2018年7月，国家卫生健康委员会公布了《医疗机构处方审核规范》，指出"所有处方均应当经审核通过后方可进入划价收费和调配环节，未经审核通过的处方不得收费和调配""医疗机构应当积极推进处方审核信息化，通过信息系统为处方审核提供必要的信息"。管理办法与规范的相继颁布，对药师提出了更高的要求，药师作为处方审核的第一责任人，可以借助信息化手段，对处方的合理性进行前置审核，保障患者用药安全。

目前很多医院的处方审核仍主要以事后处方点评工作为主，而事后点评存在不合理处方管理的滞后性，且受抽样方法、抽样数量限制，存在着一定的局限性，不能起到实时控制安全、合理用药的作用。下文对东方医院门诊处方前置干预工作模式及成效进行分析，以期为准备实施门诊处方前置干预实践的同行提供参考。

2.9.1 资料与方法

2.9.1.1 一般资料

抽取分析东方医院 2019 年 7 月至 2019 年 12 月采取前置审核系统进行门急诊处方审核的处方。

2.9.1.2 方法

1. 处方审核流程

处方前置审核系统的审核模式为"两审两拦截"。"两审"即为系统预审和审方药师复审，"两拦截"即为审方药师拦截和调配药师拦截(图 2-3)。前置审核流程(图 2-4)为医师开具处方的同时，处方前置审核系统根据系统合理用药专业知识库对处方进行预审，如果预审通过，可以直接生成处方并打印。如果预审为不合理处方，在医师开具处方的工作站会出现不合理用药警示，医师可以根据警示信息做出选择，如果选择修改处方，修改后系统继续返回预审，预审通过可进入处方打印收费环节。

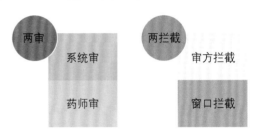

图 2-3 处方审核模式

如果医师选择不修改处方，那么这张处方进入药师审方界面，由药师在短时间内对这张处方进行判断，如判断为合理处方，直接进入处方打印环节，如果人工复审为不合理处方，将返回医师开方界面修改，医师选择修改通过或双签字通过。如果医师选择双签字通过，这张处方也可进入处方打印收费环节，但处方会被系统记录，进入处方事后点评环节。处方前置审核系统保证所有处方都经过"两审两拦截"，最大限度保障处方的合理性，保护患者用药安全。

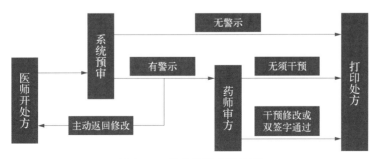

图 2-4 处方前置审核流程

2. 处方审核内容及依据

处方前置审核的依据为合理用药审查规则库,并根据实际应用情况对规则库进行维护。处方前置审核系统应对药物适应证、禁忌用药/慎用药、药物使用禁忌证或慎用证、药物用法用量、重复用药、药物相互作用、药物配伍禁忌、特殊人群用药、患者药物过敏史、医院相关规定等进行审核,具体审核内容为:处方用药与诊断是否相符;规定必须做皮试的药品,是否注明过敏试验及结果的判定;处方剂量、用法是否正确,单次处方总量是否符合规定;选用剂型与给药途径是否适宜;是否有重复给药和相互作用情况,包括西药、中成药、中成药与西药、中成药与中药饮片之间是否存在重复给药和有临床意义的相互作用;是否存在配伍禁忌;是否有用药禁忌:儿童、老年人、孕妇及哺乳期妇女、脏器功能不全患者用药是否有禁忌;患者用药是否有食物及药物过敏史禁忌证、诊断禁忌证、疾病史禁忌证与性别禁忌证;溶媒的选择、用法用量是否适宜,静脉输注的药品给药速度是否适宜;结合本院医疗特色用药及相关规定,对处方开具用药进行审核。

这些审核规则的制订依据有二。① 通用规则:处方审核常用临床用药依据有国家药品管理相关法律法规和规范性文件,临床诊疗规范、指南,临床路径,药品说明书,国家处方集等;② 自定义规则:根据本院实际情况及需求经医院药事委员会、处方点评小组等制订的适应证,特殊人群的用法用量,药物检验值相关的药物禁忌证,医保用药限制等。

3. 处方前置审核系统设置

(1) 处方前置审核预留时间的设置

处方前置审核预留时间的设置应既不影响医师诊断、开具处方,又要考虑药师的反应时间和对疑似问题处方的判断时间。通过考察设置了处方前置审核的预留时间为 30~60 s。根据东方医院各科室设置特点,心血管内科门诊患者数量巨大,为了不影响临床医师的工作效率,考虑医师的满意度,将此科室处方前置审核的预留时间设置为 30 s,其他科室设置均为 60 s,如图 2-5。

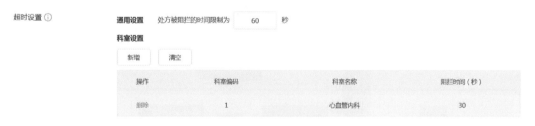

图 2-5 审核预留时间的设置

(2) 前置审核干预模式设置

通过对比考察,目前前置审核干预模式采用双签通过模式(图 2-6)。审核通过的处方,可直接打印;对于预审不通过,药师进行人工复审仍未通过的处方,医师可以选择修改处方或双签字通过。双签字生成的处方会被系统记录,进入处方事后点评环节。所有门急诊处方打印出来后即进入缴费环节,由调配药师进行调配发放。

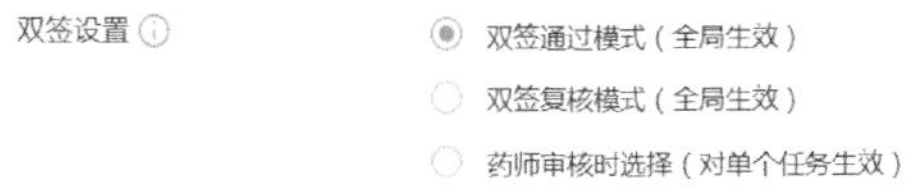

双签设置 ⓘ　　　　⦿ 双签通过模式(全局生效)
　　　　　　　　○ 双签复核模式(全局生效)
　　　　　　　　○ 药师审核时选择(对单个任务生效)

图 2‑6　审核干预模式设置

2.9.2　结果

1. 一般情况

2019 年 7 月至 12 月,东方医院门急诊前置审核处方共计 275 520 张,药师人工复审 9 498 张,药师审核干预处方约占前置审核处方数的 3.4%,医师修改通过处方 5 144 张,见表 2‑7。

表 2‑7　2019 年 7—12 月门急诊处方前置审核情况

时间 (2019 年)	系统审核 (张)	系统预判 通过(张)	药师干预后 修改通过(张)	双签通过 (张)	药师通过 (张)
7 月	27 196	26 954	51	56	131
8 月	41 690	41 006	75	371	233
9 月	43 420	42 491	87	465	380
10 月	43 525	42 366	84	651	434
11 月	37 392	36 212	72	667	441
12 月	82 297	80 422	74	241	284
汇总	275 520	269 451	443	2 451	1 903

2. 处方合格率

采用处方前置审核后,东方医院门急诊处方合格率从修改前的 97.2% 提高到修改后的 99.07%,符合等级医院评审要求不合格率≤1%,干预效果明显,见表 2‑8。

表 2‑8　使用处方前置审核系统后的处方质量改进情况

时间 (2019 年)	系统审核 (张)	药师人工 审核(张)	不合理处方 (张)	修改前 合格率(%)	修改后 合格率(%)	提高处方 合格率(%)
7—12 月	275 520	9 498	7 714	97.2	99.07	1.87

3. 处方分布特点

纳入处方前置审核的 42 个科室均存在不规范或不适宜处方。药师人工审核处方数排名前五的科室为内分泌科、消化内科、神经内科、心血管内科、急诊内科;其中修改处方数排名前十的科室包括心血管内科、急诊内科、神经内科、皮肤科、肾内科、呼吸内科、口腔科、伤科、眼科、内分泌科。审核处方数主要与科室门诊量相关。急诊内科的不合理处方数量偏大主要是因为患者急诊入院,用药相对复杂,易产生用法用量、药物相互作用、配伍禁忌等不适宜处方。内分泌科、消化内科出现的处方警示大部分为自定义设置的国家基本药物使用选择问题。

4. 不合理处方问题类型

2019 年 7 月至 12 月,门急诊干预成功处方数共计 5 144 张。根据医院治疗特色和相关医保法律法规,自定义规则问题处方数最多,占 50.8%;其他不适宜处方中用法用量问题最多,占总问题数的 40.7%,其次为药物相互作用、给药途径不适宜、药物禁忌证等,见表 2-9,不合理用药举例见图 2-10。

表 2-9 干预成功的不合理处方问题分类

问 题 类 型	问题处方数量(张)	占总问题处方比例(%)
自定义规则	2 613	50.8
用法用量不适宜	2 093	40.7
药物相互作用	173	3.3
给药途径不适宜	112	2.2
体外配伍	71	1.4
药物禁忌证	70	1.3
不良反应	12	0.3
合　计	5 144	100

表 2-10 不合理处方举例

问 题 类 型	举　　例
自定义规则	① 2017 年国家医保规定,注射用兰索拉唑仅限于胃/十二指肠溃疡、上消化道出血、应激性溃疡等,若用于预防应激性溃疡,仅限于禁食的患者或不能口服的患者,建议改为口服质子泵抑制剂。 ② 2019 年 1 月国务院办公厅发布了三级公立医院绩效考核指标,其中提高门急诊和住院的基本药物使用率属于重要的考核指标,加上即将到来的三甲复评审,也要求保障基本药物的使用率。泮托拉唑不属于基本药物,如果不是与氯吡格雷一起使用,推荐基本药物奥美拉唑。 ③ 注射用盐酸头孢替安低于常规用药频次。青少年及成人推荐 2~4 次/d。头孢替安半衰期约 1.3 h,并且属于时间依赖性抗菌药,每次给药频次不足可降低抗感染疗效。 ④ 2017 年医保规定:利伐沙班片仅适用于择期髋关节或膝关节置换手术成年患者,还有非瓣膜性房颤成年患者。如患者诊断确实符合要求,请规范填写。

(续表)

问题类型	举 例
用法用量不适宜	① 妥布霉素地塞米松滴眼液低于常规用药频次。推荐 4～12 次/d。 ② 阿仑膦酸钠维 D_3 片超过常规用药频次。老年人推荐每周 1 次。 ③ 胺碘酮片超过每日常用量（当日累积已使用 800 mg）。成人推荐 100～600 mg/d。 ④ 卡泊三醇搽剂低于常规用药频次。成人和老年人推荐 2 次/d。
药物相互作用	① 呋塞米注射液与硫酸阿米卡星注射液合用，可能出现严重或永久性耳聋和肾毒性发生率增加，因此不推荐合用，且避免在呋塞米注射液前使用硫酸阿米卡星注射液。如必须合用，应密切监测硫酸阿米卡星注射液的血浆浓度和第Ⅷ对脑神经功能，避免两药过量使用，尤其是对尿毒症患者。 ② 注射用奥美拉唑钠降低胃液酸度，可能减少地高辛片水解，增加其吸收，使血药浓度升高和药理作用增强，还可能增加出现低镁血症的风险。合用时应监测地高辛和血镁的浓度。 ③ 螺内酯片可减少钾的肾排泄，与氯化钾片合用可引起高钾血症，导致心律失常或心搏骤停。应避免合用，除非与呋塞米或托拉塞米联合使用。对肾功能不全的患者补钾或使用保钾利尿药时，应密切监测血清钾的变化。 ④ 注射用奥美拉唑钠可抑制硫酸氢氯吡格雷片经 CYP2C19 的代谢而使其活性代谢物的血药浓度降低，药理作用减弱。两者避免合用，可考虑使用泮托拉唑、雷贝拉唑等作为 PPI 替代品种。
给药途径不适宜	① 说明书未推荐注射用盐酸溴己新用于静脉推注。盐酸溴己新如静脉推注速度掌握不好，可增加毒副反应的发生风险。 ② 说明书未推荐维生素 B_1 注射液用于静脉滴注，通常是肌内注射。 ③ 酒石酸长春瑞滨注射液必须严格地经静脉滴注给药，禁止静脉推注。 ④ 说明书未推荐奥美拉唑肠溶胶囊用于胃管内滴入。
配伍浓度不适宜	① 注射用门冬氨酸鸟氨酸与 5% 葡萄糖注射液的配伍浓度 0.04 g/ml，超过说明书推荐的最大浓度 0.02 g/ml。 ② 蔗糖铁注射液与 0.9% 氯化钠注射液的配伍浓度 0.4 mg/ml，低于说明书推荐的最小浓度 1 mg/ml。 ③ 注射用盐酸头孢替安与 0.9% 氯化钠注射液的配伍浓度 40 mg/ml，超过说明书推荐浓度 10 mg/ml。 ④ 卡铂注射液与 5% 葡萄糖注射液的配伍浓度 1.7 mg/ml，超过说明书推荐浓度 0.5 mg/ml。
体外配伍	① 不推荐盐酸左氧氟沙星注射液和三磷腺苷辅酶胰岛素注射液在大输液中配伍。 ② 不推荐 5% 葡萄糖注射液和依达拉奉注射液在大输液中配伍。 ③ 不推荐注射用泮托拉唑钠和 5% 葡萄糖注射液在大输液中配伍。 ④ 不推荐注射用青霉素 G 钠和注射用头孢唑肟钠在大输液中配伍。
药物禁忌证	① 患者临床诊断为肠梗阻，肠梗阻时禁用乳果糖口服溶液。除非患者肠梗阻与便秘有关或者肠梗阻已解除。 ② 患者临床诊断为青光眼，青光眼时禁用复方托吡卡胺滴眼液。未手术的闭角型青光眼患者禁用，请确认患者已经手术。

问 题 类 型	举　例
药物禁忌证	③ 患者临床诊断为高血压 2 级，高血压时禁用甘草酸二铵肠溶胶囊。如患者病情必须使用该药，建议加强控制血压。 ④ 患者临床诊断为肺炎，下呼吸道感染时不推荐使用酚氨咖敏片。因该药可增加痰的黏度，使痰不易咳出，从而可能加重肺炎。
不良反应	① 甲氨蝶呤片可致较严重不良反应——肝损害，不推荐肝功能异常患者使用。如患者病情必须使用该药，建议监测血象等，防止过量。 ② 奥氮平片可使伴有阿尔茨海默病的精神病患者死亡风险增高，不推荐阿尔茨海默病患者使用。建议请临床心理科医师会诊，尽可能不要使用非典型抗精神病药物如奥氮平、利培酮、奎硫平等。 ③ 盐酸曲美他嗪片可致较严重不良反应——心悸，不推荐心悸患者使用。如患者病情必须使用该药，建议加强观察，防止发生各种心律失常。 ④ 左氧氟沙星氯化钠注射液可致较严重不良反应——周围神经病变，不推荐下肢神经痛患者使用。

2.9.3　讨论

　　新医改政策中提出的"医药分家""取消药品加成"促使对药学的关注重点转移到药学服务上，《医疗机构药事管理规定》中明确指出了医院药学发展方向必须实现从药品保障供给型向药学技术服务型转变。《处方管理办法》要求药师审核处方，监督医师合理用药，保障患者安全用药。《医院处方点评管理规范（试行）》第 26 条也明确规定：药师未按规定审核处方、调剂药品、进行用药交代或未对不合理处方进行有效干预的，医院应当采取教育培训、批评等措施；对患者造成严重损害的，卫生行政部门应当依法给予相应处罚。

　　在采用处方前置审核系统之前，审方的工作模式为传统的事中审核，即为医师开具处方，患者付费以后由取药窗口的药师进行审核干预，这样不仅干预有效率和患者的满意度不高，也不利于药师与医师的沟通。在工作量大的门诊，利用处方前置审核系统开展处方前置审核，可提高医师、药师工作效率，避免患者因不合理情况来回奔走于药房及诊室，既提高了干预有效率，规范了医师的诊疗行为，也保障了患者用药安全。目前，东方医院引进美康公司开发的药师审方干预系统进行处方事前审核，可以做到快速、高效地审核干预。医院前置审方采用"两审两拦截"模式，做到了处方的全覆盖审核干预，最大限度地保障了患者的安全合理用药。在系统原始粗糙的审核规则库基础上，优化改进为更个体化、精细化的规则库，且结合实际工作过程中出现的"假阳性""假阴性"结果不断加以维护完善。

　　使用处方前置审核系统后，东方医院门急诊处方合格率得到了提升，能达到 99％ 以上。不合理处方主要以用法用量错误为主，如给药单次剂量、给药次数、给药时间、溶剂选择、给药途径等。处方系统默认药品单位可以选择质量单位（g、mg）或者形态（片、粒），如果医师忽略药品单位，会犯输入错误，造成处方中的用量错误。通过前置干预，有效避免了该类不合理处方的发生。抗生素的使用频次也是医师常常忽略的问题。青霉素类、头孢类属于时间依赖型抗生素,且半衰期短,给药频次不足会降低抗感染疗效,因此规则库警示信息提醒医师推荐一天多次给药。其次是药物相互作用、药物禁忌证等,审核规则库尽量审核出具有潜在临床意义的药物相互作用、药物禁忌证。例如奥美拉唑钠可抑制硫酸氢氯吡格雷片经CYP2C19的代谢而使其活性代谢物的血药浓度降低,药理作用减弱,两者避免合用,可考虑使用泮托拉唑、雷贝拉唑等作为PPI替代品种。通过前置审方提醒干预,这个具有潜在临床意义的药物相互作用问题得到了更正。

通过干预结果的分析,不合理处方主要分布在处方量大的心血管内科、急诊内科等科室,这些科室的疾病复杂性和需要多药联合应用是发生处方不适宜的重要原因之一。针对重点科室的药物处方突出问题,应加强医师用药知识教育,规范合理化用药。

缴费后处方干预量也得到了下降,得益于前置审核的提前把关、双重把关,通过审方软件和审方药师及时、全面地审核和干预,不仅提高了处方合格率,还大大减轻了窗口干预的工作负担,优化了门诊药房的工作流程。将电子系统审方和人工审方结合,对问题处方进行拦截和审核,解决了数据库审方的机械性和人工审方的局限性问题,可提高审方的效率和准确率。这种事前审核模式是一种切实有效的工作模式,对规范医院药物处方、促进临床合理用药、保证患者用药安全具有重要意义,药师运用专业知识干预不适宜处方,体现了自身职业价值,在提升医院的合理用药水平及保障患者用药安全方面发挥重要作用,真正做到"以患者为中心,促进合理用药",构建新型药学服务模式,更好地适应新医改对医院药学的要求。

参考文献

[1] 王娟,崔晓辉,姜德春,等.门急诊处方前置审核系统模式的建立对处方质量的影响[J].临床药物治疗杂志,2018,16(9):68-70.

[2] 林小虹,廖靖萍,于西全."新医改"要求下我院门诊药房审方药师药学服务存在的问题与对策[J].中国药房,2016,27(31):4333-4335.

[3] 李新芳,魏文灵,张世梅,等.门诊药房处方前置审核的实施与效果[J].中国医院用药评价与分析,2018,18(12):1709-1711.

[4] 田刚强.浅谈处方前置审核系统在保障患者用药安全中的作用[J].光明中医,2019,34(8):1294-1296.

[5] 孙坤,艾超.医院门诊前置处方审核分析及改进[J].中国药业,2017,26(22):92-95.

2.10　住院处方前置审核工作实践经验介绍

2018年7月,国家卫健委最新颁布了《医疗机构处方审核规范》,进一步规范医疗机构处方审核工作,要求"所有处方均应当经审核通过方可进入划价收费和调配环节,未经审核通过的处方不得收费和调配"。药师是处方审核的第一责任人,开展处方审核是药师的工作职责,药师审核的处方包括纸质处方、电子处方和医疗机构病区用药医嘱。目前多数医院采用事后医嘱点评和药师人工审核相结合的方法实施用药干预,其缺点是工作量大,药师主观差异大,容易出现漏审、错审等情况。

为了适应当下药师转型的需要,转变医院药学服务模式,同时为了提高临床药物治疗的安全、有效、经济和适宜性,东方医院开展了门急诊处方及住院医嘱的信息化事前审核,保障临床用药合理安全。

本节介绍了东方医院住院医嘱事前审核系统的建设及应用情况,并统计分析使用事前审方系统后住院医嘱审核的结果。

2.10.1　资料与方法

2.10.1.1　资料来源

数据包括 2020 年 1—3 月住院患者的医嘱,共 127 361 条,全部通过信息系统前置审核。

2.10.1.2　医嘱前置审核系统

由药学部牵头,信息科、医务科、检验科等多部门合作,依托东方医院原有的 HIS 系统,结合医院实际情况,建立一套独立的处方事前审方信息系统,包括门急诊处方前置审核系统和住院医嘱前置审核系统。运用该软件可自动审核每一张处方或每一条医嘱的合理性。软件主要功能有审查、信息查询、统计分析、PASS 通讯平台等,见图 2-7。

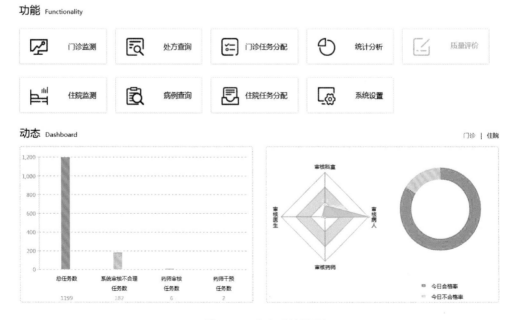

图 2-7　审方系统界面

2.10.1.3 审方规则及流程

1. 住院医嘱审核规则库

药师及相关药学专家联合工程师自主研发合理用药审核规则库。审方规则库依据药品说明书、临床路径、诊疗指南、药事委员会讨论通过的药物应用及医学计算规则等循证医学证据,建立合理用药审方规则库,实现医嘱警示功能,并关联 HIS 系统内患者年龄、体重、诊断、过敏史、相关检查、肝肾功能等实验室检验指标、入院前用药情况,建立相应的用法用量、适应证、药物禁忌证、药物相互作用、不良反应、特殊人群用药等审核规则进行适宜性审核。

2. 住院医嘱审核流程

住院医嘱审核过程通过事前审方信息系统进行实时监测,实现对全部医嘱事前审核和拦截。当医师在工作站开出医嘱,先由审方系统进行预审核。系统审核为"合格"(警示灯显示蓝灯)的医嘱信息,可自动下传进入药品配发环节,见图 2-8。系统审核为"不合格"的问题医嘱会在医师开嘱界面和药师审核同时出现警示,警示级别从高到低分别有黑灯、红灯、橙灯、黄灯。医师可以根据系统警示信息选择修改、填写用药理由或提交药师审核,疑似问题医嘱会提交药师审核界面进行进一步审核,如药师审核合理即可下传医嘱,如药师审核不合理,则由药师录入用药建议反馈给医师并实施干预,然后医师再次核对、修改医嘱或双签通过,见图 2-9。

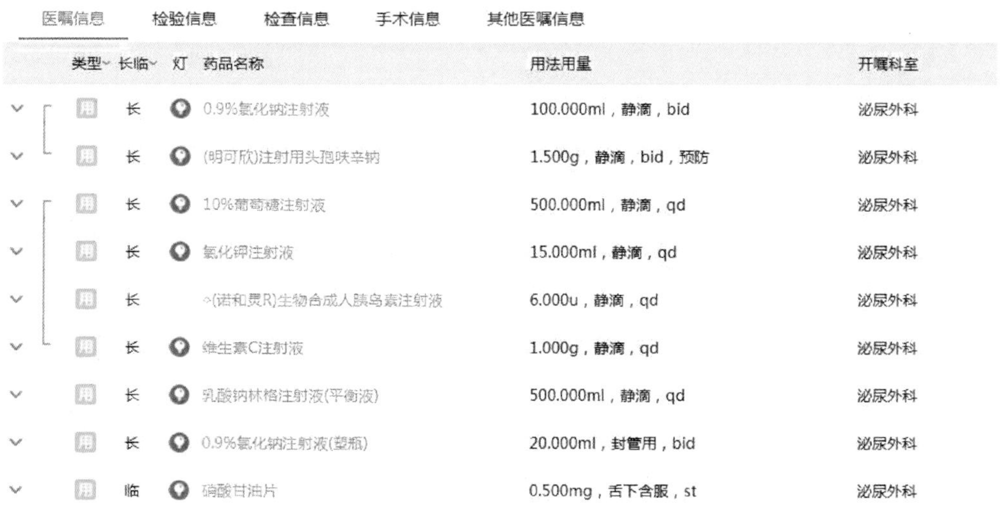

	医嘱信息	检验信息	检查信息	手术信息	其他医嘱信息		
	类型∨	长临∨	灯	药品名称		用法用量	开嘱科室
∨	用	长		0.9%氯化钠注射液		100.000ml,静滴,bid	泌尿外科
∨	用	长		(明可欣)注射用头孢呋辛钠		1.500g,静滴,bid,预防	泌尿外科
∨	用	长		10%葡萄糖注射液		500.000ml,静滴,qd	泌尿外科
∨	用	长		氯化钾注射液		15.000ml,静滴,qd	泌尿外科
∨	用	长		->(诺和灵R)生物合成人胰岛素注射液		6.000u,静滴,qd	泌尿外科
∨	用	长		维生素C注射液		1.000g,静滴,qd	泌尿外科
∨	用	长		乳酸钠林格注射液(平衡液)		500.000ml,静滴,qd	泌尿外科
∨	用	长		0.9%氯化钠注射液(塑瓶)		20.000ml,封管用,bid	泌尿外科
∨	用	临		硝酸甘油片		0.500mg,舌下含服,st	泌尿外科

图 2-8 医嘱审核界面

3. 住院医嘱审核模式及设置

住院医嘱前置审核预留时间的设置应既不影响医师诊断、开具医嘱的诊疗工作,又要考虑药师的反应时间和对疑似问题处方的判断时间。通过考察设置了处方前置审核的预留时间为 60 s。

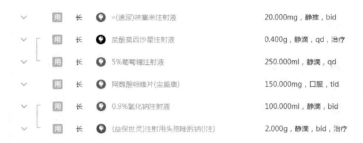

图 2-9　医嘱审核警示信息界面

目前住院医嘱前置审核干预模式采用双签通过模式，见图 2-10。审核通过的医嘱，可直接进入调配发药；对于预审核不通过，药师进行人工复审仍未通过的处方，医师可以选择修改医嘱、双签字通过、填写用药理由。双签字生成的医嘱会被系统记录，进入处方事后点评环节。

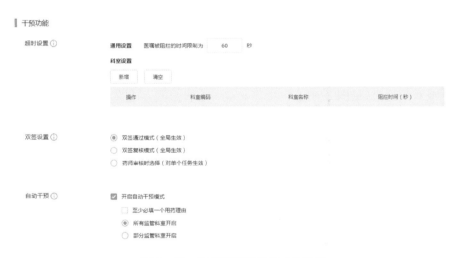

图 2-10　住院医嘱审核模式及设置

目前开展的住院医嘱审核干预模式采取自动干预模式，即疑似问题医嘱在医师工作站自动显示，由医师决定是否修改。

2.10.1.4　药师审核界面信息

在药师审核界面可以查询以下信息：① 患者相关基本信息，包括患者姓名、性别、年龄、体重、身高、体表面积、临床诊断、异常指标、过敏史；② 患者入院每天医嘱，包括药品名、单次剂量、频次、用药途径等；③ 患者电子病历，查看患者肝、肾功能等实验室检查结果及其他相关信息。

1. 患者及医嘱信息

可以从医嘱审核界面查询患者信息及医嘱信息，见图 2-11。

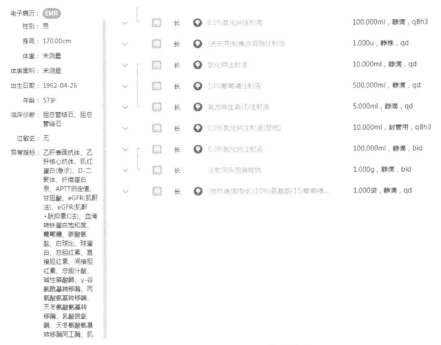

图 2 - 11 患者及医嘱信息查询

2. 患者检验信息

可以从医嘱审核界面查询患者检验信息,见图 2 - 12。

| 医嘱信息 | 检验信息 | 检查信息 | 手术信息 | 其他医嘱信息 |

检验申请项目

警	项目编码	项目名称 ◆	标本类型 ◆
	001	C反应蛋白测定(CRP)(其他免疫学	全血
	1106	血细胞分析(三分类以上)	
	20000374	C反应蛋白测定(CRP)(其他免疫学	
	633	淀粉酶测定(干化学法)(急诊)	
	1950	肝功能★	
	1982	男性肿瘤标志物常规筛查★	
	2044	血型鉴定★	
	2045	抗体筛选★	
	8242	B型钠尿肽前体(PRO-BNP)测定(...	
	1946	电解质A★	
	1950	肝功能★	
	850	葡萄糖测定	

图 2 - 12 患者检验信息查询

2.10.2 结果

1. 问题医嘱自动干预情况统计

2020 年 1—3 月共审核住院医嘱 127 361 条,事前审方系统预判通过医嘱 114 994 条,拦截医嘱 3 336 条。系统审核不合理医嘱数排名前五的科室为神经外科、心血管内科、急诊内科、呼吸重症监护室、重症医学科,均为接收患者病情较重的科室,临床用药的复杂性和多样性可能是不合理医嘱数较多的原因之一。2020 年 1—3 月开启医嘱自动审核模式下审核合格率平均为 90.40%,具体见表 2 – 11。

表 2 – 11　2020 年 1—3 月住院医嘱审核情况

时间 (2020 年)	用药医嘱 (条)	系统预判通过 医嘱(条)	自动干预通过 医嘱(条)	医嘱自动审核 合格率(%)
1 月	56 196	50 822	3 556	90.44
2 月	24 710	22 490	1 818	91.02
3 月	46 455	41 682	3 279	89.73

2. 自动干预医嘱问题统计

应用住院医嘱事前审核系统后,不适宜医嘱问题主要集中为用法用量、药物禁忌证、药物相互作用、给药途径、围术期用药、自定义规则等。住院医嘱审核问题类型、问题数及占比统计见表 2 – 12。用法用量不适宜可能是由于部分医师存在经验性用药、对药品不够了解或开具医嘱时出现手误等因素导致。药物相互作用的警示中一部分存在潜在临床意义,对患者产生不良影响,而大部分不一定具有临床意义。药物禁忌证中大部分为药物相对禁忌,并不是绝对禁忌,均可提示医师关注相关问题,做到安全合理用药。药师团队还对审方系统自带的审核规则库进行了设置或修改,使警示内容更易理解,以提高医师的满意度。

表 2 – 12　2020 年 1—3 月住院医嘱审核问题分析

问题类型	审查点	问题数(个)	占本问题类型比例(%)	占总问题比例(%)
剂量范围	每次剂量	1 700	61.53	8.63
	给药频次	158	5.72	0.80
	每日剂量	711	25.73	3.61
	用药天数	189	6.84	0.96
肝损害剂量	每次剂量	12	75.00	0.06
	每日剂量	4	25.00	0.02
肾损害剂量	每次剂量	20	31.25	0.10
	给药频次	3	4.69	0.02

（续表）

问题类型	审查点	问题数（个）	占本问题类型比例（%）	占总问题比例（%）
自由自定义		8 240	100.00	41.85
围术期用药		2 518	100.00	12.79
给药途径		2 355	100.00	11.96
药物禁忌证		1 233	100.00	6.26
相互作用		1 186	100.00	6.02
钾离子监测		443	100.00	2.25
配伍浓度		339	100.00	1.72
药物检验值		271	100.00	1.38
体外配伍		132	100.00	0.67
老人用药		64	100.00	0.33
检验检查申请单		36	100.00	0.18
不良反应		20	100.00	0.10
儿童用药		6	100.00	0.03
妊娠用药		3	100.00	0.02

3. 剂量范围审查

住院医嘱剂量审核要点包括单次给药剂量、单日累积剂量、给药频次、多日累积剂量等，提示医师正确的药物用法，见表 2 - 13。

表 2 - 13 部分药物用法用量审核

药 品 名 称	剂量范围审查
苏黄止咳胶囊	超过每次常用量过多。65 岁以上推荐每次不超过 3 粒。
头孢地尼胶囊	超过每次推荐量。16～75 岁推荐每次 0.1 g。
泮托拉唑钠肠溶片	超过每日常用量（当日累积使用 160 mg）。成人推荐每日 20～80 mg。
注射用头孢呋辛钠	超过每日推荐量（当日累积使用 4.5 g）。16～100 岁推荐每日 1.5～3 g。
塞来昔布胶囊	超过每日常用量（当日累积使用 800 mg）。18 岁以上推荐每日 100～400 mg。
多烯磷脂酰胆碱胶囊	超过每日常用量过多。12 岁以上推荐每日不超过 1 368 mg。
左氧氟沙星氯化钠注射液	超过常规用药频次。18 岁以上成人推荐 1 次/d。
重组人血小板生成素注射液	超过常规用药持续时间。成人推荐持续使用≤14 d。

4. 药物相互作用审查

药物之间存在的相互作用可对患者造成损害,药物相互作用的审查可及时提示医师,医师可做出修正或更换,避免潜在具有临床意义的药物相互作用,见表2-14。

表2-14 药物相互作用审核

药物合用名称	合 用 警 示
呋塞米注射液/硫酸阿米卡星注射液	呋塞米注射液与硫酸阿米卡星注射液(丁胺卡那霉素)合用,耳毒性(第Ⅷ对脑神经损伤,可能出现严重或永久性耳聋)和肾毒性发生率可能增加,因此不推荐合用,且避免在呋塞米注射液前使用硫酸阿米卡星注射液(丁胺卡那霉素)。如必须合用,应密切监测硫酸阿米卡星注射液(丁胺卡那霉素)的血浆浓度和第Ⅷ对脑神经功能,避免两药过量使用,尤其是对尿毒症患者。
注射用奥美拉唑钠/地高辛片	注射用奥美拉唑钠降低胃液酸度,可能减少地高辛片水解,增加其吸收,使血药浓度升高和药理作用增强,还可能增加出现低镁血症的风险。合用时应监测地高辛和血镁的浓度。
注射用奥美拉唑钠/硫酸氢氯吡格雷片	注射用奥美拉唑钠可抑制硫酸氢氯吡格雷片经CYP2C19的代谢而使其活性代谢物的血药浓度降低,药理作用减弱。两者避免合用,可考虑使用泮托拉唑、雷贝拉唑等作为PPI替代品种。
胺碘酮片/富马酸比索洛尔片	胺碘酮片与富马酸比索洛尔片合用,可加重对窦房结、房室结和心肌收缩力的抑制,可能会出现严重的低血压、心动过缓和心脏停搏。不推荐合用,必须合用时建议加强临床及心电图监测。
注射用美罗培南/注射用丙戊酸钠	注射用美罗培南可能使注射用丙戊酸钠的血药浓度及药理作用降低,引起使用注射用丙戊酸钠控制良好的癫痫患者再发作,故不推荐合用。如注射用丙戊酸钠对癫痫发作控制良好,则可选用非碳青霉烯类抗生素;如需使用注射用美罗培南,则可选用其他抗癫痫药替代;如确需两者合用,建议密切监测注射用丙戊酸钠的血药浓度。
注射用头孢西丁钠/注射用头孢呋辛钠	注射用头孢西丁钠与注射用头孢呋辛钠合用对可产生诱导型β-内酰胺酶的菌属(如肠杆菌属、沙雷菌属、枸橼酸杆菌、吲哚阳性变形杆菌、气单胞菌属、假单胞菌属)存在拮抗作用,故两者不应合用于治疗这些菌属引起的感染。
尼麦角林胶囊/甲磺酸多沙唑嗪缓释片	尼麦角林胶囊与甲磺酸多沙唑嗪缓释片合用,药理作用可能相加,发生不良反应(如低血压或晕厥)的风险可能增加,不推荐合用。
注射用泮托拉唑钠/吉非替尼片	注射用泮托拉唑钠可使胃酸pH升高,从而导致吉非替尼片的溶解度降低,且血药浓度和药理作用也可能降低。故不推荐合用,可考虑使用短效抗酸药代替注射用泮托拉唑钠,但应间隔数小时使用。
盐酸曲马多注射液/利奈唑胺葡萄糖注射液	盐酸曲马多注射液与利奈唑胺葡萄糖注射液合用可增加不良反应(包括5-羟色胺综合征、癫痫发作等)风险。禁止合用,停用利奈唑胺葡萄糖注射液至少14日后方可使用盐酸曲马多注射液;或接受利奈唑胺葡萄糖注射液治疗时,选用更为安全的可待因或氢可酮替代盐酸曲马多注射液,因这两种药物不太可能改变5-羟色胺浓度。

5. 药物禁忌证审查

审方药师团队根据患者诊断或检验结果,结合临床实际情况提示医师药物禁忌证及给予用药建议,见表 2 - 15。

表 2 - 15 药物禁忌证审查

诊断或检验结果	禁 忌 证 审 查
临床诊断为青光眼	青光眼时禁用复方托吡卡胺滴眼液。未手术的闭角型青光眼患者禁用,请确认患者已经手术。
临床诊断为胃吻合口溃疡	有出血危险的器官损伤(如消化性溃疡、视网膜病变、出血综合征、血性脑血管意外)时不推荐使用低分子肝素钠注射液。
临床诊断为高血压 2 级	高血压时禁用甘草酸二铵肠溶胶囊。如患者病情必须使用该药,建议加强控制血压。
检验结果为中度肾损害	中至重度肾功能损害(肾小球滤过率＜20 ml/min)时禁用苯溴马隆片。可考虑改用非布司他片。
临床诊断为脓毒血症	感染时不推荐使用重组人促红素注射液(CHO 细胞)。可能因促红细胞生成素引发流感样反应等原因,在急性感染时不推荐使用。加上促红细胞生成素主要对肾性贫血疗效好,故建议在感染被控制后再给予促红细胞生成素。
检验结果为重度肾损害	严重肾功能损害(肌酐清除率＜25 ml/min)时禁用阿卡波糖片。严重肾功能不全时大多数降糖药均不适宜使用,建议改用胰岛素控制血糖。
临床诊断为心房颤动	心律失常时不推荐使用氟哌噻吨美利曲辛片。可能是美利曲辛属于三环类抗抑郁药,有抗胆碱作用,可增加室性快速性心律失常、尖端扭转型室性心动过速甚至室颤的发生风险。然而不控制患者的焦虑抑郁症状对心血管疾病显然也不利。建议加强对患者的心电监护,如有必要可请心理科医师会诊调换其他抗抑郁药。
检验结果显示为重度肾损害	严重肾功能不全时禁用注射用盐酸万古霉素。建议改用利奈唑胺。如患者目前病情必须使用万古霉素,则建议严格按照肌酐清除率调整万古霉素的给药剂量和频次。
临床诊断为心力衰竭	未控制的心力衰竭时不推荐使用盐酸索他洛尔片。索他洛尔有负性肌力作用,建议换用胺碘酮。如患者也属于胺碘酮禁忌,则建议加强对心力衰竭的控制。

6. 药物体外配伍审查

静脉输注药物的溶媒选择非常重要,如果不根据药品说明书进行溶媒选择,可能对患者造成严重的不良反应。例如在注射用盐酸胺碘酮的说明书中有规定,使用稀释液只能用 5％葡萄糖溶液,禁用生理盐水稀释。有文献报道与 0.9％氯化钠注射液配制时,溶液变成乳白色的浑浊液体,微粒粒径明显增大,可对患者产生严重不良反应,因此应严格审核,见表 2 - 16。

表 2-16　药物体外配伍审核

药 品 名 称	体外配伍审查
蔗糖铁注射液	5%葡萄糖注射液和蔗糖铁注射液在大输液中禁止配伍。
胺碘酮注射液	胺碘酮注射液和0.9%氯化钠注射液在注射器中禁止配伍。
地塞米松磷酸钠注射液	不推荐地塞米松磷酸钠注射液和乳酸钠林格注射液(平衡液)在大输液中配伍。
二羟丙茶碱注射液	二羟丙茶碱注射液和注射用氨溴索在大输液中禁止配伍。
氯化钾注射液	氯化钾注射液和注射用奥美拉唑钠在大输液中禁止配伍。
注射用兰索拉唑	注射用兰索拉唑和0.9%氯化钠注射液在注射器内禁止配伍。

7. 药物检验值审查

针对住院患者,需根据患者相关生化检验值对医嘱进行禁忌审核,因此审核系统将检验值与药物禁忌证关联,审核医嘱的适宜性,见表 2-17。

表 2-17　药物检验值审核

药品名称	检 验 值	禁 忌 审 查
阿普唑仑片	GPT>60 U/L	患者的丙氨酸氨基转移酶(干化学)已达预警条件,禁止使用阿普唑仑片。阿普唑仑片肝功能损害患者禁用。患者肝功能损害时,可延长阿普唑仑清除半衰期,引发过量,可能出现严重嗜睡、抖动、心率减慢和呼吸抑制等毒副反应。如患者必须使用该药,建议加强观察。
乳酸钠林格注射液(平衡液)	血肌酐>450 μmol/L	患者的肌酐(干化学)已达预警条件,禁止使用乳酸钠林格注射液(平衡液)。患者血肌酐大于450 μmol/L,乳酸钠林格注射液(平衡液)严重肾功能衰竭者禁用。患者肾功能衰竭时,请确认患者尿量,如目前少尿、无尿或没有透析,则不建议使用乳酸钠林格注射液。
注射用盐酸万古霉素	血肌酐>260 μmol/L	患者的肌酐(干化学)已达预警条件,禁止使用注射用盐酸万古霉素。患者肌酐>260 μmol/L,注射用盐酸万古霉素严重肾功能不全者禁用。
重组人促红素注射液(CHO 细胞)	C 反应蛋白>8 mg/L	患者的 C 反应蛋白已达预警条件,不推荐使用重组人促红素注射液(CHO 细胞)。患者 C 反应蛋白>8 mg/L;合并感染患者禁用。请医师权衡利弊,如患者此时感染严重,宜加强抗感染,待感染控制后再使用。可暂时给予红细胞悬液。

（续表）

药品名称	检验值	禁忌审查
果糖注射液	血尿酸＞正常	患者的尿酸（干化学）已达预警条件，禁止使用果糖注射液。患者血尿酸高于正常，果糖注射液高尿酸血症者禁用。
阿托伐他汀钙片	患者GPT＞180 U/L	患者的丙氨酸氨基转移酶（干化学）已达预警条件，禁止使用阿托伐他汀钙片。患者GPT＞180 U/L，阿托伐他汀钙片活动性肝病患者、血清转氨酶持续升高超过正常上限3倍且原因不明者禁用。
乳酸钠林格注射液（平衡液）	血总钙浓度＞2.6 mmol/L	患者的总钙已达预警条件，不推荐使用乳酸钠林格注射液（平衡液）。患者血总钙浓度大于2.6 mmol/L，存在高钙血症，而每500 ml乳酸钠林格液中含0.1 g氯化钙，建议在高钙血症被纠正之前不要使用乳酸钠林格注射液。

8. 肾功能损害用药剂量审查

肾功能对药物在体内的代谢、排泄产生重要的影响。如果是通过肾脏代谢或排泄的药物，需根据肾功能计算给药剂量、频次。因此，设计了肾功能相关药物的合理性使用审核，肾功能指标主要指血肌酐或肌酐清除率，举例见表2-18。

表2-18 肾功能损害用药剂量审核

肾功能指标	肾损害审查
肌酐（干化学）264.50 μmol/L	注射用泮托拉唑钠超过每日常用量。患者检验结果为肌酐（干化学）264.50 μmol/L（↑）。肾功能受损时，推荐≤40 mg/d。
肌酐（干化学）152.20 μmol/L	甲硝唑片超过常规用药频次。患者检验结果为肌酐（干化学）152.20 μmol/L（↑）。厌氧菌感染合并肾功能衰竭时，青少年及成人推荐2次/d。
肌酐（干化学）325.20 μmol/L	酒石酸布托啡诺注射液超过每次常用量。患者检验结果为肌酐（干化学）325.20 μmol/L（↑）。肾功能不全时，18岁以上推荐0.5～2 mg/次。
肌酐（干化学）515.30 μmol/L	硫酸镁注射液超过常规用药频次。患者检验结果为肌酐（干化学）515.30 μmol/L（↑）。重度肾损害时，推荐每48 h 1次。

9. 特殊人群用药审核

特殊人群主要包括老年人、儿童、孕妇、哺乳期妇女以及肝肾功能不全等患者，按照说明书用药特殊人群一栏内容进行规则维护，根据不同人群设置干预等级，进行特殊人群用药合理性审核，见表2-19。

表 2 - 19　特殊人群用药审核

药　品　名　称	特殊人群审核
复方磺胺甲噁唑片	老年患者不推荐使用。使用后发生不良反应概率增加,如严重皮疹、骨髓抑制、肾功能损害等,如果与利尿剂同时使用,更容易发生。如患者病情必须使用该药,建议加强对血象、肝肾功能的监测,并需多饮水,防止在肾脏形成结晶。
柳氮磺吡啶肠溶片	老年患者不推荐使用。老年患者应用磺胺药发生严重不良反应的机会增加,如严重皮疹、骨髓抑制和血小板减少等,是老年患者严重不良反应中常见者。因此老年患者宜避免应用,确有指征时需权衡利弊后决定。
二甲双胍片	不推荐用于肾功能障碍的 80 岁以上老年患者。如果该高龄患者过去长期口服则除外。

2.10.3　讨论

　　事前审方是提高医院医疗质量和临床合理用药水平的一个重要手段,住院医嘱审核是保障患者合理安全用药的有效措施。住院医嘱审核信息系统关联医院信息管理 HIS 系统,审查药物治疗的适宜性,包括药物相互作用、药物禁忌证、特殊人群用药、给药途径、药物配伍禁忌等,给医师提供实时审核警示和合理用药的可靠依据,可降低药物不良事件和医疗纠纷的发生。基于住院患者医嘱审核的复杂性,应用信息技术实现医嘱审核,药师只针对疑似问题医嘱进行审核,大大提高了审方的工作效率。

　　住院医嘱审核系统可抓取电子病历中的入院诊断、补充诊断、过敏史、既往用药史等信息,并对患者住院期间每天开具的医嘱(包括临时医嘱和长期医嘱)进行实时审核,解决了人工审核需要查看大量患者相关信息的滞后性和低效率。信息系统可结合患者年龄、体重、生化指标信息判断单次用量、每日用量、给药频次、给药间隔的适宜性,还可监测患者住院期间的连续用药天数、累积用药剂量是否适宜。信息系统能够快速处理大量的数据信息,避免了手工审核遗漏信息、误读信息、遗忘信息等问题,达到审核广度、深度及准确度的结合。

　　信息化审方系统的使用需要与多套系统对接,患者的诊断、体重、体表面积、过敏信息、生化指标等信息散在分布于 HIS 系统、电子病历系统、护理系统、检查检验系统里。医嘱审核系统需要即时采集各套系统数据,并综合考虑各项数据进行审核。医师和审核药师对系统运行速度的要求持续提高。系统预审核速度要在毫秒级范围内,才能满足日均万条的医嘱处理量。因此,事前审方对数据库的精准度提出了更高的要求。在使用事前审方系统进行住院医嘱审核期间,审方药师也碰到了很多问题,需要药师和信息工程师合作解决。比如为了注射用质子泵抑制剂的临床合理使用,药师在规则库维护工具设置了相关审核规则。关于注射用奥美拉唑的使用,自定义设置的判断条件有:① 患者的诊断疾病名称为消化道溃疡出血、应激性溃疡等消化道出血;② 禁食患者预防应激性溃疡;③ 粪便隐血阳性;④ 手术信息有插入胃管或鼻饲管等不能进食的患者预防应激性溃疡。设置的警示内容为"2017 年国家医保规定,注射用奥美拉唑仅限于胃/十二指肠溃疡伴出血、上消化道出血、应激性溃疡等,若用于预防应激性溃疡,限于禁食或不能口服的患者,如果非禁食建议改为口服质子泵抑制剂"。在验证这条审方规则时出现了相关警示,药师查看了该患者的电子病历信息,发现该患者的医嘱里有禁食信息,但是通过设置的审方规则并没有提取到相关信息,因此出现了假阳性警示,药师联系信息工程师并沟通了相关问题,工程师根据药师提供的信息对软件做出改进以达到药师提出的审方需求,进一步减少无效警示信息对临床医师开嘱的干扰。因此,在使用规则库进行住院医嘱审核过程中,对审核规则库内容的持续维护能确保审核内容的精准性,是保障审核工作顺利进行的重要部分。

事前审方是构建临床合理用药体系的基础和核心,为住院患者的安全合理用药提供了保障。事前审方信息系统作为临床医学和药学工作的重要辅助工具,为临床用药提供了一种有效监测手段,有利于促进临床用药趋向安全、合理、有效。事前审方需要药师在极短时间内运用药学及相关知识对医嘱做出正确判断,这就要求药师加强学习并全面掌握相关药学、医学知识以及各类药品不良反应及处理等内容。审方药师对审方规则的维护是一个持续完善改进的过程,同时在干预问题医嘱时还需要具备良好的沟通能力,处理好与医师的关系,避免造成医师和药师间的矛盾。前置审方工作是医院药学服务的重要环节和不可分割的有机组成部分,能充分发挥药师的专业作用及价值,提高医师的信任度、理解度和满意度,共同保障患者的合理安全用药。

参考文献

[1] 王欣,仇叶龙,李小莹,等.应用信息技术实现医嘱前置审核[J].中国病案,2017,18(12):54-56.
[2] 崔晓辉,闫素英,姜德春.住院患者用药医嘱前置审核系统的设计与初步应用[J].药物不良反应杂志,2018,20(2):122-126.
[3] 王娜,冯妹婷,张仲寅.基于 JCI 标准下的处方适宜性审核体系构建[J].中国医学创新,2019,16(3):154-157.
[4] 姚涛.以 HIMSS EMRAM 标准助力医院质量管理水平的提升[J].中国卫生质量管理,2019,26(1):1-6.
[5] 金昭,廖赟,袁波,等.我院医嘱事前审方信息系统的建立与应用结果分析[J].中国药师,2019,22(5):898-901.

3

用药监测系统审核严重用药
相关问题的实例分析

3.1 一例克林霉素与阿片类合用可能
引发呼吸抑制病例分析

3.1.1 概述

患者术后发生猝死,克林霉素与阿片类药物合用引发呼吸麻痹可能是原因之一。用药监控系统捕捉到这类有害的药物相互作用,如及时干预,有可能避免悲剧的发生。

3.1.2 病史介绍及临床经过

患者女性,47岁,因子宫内膜癌Ⅱ级于2009年4月8日入院。查血液常规、凝血功能、肝肾功能、心电图等均正常。

于4月10日14:00～15:10在全麻下行腹腔镜辅助阴式子宫＋双侧附件切除术,术中予枸橼酸芬太尼注射液0.8 mg、氯化琥珀胆碱注射液100 mg、注射用顺苯磺酸阿曲库铵10 mg、氟哌利多注射液5 mg、依托咪酯脂肪乳注射液20 mg、咪达唑仑注射液5 mg、盐酸曲马多注射液500 mg、丙泊酚注射液200 mg等静脉推注。手术顺利,术中未输血,安返病房。

术后患者无不适主诉,血压110/60 mmHg,心率76次/min,腹软,无压痛,腹部切口干洁,留置导尿畅,色清。

先后予头孢替安2 g＋生理盐水250 ml一次静脉滴注,克林霉素1.2 g＋生理盐水250 ml一次静脉滴注,以预防感染。

18:00,患者术后2+小时,静脉补液中,患者无不适主诉,对答切题。查体:神清,气平,体温37.3℃,呼吸16次/min,脉搏80次/min,17:30血压118/70 mmHg,腹软,无膨隆,切口干洁,无渗血、渗液,阴道无流血,导尿畅、清。维持目前治疗。

18:15，静脉滴注完克林霉素，换上泮托拉唑钠80 mg＋5％葡萄糖500 ml静脉滴注后不到5 min，家属诉患者略感恶心后呼之不应。查体：持续吸氧中，神志丧失，呼之不应，瞳孔无对光反应，口腔内未见异物、黏液等，面色及四肢青紫，颈动脉搏动消失，血压0/0 mmHg，呼吸0次/min，心率0次/min，腹部平软，无膨隆，切口干洁，无渗血、渗液，阴道无流血，导尿畅、清，即行心脏按压，面罩吸氧，心电监护示心电图为一直线，给予肾上腺素1 mg，阿托品0.5 mg静脉推注，请麻醉科紧急会诊予以气管插管。

18:20，持续心脏按压、面罩吸氧中，心电监护示心电图为一直线，血压0/0 mmHg，麻醉科到场检查瞳孔散大，无对光反应，行气管插管，插管顺利，气道内未见异物，予以气囊加压辅助呼吸，双肺呼吸音清，对称。再次以肾上腺素1 mg，阿托品0.5 mg静脉推注，用药后无室颤、室扑等心电活动。

18:40，持续心脏按压，气管插管气囊加压辅助呼吸中，心电监护示心电图为一直线，血压0/0 mmHg，心内科医师到场后认为患者经心脏按压、气管插管气囊加压辅助呼吸、强心药物使用后无心电活动，现无进一步特殊治疗。

19:10，心电图为一直线，宣告临床死亡，拔除气管插管等，停心电监护。

3.1.3 病例用药分析

导致患者死亡的可能原因有过敏性休克，主要累及心血管系统、呼吸系统、皮肤黏膜和胃肠道，多个系统可同时出现症状，也可以以一个系统为主。患者可有全身发痒、皮疹、恶心、呕吐、腹痛、呼吸困难、喘鸣、血压下降、昏迷，继而呼吸、心跳停止。但患者家属诉患者略感恶心后呼之不应，其症状与过敏性休克不太相符。

患者因全麻而使用过的药物中，枸橼酸芬太尼为镇痛药，其血浆半衰期约为20 min（见宜昌人福药业有限公司药品说明书），一般经过2 h可在体内大部分消除；氯化琥珀胆碱为除极化型肌松药，半衰期为2～4 min（见陕西省医药工业研究所药品说明书），一般经过0.5 h可在体内大部分消除；顺苯磺酸阿曲库铵为非除极化型肌松药，半衰期22～29 min（见东英药业有限公司药品说明书），一般经过2～3 h可在体内大部分消除；但也不能除外因个体差异3 h以上也未在体内完全消除的可能性。

氟哌利多具有安定和增强镇痛作用，半衰期（$t_{1/2}$）约为2.2 h（见北京市永康药业有限公司药品说明书），一般经过11 h才能在体内大部分消除；依托咪酯脂肪乳为非巴比妥类静脉短效催眠药，消除半衰期为3.88±1.11 h（见江苏恩华药业集团有限公司），一般经过19 h才能在体内大部分消除；咪达唑仑为强镇静药，半衰期为1.5～2.5 h（见江苏恩华药业股份有限公司药品说明书），一般经过10 h才能在体内大部分消除；盐酸曲马多为中枢作用的阿片类镇痛药，半衰期约6 h（见德国格兰德有限公司药品说明书），一般经过30 h才能在体内大部分消除；丙泊酚是一种迅速起效的全身麻醉药，半衰期为30～60 min（见Astra Zeneca药品说明书），一般经过3～5 h才能在体内大部分消除。

克林霉素具有神经肌肉阻滞作用,而且有多个作用部位,对突触前、受体、通道及肌肉均有阻滞作用。当与麻醉药、肌松药、镇痛药、催眠药、镇静药等联合应用时,均可能因其各自的神经肌肉阻滞作用与中枢抑制作用的累加和协同,出现肌肉松弛加重、呼吸抑制或麻痹,心功能抑制,最后导致呼吸、心搏骤停。有报道临床一例 18 岁女性因急性阑尾炎,术后静脉滴注克林霉素,滴注结束后出现呼吸衰竭、休克导致死亡。

患者是在 18:15,刚静脉滴注完克林霉素后猝死,此时克林霉素在体内达到最高血药浓度,其神经肌肉阻滞作用最强,与尚未在体内消除的盐酸曲马多、依托咪酯脂肪乳、氟哌利多、咪达唑仑、丙泊酚,可能还有顺苯磺酸阿曲库铵、枸橼酸芬太尼、氯化琥珀胆碱发生协同作用,引发呼吸、心脏抑制,导致呼吸、心搏骤停。

克林霉素具有神经肌肉阻滞作用,可能会提高其他神经肌肉阻滞药的作用,两者不宜合用。与阿片类镇痛药合用,可能使呼吸中枢抑制现象加重,甚至呼吸麻痹,应尽可能避免合用(见重庆药友制药有限责任公司药品说明书),医嘱审核出注射用克林霉素与枸橼酸芬太尼药物相互作用,可因作用相加导致呼吸抑制延长或呼吸麻痹,建议医师做治疗的调整,审核干预警示见图 3-1。

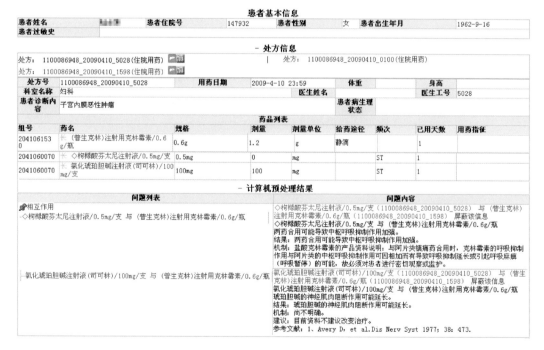

图 3-1 医嘱审核警示

参考文献

[1] 贾公孚,谢惠民.药害临床防治大全[M].北京:人民卫生出版社,2002,556-557.

[2] 黄祥,李军,郑丽娜,等.克林霉素的不良反应与用药安全性[J].药物不良反应杂志,2003,2:83-87.

3.2 一例药物引发上消化道出血、抗生素脑病、严重高钾血症、肾功能衰竭病例分析

3.2.1 概述

患者入院后发生多次上消化道出血、抗生素脑病、严重高钾血症、肾功能衰竭，与严重肾功能不全头孢吡肟给药剂量过大、吲哚美辛及美洛昔康上消化道出血禁用、美洛昔康及别嘌醇严重肾功能不全禁用可能有关。用药监控系统捕捉到了这些用药相关问题，如及时干预，有可能避免悲剧的发生。

3.2.2 病史介绍及临床经过

患者为 80 岁男性，有高血压病史 20 余年，痛风病史近 30 年，长期自服秋水仙碱、布洛芬缓释胶囊等药物治疗。患者分别于 10 年前、5 年前有两次消化道出血史，多次行胃镜检查示胃溃疡。2008 年最近一次胃镜检查示胃多发溃疡伴出血，经治疗后病情好转。

2009 年 11 月 25 日因呕吐暗红色液体 400 ml，并解黑便 300 g，伴头晕、乏力、心悸、出冷汗被收入院。临床诊断为上消化道出血，消化性溃疡，高血压 3 级（极高危），胆囊结石，痛风。查白细胞 $9.75 \times 10^9/L[(4.0 \sim 10.0) \times 10^9/L]$，中性粒细胞百分率 78.3%（50.0%～70.0%），血红蛋白 71.0 g/L[(110.0～150.0) g/L]，肌酐 243 $\mu mol/L$（59～104 $\mu mol/L$）。给予奥美拉唑钠 40 mg＋生理盐水 250 ml 每日 2 次静脉滴注（11 月 25 日—11 月 28 日），后每日 1 次静脉滴注（11 月 28 日—11 月 30 日）；凝血酶冻干粉 400 U 每日 4 次口服（11 月 25 日—11 月 28 日）。另外，给予红细胞悬液（11 月 25 日，11 月 28 日，12 月 3 日，12 月 6 日，12 月 7 日，12 月 22 日，12 月 23 日，12 月 27 日，12 月 28 日）。

11 月 26 日，胃镜示食管下端溃疡（0.3 cm×0.6 cm）。11 月 28 日，患者体温升高至 38.5℃，给予吲哚美辛栓 50 mg 纳肛（11 月 28 日，11 月 30 日，12 月 1 日，12 月 5 日，12 月 12 日，12 月 19 日），青霉素钠 480 万 U＋生理盐水 250 ml 每日 2 次静脉滴注（11 月 28 日—12 月 1 日），埃索美拉唑钠 20 mg 每晚 1 次口服（11 月 28 日—12 月 22 日）。

11 月 30 日，患者最高体温 38.4℃，伴畏寒、寒战，血压 150/80 mmHg，心率 90 次/min。诉气促、胸闷，半卧位。给予氨氯地平 5 mg 每日 1 次口服（11 月 30 日—12 月 8 日），后给予 5 mg 每日 2 次口服（12 月 8 日—12 月 19 日），单硝酸异山梨酯缓释片 50 mg 每日 1 次口服（11 月 30 日—12 月 22 日）。

12 月 1 日，患者体温 38.0℃，有咳嗽、咳痰。心超示左室射血分数 62%。停青霉素钠，给予头孢噻肟钠 2 g＋生理盐水 100 ml，每日 2 次静脉滴注（12 月 1 日—12 月 6 日）。

另外,给予呋塞米 20 mg,每日 2 次口服(12 月 1 日—12 月 9 日);福辛普利钠 10 mg,每日 1 次口服(12 月 1 日—12 月 8 日);地高辛 0.13 g,每日 1 次口服(12 月 1 日—12 月 22 日)。

12 月 3 日,查肌酐 303 μmol/L(59～104 μmol/L),血红蛋白 59.0 g/L(110.0～150.0 g/L)。12 月 4 日,肺部 CT 示慢支、肺气肿伴两下肺炎症,双侧胸腔积液及右侧少许叶间积液。

12 月 6 日,查白细胞 11.29×10⁹/L[(4.0～10.0)×10⁹/L],中性粒细胞百分率 89.3%(50.0%～70.0%)。呼吸科会诊,停头孢噻肟钠,给予头孢吡肟 2 g+生理盐水 100 ml 每日 2 次静脉滴注(12 月 6 日—12 月 10 日),美洛昔康片 15 mg 每日 1 次口服(12 月 6 日—12 月 11 日),美洛昔康片 7.5 mg 每日 1 次口服(12 月 13 日—12 月 22 日)。

12 月 7 日,患者神清,气平,对答切题。12 月 8 日 14:00,患者出现精神委顿,嗜睡,少言懒语。

12 月 9 日,患者精神委顿,嗜睡,呼之能应,能简单对答,但反应慢,少言懒语。头颅 CT 示多发性腔隙性脑梗死,老年脑改变。查钠 132 mmol/L(135.0～147.0 mmol/L),钾 3.3 mmol/L(3.50～5.30 mmol/L),氯 93 mmol/L(98.0～107.0 mmol/L),肌酐 250 μmol/L(59～104 μmol/L),血气分析示代谢性碱中毒。考虑代谢性脑病可能。

12 月 10 日 9:00,患者一般情况差,烦躁不安,胡言乱语,拒绝进食及口服药物。神志欠清,不能交流。停头孢吡肟,给予克林霉素 1.2 g+生理盐水 250 ml 每日 1 次静脉滴注(12 月 10 日—12 月 17 日)。

15:20,神经内科会诊,认为患者无神经系定位体征,不考虑脑血管意外,考虑代谢性脑病可能性大。精神科医师会诊,认为患者目前处于谵妄状态,并非单纯的精神疾病,考虑躯体疾病引起的精神异常,建议治疗原发病。17:30,肾内科会诊认为目前无尿毒症性脑病的依据。

12 月 11 日,患者神志欠清,烦躁不安,言语错乱,不能对答,拒绝进食及服药。给予 8.5%复方氨基酸 250 ml 每日 1 次静脉滴注(12 月 11 日—12 月 22 日)、10%葡萄糖 500 ml+10%氯化钾 10 ml(12 月 11 日—12 月 22 日)每日 1 次静脉滴注、10%葡萄糖 500 ml+10%氯化钾 10 ml(12 月 11 日—12 月 15 日,12 月 20 日—12 月 22 日)每日 1 次静脉滴注。

12 月 12 日,患者神志仍欠清,烦躁不安,无法说服其进食和服药。

12 月 13 日 8:40,患者神志较前好转,不再烦躁不安,呼之能应,能说出自己的名字,已能辨认出家人并简单对答,但言语较少,可以进食。

12 月 14 日,患者一般情况差,神清,气平,精神萎靡,对答切题。

12 月 15 日,患者神清,气平,精神萎靡。查钠 121 mmol/L(135.0～147.0 mmol/L),钾 6.8 mmol/L(3.50～5.30 mmol/L),氯 98 mmol/L(98.0～107.0 mmol/L),肌酐

279 μmol/L(59～104 μmol/L)。患者高钾血症，减少补钾，并给予 5％葡萄糖 100 ml＋10％氯化钠 30 ml 每日 3 次静脉滴注(12 月 15 日—12 月 20 日)。

12 月 17 日，患者体温升至 38.8℃，呼吸科会诊，停克林霉素，给予利奈唑胺 0.6 g 每日 2 次静脉滴注(12 月 17 日—12 月 25 日)，另外，给予蔗糖铁 100 mg＋生理盐水 100 ml 每日 2 次静脉滴注(12 月 17 日—12 月 22 日)、聚磺苯乙烯钠散 15 g 每日 2 次口服(12 月 17 日—12 月 20 日)。

12 月 18 日，肺部 CT 示慢支伴感染，双侧胸腔积液伴两肺下叶部分外压性肺不张，心脏增大。

12 月 19 日，患者体温 38.0℃，血压 164/82 mmHg。血压控制不佳，停氨氯地平，改为硝苯地平控释片 30 mg 每日 2 次口服(12 月 19 日—12 月 22 日)。另外，给予硝酸甘油推泵维持。

12 月 20 日 6:30，患者即刻端坐呼吸，诉气促，血压 162/80 mmHg，心率 126 次/min，呼吸 25 次/min，氧饱和度 99％，两下肺可闻及湿啰音。考虑急性左心衰，给予去乙酰毛花苷 C 0.2 mg 缓慢静推。16:00，患者气促端坐呼吸，心率最高 140 次/min，血压 210/100 mmHg，心电监护示有氧饱和度降低至 88％，查体两肺明显痰鸣音。给予美罗培南 0.5 g＋生理盐水 100 ml 每日 1 次静脉滴注(12 月 20 日—12 月 22 日)，美罗培南 0.5 g＋生理盐水 100 ml 每日 2 次静脉滴注(12 月 22 日—12 月 30 日)，另外，给予硝普钠静脉推泵。查钠 136.0 mmol/L(135.0～147.0 mmol/L)，钾 3.43 mmol/L(3.50～5.30 mmol/L)，氯 99.0 mmol/L(98.0～107.0 mmol/L)，肌酐 230 μmol/L(59～104 μmol/L)。

12 月 22 日，停止静脉滴注 8.5％复方氨基酸和 10％氯化钠，停止口服美洛昔康片。给予奥美拉唑钠 40 mg＋生理盐水 250 ml 每日 2 次静脉滴注(12 月 22 日—12 月 26 日)。

12 月 24 日，转中心 ICU 治疗。心电监护示血压 145/65 mmHg，心率 108 次/min。给予酚妥拉明静脉推泵(12 月 24 日—12 月 27 日)、可乐定 150 mg 每日 3 次口服(2009 年 12 月 24 日—2010 年 1 月 1 日)；患者诉关节疼痛，给予美洛昔康 7.5 mg 每日 1 次口服(12 月 24 日—12 月 26 日)。

12 月 25 日 9:00，予呋塞米 20 mg 每日 1 次口服(2009 年 12 月 25 日—2010 年 1 月 8 日)、螺内酯 20 mg 每日 3 次口服(2009 年 12 月 25 日—2010 年 1 月 8 日)。14:00，解多次少量黑便，大便隐血＋＋。

12 月 26 日 13:00，患者腹部不适，给予甲氧氯普胺 10 mg 肌内注射(12 月 26 日—12 月 27 日)。16:40，患者解多次水样黑便，胃肠减压引流出鲜红色液体。停美洛昔康，给予奥美拉唑钠 160 mg 持续泵入维持 24 h(12 月 26 日—12 月 31 日)，生长抑素 6 mg 持续泵入维持 24 h(12 月 26 日—12 月 31 日)，凝血酶 400 U，每日 6 次口服(12 月 26 日—12 月 31 日)。

12 月 27 日，给予米力农 20 mg 每日 2 次静脉滴注(2009 年 12 月 27 日—2010 年 1 月

8 日）。

12 月 28 日,查血红蛋白 78 g/L(110.0～150.0 g/L),再次给予输注少浆血。患者痛风引起双下肢关节疼痛,给予曲马多静脉推泵维持(12 月 28 日—1 月 8 日)。

12 月 29 日,患者痛风,给予别嘌醇 0.1 g 每日 3 次口服(12 月 29 日—2010 年 1 月 6 日)。肌酐 191 μmol/L(59～104 μmol/L)。

12 月 30 日,患者喘息情况好转,血压平稳,考虑心力衰竭控制,血常规提示感染控制情况可,经验停用美罗培南,改用头孢哌酮舒巴坦钠 1.5 g 每日 3 次静脉滴注(2009 年 12 月 30 日—2010 年 1 月 4 日)。复查胸部 CT 见左肺已无胸水,予拔出引流管。

12 月 31 日,患者现进食情况可,无消化道出血,将奥美拉唑钠减量为 80 mg 每日 1 次静脉推泵(2009 年 12 月 31 日—2010 年 1 月 8 日)。

2010 年 1 月 1 日,患者血象无升高,喘息发作好转,右足趾痛风结节引流中,疼痛缓解,尿量 1 050 ml。

1 月 2 日,昨日至今尿量仅 60 ml,频繁发作胸闷喘息,考虑肾功能恶化无尿,导致心力衰竭发作。肌酐 292 μmol/L(59～104 μmol/L),B 超提示无明显膀胱内潴留。

1 月 3 日,患者尿量 220 ml,CVP 14 cmH$_2$O。神清,精神尚可,呼吸 22 次/min,双肺可及少许湿啰音,心率 105 次/min,律不齐。痰培养示 MRSA 70%,嗜麦芽窄食单胞菌 30%。白细胞计数 12.23×10^9/L[(4.0～10.0)×10^9/L],血红蛋白 62.0 g/L(110.0～150.0 g/L),中性粒细胞百分率 88.9%(50.0%～70.0%)。给予利奈唑胺 0.6 g 每日 2 次静脉滴注(1 月 3 日—1 月 4 日)。查肌酐 363 μmol/L(59～104 μmol/L)。

1 月 4 日,患者尿量 150 ml,双肺可闻及少许湿啰音,查白细胞计数 10.12×10^9/L[(4.0～10.0)×10^9/L],中性粒细胞百分率 86.7%(50.0%～70.0%),红细胞计数 1.88×10^{12}/L[(3.50～5.00)×10^{12}/L],血红蛋白 55.0 g/L(110.0～150.0 g/L),血小板计数 78.0×10^9/L[(100～300)×10^9/L],肌酐 429 μmol/L(59～104 μmol/L)。分别将利奈唑胺减量为 0.6 g 每日 1 次静脉滴注(1 月 4 日—1 月 8 日),将头孢哌酮舒巴坦钠减量为 1.5 g 每日 1 次静脉滴注(1 月 4 日—1 月 8 日)。血滤风险较大,且基础疾病严重,透析效果难以保证。向家属说明病情后,家属表示放弃血滤治疗。

1 月 5 日,神清,精神尚可,心电监护示心率 114 次/min,氧饱和度 100%,血压 135/53 mmHg,尿量 160 ml。白细胞计数 11.32×10^9/L[(4.0～10.0)×10^9/L],红细胞计数 1.69×10^{12}/L[(3.50～5.00)×10^{12}/L],血红蛋白 49.0 g/L[(110.0～150.0)g/L],血小板计数 81.0×10^9/L[(100～300)×10^9/L],中性粒细胞百分率 86.0%(50.0%～70.0%)。血气分析基本正常。

1 月 6 日,患者尿量 180 ml,呼之不应,双肺可闻及湿啰音。停别嘌醇。

1 月 7 日,尿量 55 ml,呼之不应,双肺可闻及湿啰音,心电监护示心率 106 次/min,律不齐。

1月8日9:00,胃管中减压未见咖啡色和血性液体。患者血压下降,给予多巴胺推泵维持。白细胞计数 $13.39 \times 10^9/L[(4.0 \sim 10.0) \times 10^9/L]$,红细胞计数 $1.32 \times 10^{12}/L$ $[(3.50 \sim 5.00) \times 10^{12}/L]$,血红蛋白 $38.0\,g/L(110.0 \sim 150.0\,g/L)$,血小板计数 $64.0 \times 10^9/L$ $[(100 \sim 300) \times 10^9/L]$,中性粒细胞百分率 $91.3\%(50.0\% \sim 70.0\%)$。

15:37,心电图呈一直线,自主呼吸心跳停止,宣告死亡。

3.2.3 病例用药分析

患者先后3次发生上消化道大出血,2009年11月25日因第4次上消化道大出血再次入院,其主要原因有:① 患者因痛风长期服用布洛芬缓释胶囊,布洛芬为非甾体类消炎镇痛药,具有抑制前列腺素合成的作用,可能造成胃肠道黏膜损伤、溃疡和出血;② 患者因痛风长期服用秋水仙碱,高达80%的患者口服后有胃肠道反应,主要表现为腹痛或痉挛性腹痛、恶心、呕吐,长期应用会产生出血性胃肠炎和吸收不良综合征;③ 未给予胃黏膜保护,如给予质子泵抑制剂或 H_2 受体阻滞剂。

MDR感染风险包括90天前的抗生素治疗史、住院时间5天以上、MDR分离率高、本次感染前90天内的住院史、定期到医院血液透析、化疗、免疫缺陷、接受免疫抑制剂治疗。没有MDR菌危险因素、早发性的 HAP/VAP 和 HCAP 的患者,可能的病原体为肺炎链球菌、流感嗜血杆菌、甲氧西林敏感金葡菌和对抗生素敏感的肠杆菌科细菌(如大肠埃希菌、肺炎克雷伯菌、变形杆菌、沙雷菌等),可选择头孢曲松,或左氧氟沙星,莫西沙星,或环丙沙星,或氨卞西林/舒巴坦,或厄他培南。迟发性(一般入院后第5天)且有 MDR 菌危险因素的 HAP、VAP 和 HCAP 的患者,可能的病原体为铜绿假单胞菌、产超广谱β内酰胺酶(ESBL)的肺炎克雷伯菌、不动杆菌属等,可选择抗假单胞菌头孢菌素(头孢吡肟,头孢他啶)、碳青霉烯类(亚胺培南,美罗培南),或β内酰胺类/β内酰胺酶抑制剂(哌拉西林/他唑巴坦),加用一种抗假单胞菌喹诺酮类(环丙沙星或左氧氟沙星),或氨基糖苷类(阿米卡星,庆大霉素,或妥布霉素)。怀疑 MRSA 加用利奈唑胺或万古霉素。疑为嗜肺军团菌加用大环内酯类,或氟喹诺酮类。

患者11月25日因消化道出血入院,11月28日体温上升,为入院后第4天。可选择头孢曲松或呼吸喹诺酮类,或氨苄西林/舒巴坦等。实际上给予青霉素钠480万U+生理盐水250 ml每日2次静脉滴注(11月28日—12月1日),头孢噻肟钠 $2\,g$+生理盐水100 ml每日2次静脉滴注(12月1日—12月6日),抗菌药选择不正确使感染得不到有效控制。12月4日肺部CT示慢支、肺气肿伴两下肺炎症。12月6日血象仍高,停头孢噻肟钠,改用头孢吡肟 $2\,g$+生理盐水100 ml每日2次静脉滴注(12月6日—12月10日),为第四代头孢菌素,对院内获得性肺炎的致病菌可能有效。

12月7日—12月10日,患者发生神志异常的主要原因有:① 患者存在高血压3级(极高危)、肾功能不全、低钠低钾血症,加上感染得不到有效控制可加重肾功能不全及电解质紊乱,存在诱发代谢性脑病的疾病基础;② 患者肾功能不全加重,给予头孢吡肟 2 g 每日 2 次静脉滴注(12 月 6 日—12 月 10 日),使之在体内蓄积,使脑脊液浓度过高而导致抗生素脑病(见中美上海施贵宝制药有限公司产品说明书)。抗生素脑病通常易发生于肾功能不全患者,并且大剂量应用 β 内酰胺类抗生素,使之在体内和脑脊液中浓度过高,可抑制中枢神经细胞 Na^+,K^+- ATP 酶,使静息膜电位降低,从而导致精神异常、癫痫、抽搐、昏迷等中枢毒副反应。

抗生素脑病的诊断应符合:① 存在肾功能不全或肾功能衰竭;② 有明确大剂量应用 β-内酰胺类抗生素病史;③ 应用抗生素过程中出现精神异常、抽搐、昏迷等症状;④ 排除水/电解质紊乱、尿毒症脑病、高血压脑病等中枢神经系统疾病。而在停用头孢吡肟后,未经特殊治疗,肾功能不全和电解质紊乱也未得到很好纠正的情况下,患者神志恢复正常,在一定程度上说明头孢吡肟诱发抗生素脑病的可能性大。

12 月 15 日钾 6.8 mmol/L 的主要原因:① 患者每天静脉补充 10% 氯化钾 20 ml;② 患者肾功能不全加重,使肾脏排钾减少;③ 患者存在比较严重的基础疾病,可能使组织破坏增加,钾从破坏的组织细胞中释放出来。

12 月 20 日发生急性左心衰竭的主要原因:① 因抗生素脑病 12 月 10 日停头孢吡肟,给予克林霉素 1.2 g 每日 1 次静脉滴注(12 月 10 日—12 月 17 日)。12 月 17 日体温升至 38.8℃,停克林霉素,给予利奈唑胺 0.6 g 每日 2 次静脉滴注(12 月 17 日—12 月 25 日)。12 月 19 日体温 38.0℃。患者为慢性支气管炎肺气肿合并院内获得性肺炎,以铜绿假单胞菌等革兰阴性菌可能性更大。而克林霉素和利奈唑胺对革兰阳性菌有效。抗菌药选择不适宜使感染进一步加重,可通过多种途径加重心脏负荷,削弱心肌舒缩功能。② 患者存在高血压 3 级(极高危)、肾功能不全等疾病基础,又有比较严重的贫血,可造成心肌损害、心肌舒缩功能障碍,使心脏负荷过重。③ 患者曾发生高钾血症,可使钙内流延缓,兴奋-收缩耦联受到影响,使心肌收缩性下降。④ 给予美洛昔康片 7.5～15 mg 每日 1 次口服(12 月 6 日—12 月 22 日),可能导致钠、水潴留以及影响利尿剂的促尿钠作用,使心力衰竭症状加重(见上海勃林格殷格翰药业有限公司药品说明书)。

12 月 26 日再次发生上消化道大出血的主要原因有:① 给予美洛昔康 7.5 mg 每日 1 次口服(12 月 24 日—12 月 26 日),并给予吲哚美辛栓纳肛,此两种药物均系非甾体消炎镇痛药,具有抑制前列腺素合成的作用,可能造成胃肠道黏膜损伤、溃疡和出血(分别见上海勃林格殷格翰药业有限公司和上海医工院医药股份有限公司药品说明书);② 给予酚妥拉明静脉推泵(12 月 24 日—12 月 27 日),可能因抗组胺样作用和抗胆碱作用,诱发和加剧胃溃疡(见上海旭东海普药业有限公司药品说明书);③ 给予甲氧氯普胺 10 mg 肌内注射(12 月 26 日—12 月 27 日),可使胃肠道的动力增加,增强胃肠道,加重出血(见上海禾丰制药有限公司产品说明书);④ 给予呋塞米 20 mg 每日 1 次口服(2009 年 12 月 25 日—2010 年 1 月 8 日)、螺内酯 20 mg 每日 3 次口服(2009 年 12 月 25 日—2010 年 1 月 8

日),对胃肠道有刺激性,可引发胃痉挛甚至消化性溃疡(见上海朝晖药业有限公司和上海医药有限公司信谊制药总厂药品说明书);⑤ 患者存在比较严重的基础疾病,加上感染作为应激原,可造成胃、十二指肠黏膜的急性病变。

2010 年 1 月 2 日开始患者肾功能进行性恶化,并进一步发生肾功能衰竭的主要原因有:① 患者存在上消化道大出血、严重贫血、严重心力衰竭等疾病,可能造成心输出量不足、低血容量等,加上感染反复,可引发肾灌注不足;② 患者有比较严重的痛风,可造成尿酸在肾小管沉积,引起肾小管梗阻;③ 给予别嘌醇 0.1 g 每日 3 次口服(2009 年 12 月 29 日—2010 年 1 月 6 日),别嘌醇可引发间质性肾炎(见上海信谊万象药业股份有限公司药品说明书);④ 12 月 20 日给予美罗培南 0.5 g 每日 1 次静脉滴注(12 月 20 日—12 月 22 日),后予 0.5 g 每日 2 次静脉滴注(12 月 22 日—12 月 30 日)后,患者心力衰竭好转,血象恢复,12 月 29 日肌酐下降至 191 $\mu mol/L$,12 月 30 日复查 CT 示炎症消退,提示美罗培南抗感染有效。12 月 30 日停美罗培南,改用头孢哌酮舒巴坦钠 1.5 g 每日 3 次静脉滴注(2009 年 12 月 30 日—2010 年 1 月 4 日)后,血象再次上升,双肺又出现湿啰音,提示感染加重,头孢哌酮舒巴坦钠无效。院内获得性肺炎抗菌药疗程一般为 10～14 d,非发酵革兰阴性菌感染推荐连续 14 天的疗程,实际上给予美罗培南 11 天。1 月 3 日痰培养示 MRSA 70%,嗜麦芽窄食单胞菌 30%。给予利奈唑胺 0.6 g 每日 2 次静脉滴注(1 月 3 日—1 月 4 日),但感染进行性加重,提示痰培养出的 MASA 不是致病菌而是定植菌,感染进行性加重可能是造成肾功能衰竭的主要因素。另外,12 月 28 日血红蛋白 78 g/L,1 月 4 日血红蛋白 55.0 g/L,并且红细胞计数也进行性下降,又未发现患者有消化道再次出血,感染进行性加重造成消耗可能是引发贫血的重要因素。

在此需要指出的是,患者存在上消化道出血、消化性溃疡、高血压 3 级(极高危)、比较严重的肾功能不全,而美洛昔康片胃肠道出血、活动性消化性溃疡患者和消化性溃疡再发史者禁用,非透析性严重肾功能不全者禁用,干预警示见图 3-2;吲哚美辛栓活动性消化性溃疡及其他消化道疾病及病史者禁用,肾功能不全者禁用,见图 3-3;酚妥拉明肾功能不全及胃溃疡者禁用;甲氧氯普胺胃肠道出血者禁用;10%氯化钾注射液急、慢性肾功能不全者禁用。早发性没有 MDR 菌危险因素的院内获得性肺炎可选择头孢曲松或呼吸喹诺酮类,或氨苄西林/舒巴坦;迟发性(一般入院后第 5 天)有 MDR 菌危险因素的院内获得性肺炎可选择抗假单胞菌头孢菌素、碳青霉烯类,或 β 内酰胺类/β 内酰胺酶抑制剂,加用一种抗假单胞菌喹诺酮类;12 月 6 日予头孢吡肟 2 g 每日 2 次静脉滴注(12 月 6 日—12 月 10 日)。12 月 9 日肌酐 250 $\mu mol/L$,患者为 80 岁男性,体重约 70 kg,可计算出肌酐清除率为 23.6 ml/min。按规定头孢吡肟应该是 0.5～2 g,每日 1 次静脉滴注,显然头孢吡肟相对于肾功能剂量过大,医嘱审核干预警示见图 3-4;非发酵革兰阴性菌感染推荐连续 14 天的疗程;别嘌醇严重肾功能不全者禁用,医嘱审核干预警示见图 3-5;曲马多对严重肾功能不全者不应使用。

未遵守上述用药注意事项,可能与患者病情恶化有相关性。

患者基本信息

患者姓名		患者住院号	160238	患者性别	男	患者出生年月		1929-3-5
患者过敏史								

- 处方信息

处方: 1100104276_20091213_1526(住院用药) ☐情 ☐禁 　　　 处方: 1100104276_20091213_1095(住院用药) ☐情
处方: 1100104276_20091213_1962(住院用药)

处方号	1100104276_20091213_1526	用药日期	2009-12-13 23:59	体重		身高	
科室名称	消化内科			医生姓名		医生工号	1526
患者诊断内容	上消化道出血			患者病生理状态			

药品列表

组号	药名	规格	剂量	剂量单位	给药途径	频次	已用天数	用药指征
2048840413	临 (莫比可)美洛昔康片/7.5mg*7/粒	7.5mg*7	7.5	mg	口服	QD	1	
2048840452	长 (莫比可)美洛昔康片/7.5mg*7/粒	7.5mg*7	7.5	mg	口服		1	
2048840463	长 地高辛片/0.25mg/粒	0.25mg	0.13	mg	口服		1	

- 检验信息 展开全部

+ 检验时间		2009-12-12 12:16:12	检验样本		血液

- 检验时间		2009-12-12 11:18:20		检验样本		血液

序号	检验名称	检验单位	检验结果		参考范围
1	钠	mmol/L	136.0		136.0～145.0
2	钾	mmol/L	4.21		3.50～5.10
3	二氧化碳	mmol/L	24.0		22.0～29.0
4	肌酐	μmol/L	273	↑	59～104

- 计算机预处理结果

问题列表	问题内容
☐ 显示全部	(莫比可)美洛昔康片/7.5mg*7/粒（1100104276_20091213_1526） 屏蔽该信息
🔅 与临床诊断相关的药物禁用信息	上消化道出血患者应禁用。
(莫比可)美洛昔康片/7.5mg*7/粒	

图 3-2　美洛昔康片禁忌证警示

患者基本信息

患者姓名		患者住院号	160238	患者性别	男	患者出生年月		1929-3-5
患者过敏史								

- 处方信息

处方: 1100104276_20091205_1526(住院用药) ☐情 　　　 处方: 1100104276_20091205_1095(住院用药) ☐情
处方: 1100104276_20091205_1542(住院用药) ☐情 　　　 处方: 1100104276_20091205_1811(住院用药)
处方: 1100104276_20091205_1962(住院用药)

处方号	1100104276_20091205_1526	用药日期	2009-12-5 23:59	体重		身高	
科室名称	消化内科			医生姓名		医生工号	1526
患者诊断内容	上消化道出血			患者病生理状态			

药品列表

组号	药名	规格	剂量	剂量单位	给药途径	频次	已用天数	用药指征
2048340071	临 (达喜)铝碳酸镁片/0.5*20/粒	0.5*20	1	g	嚼服	TID	1	
2048390206	临 (兰迪)苯磺酸氨氯地平片/5mg/粒	5mg	5	mg	口服	QD	1	
2048431524	临 0.9%氯化钠注射液/100ml软袋/袋	100ml软袋	100	ml	静滴	BID	1	
2048431524	临 ★(凯福隆)注射用头孢噻肟钠(1注)/1g/瓶	1g	2	g	静滴	BID	1	
2048581085	长 吲哚美辛栓(消炎痛栓)/100mg/粒	100mg	50	mg	纳肛		1	

- 检验信息 展开全部

- 计算机预处理结果

问题列表	问题内容
☐ 显示全部	吲哚美辛栓(消炎痛栓)/100mg/粒（1100104276_20091205_1526） 屏蔽该信息
🔅 与临床诊断相关的药物禁用信息	上消化道出血患者应禁用。
吲哚美辛栓(消炎痛栓)/100mg/粒	

图 3-3　吲哚美辛栓禁忌证警示

患者基本信息

患者姓名		患者住院号	160238	患者性别	男	患者出生年月	1929-3-5
患者过敏史							

- 处方信息

处方: 1100104276_20091207_8050(住院用药) | 处方: 1100104276_20091207_1526(住院用药)
处方: 1100104276_20091207_1095(住院用药) | 处方: 1100104276_20091207_1542(住院用药)
处方: 1100104276_20091207_1962(住院用药)

处方号	1100104276_20091207_8050	用药日期	2009-12-7 23:59	体重		身高	
科室名称	消化内科			医生姓名		医生工号	8050
患者诊断内容	上消化道出血			患者病生理状态			

药品列表

组号	药名	规格	剂量	剂量单位	给药途径	频次	已用天数	用药指征
2048588953	临 0.9%氯化钠注射液/100ml软袋/袋	100ml软袋	100	ml	静滴	BID	1	
2048588953	临 ★(马斯平)注射用头孢吡肟/1g/瓶	1g	2	g	静滴	BID	1	

- 检验信息 展开全部

+ 检验时间		2009-12-6 12:26:26		检验样本	血液

+ 检验时间		2009-12-3 16:02:45		检验样本	血液

- 检验时间		2009-12-3 10:06:40		检验样本	血液

序号	检验名称	检验单位	检验结果		参考范围
1	钠	mmol/L	137.0		136.0～145.0
2	钾	mmol/L	3.75		3.50～5.10
3	二氧化碳	mmol/L	23.1		22.0～29.0
4	肌酐	umol/L	303	↑	59～104

- 计算机预处理结果

问题列表	问题内容
□ 显示全部	★(马斯平)注射用头孢吡肟/1g/瓶 (1100104276_20091207_8050) 屏蔽该信息
抗菌药物用法用量问题提示	(马斯平)注射用头孢吡肟
★(马斯平)注射用头孢吡肟/1g/瓶	当肌酐清除率大于等于11ml/min，小于30ml/min时，应该是0.5-2g每天1次。见上海施贵宝制药有限公司产品说明书。

图 3-4 肾功能相关头孢吡肟用法用量警示

患者基本信息

患者姓名		患者住院号	160238	患者性别	男	患者出生年月	1929-3-5
患者过敏史							

- 处方信息

处方号	1100104276_20100102_1834	用药日期	2010-1-2 23:59	体重		身高	
科室名称	急危重病科 (ICU)			医生姓名		医生工号	1834
患者诊断内容	上消化道出血			患者病生理状态			

药品列表

组号	药名	规格	剂量	剂量单位	给药途径	频次	已用天数	用药指征
2049185378	临 0.9%氯化钠注射液/10ml/支	10ml	45	ml	静脉推泵	QD	1	
2049185378	临 单硝酸异山梨酯注射液/5ml:20mg/支	5ml:20mg	20	mg	静脉推泵	QD	1	
2049256609	临 ◇(速尿片)呋塞米片/20mg/粒	20mg	20	mg	口服	TID	1	
2049256632	临 ◇螺内酯片(安体舒通)/20mg/粒	20mg	20	mg	口服	TID	1	
2049383090	临 别嘌醇片/0.1*100/粒	0.1*100	0.1	g	口服	TID	1	

- 检验信息 展开全部

+ 检验时间		2010-1-2 10:08:14		检验样本	血液

- 检验时间		2010-1-2 9:59:48		检验样本	血液

序号	检验名称	检验单位	检验结果		参考范围
1	尿素氮(干化学)	mmol/L	28.64	↑	3.20～7.10
2	肌酐(干化学)	umol/L	292	↑	71～133

- 计算机预处理结果

问题列表	问题内容
□ 显示全部	别嘌醇片/0.1*100/粒 (1100104276_20100102_1834) 屏蔽该信息
药物与检验相关的问题	患者肌酐大于260umol/L，别嘌醇片严重肾功能不全者禁用，见上海延安万象药业股份有限公司产品说明书。
(舒敏)曲马多缓释片/100mg*10/粒	
别嘌醇片/0.1*100/粒	

图 3-5 别嘌醇禁忌证警示

参考文献

［1］贾公孚,谢惠民.药害临床防治大全[M].北京：人民卫生出版社,2002,416-421.

［2］曹彬,蔡柏蔷.美国胸科协会和美国感染协会对医院内获得性肺炎诊治指南的修订[J].中华内科杂志,2005,44(12)：945-948.

［3］匡培根.神经系统疾病药物治疗学[M].北京：人民卫生出版社,2003,669-670.

［4］章旭.慢性肾功能衰竭并发抗生素脑病19例[J].现代诊断与治疗,16(1)：56-57.

［5］王礼振.临床输液学[M].北京：人民卫生出版社,1998,68-75.

［6］金惠铭,王建枝,主编.病理生理学：6版[M].北京：人民卫生出版社,2004,154-155,214-216,267-268.

［7］刘琳,张湘燕.加拿大成人医院获得性肺炎和呼吸机相关肺炎临床诊治指南要点和解读[J].临床内科杂志,2016,33(1)：21-22.

3.3 一例肝功能损害患者给予多西他赛且剂量偏大导致粒缺、败血症病例分析

3.3.1 概述

患者给予多西他赛等化疗后发生粒缺、败血症,多西他赛剂量过大是原因之一。用药监控系统捕捉到此用药相关问题,如及时干预,有可能避免悲剧的发生。

3.3.2 病史介绍及临床经过

患者为70岁女性,因左乳癌术后(浸润性导管癌 T1N0M0)1个月于2009年4月28日入院第一次化疗。否认冠心病、高血压病、糖尿病病史。体检两肺未闻及明显干、湿性啰音,心界不大,心率75次/min,律齐,各瓣膜区未及病理性杂音,体温正常,血压120/70 mmHg。

4月29日,患者一般情况好,无发热,白细胞计数 $3.73×10^9$/L[$(4.0\sim10.0)×10^9$/L],偏低,中性粒细胞百分率50.4%(50%~70%),丙氨酸氨基转移酶97 IU/L(<64 IU/L)稍高,肾功能正常。给予多西他赛(艾素)120 mg 一次静脉滴注,吡柔比星60 mg 一次静脉推注化疗。同时给予重组人粒细胞刺激因子150 μg 一次皮下注射升白细胞,另外给予止吐、抗过敏等对症处理化疗不良反应。

5月1日,患者体温38.9℃,白细胞计数 $11.61×10^9$/L[$(4.0\sim10.0)×10^9$/L],中性粒细胞百分率92.6%(50%~70%)。考虑感染因素造成,给予头孢西丁钠2 g 每日2次静脉滴注(5月1日—5月2日)抗感染治疗。

5月3日,患者体温正常,胃纳稍差,白细胞计数 $1.97×10^9$/L[$(4.0\sim10.0)×10^9$/L],中性粒细胞百分率59.5%(50%~70%)。停头孢西丁钠。患者出现白细胞下降,给予重

组人粒细胞刺激因子 150 μg 每日 2 次皮下注射(5 月 3 日—5 月 8 日),另外给予补充电解质、各种维生素、静脉输液等支持治疗。

5 月 4 日,患者体温 39.5℃,精神萎靡,胃纳极差,有恶心、呕吐。给予头孢曲松钠 2 g,每日 2 次静脉滴注(5 月 4 日—5 月 7 日)抗感染。

5 月 5 日,患者最高体温 40.0℃,精神萎靡,胃纳极差,进食后有恶心、呕吐。白细胞计数 $0.32×10^9/L[(4.0～10.0)×10^9/L]$,中性粒细胞百分率 12.5%(50%～70%)。

5 月 7 日,患者体温 37.9℃,白细胞计数 $1.49×10^9/L[(4.0～10.0)×10^9/L]$,中性粒细胞百分率 36.2%(50%～70%)。患者白细胞逐步上升,处于化疗后骨髓造血功能恢复期,故停重组人粒细胞刺激因子及补液,停头孢曲松钠。

5 月 11 日 7:00,患者体温 38.7℃,伴头痛,精神萎靡,呕吐一次,呕吐物有胆汁。血压 120/65 mmHg,给予吸氧,冰袋物理降温。

8:49,患者出现间歇性意识模糊,白细胞计数 $10.19×10^9/L[(4.0～10.0)×10^9/L]$,中性粒细胞百分率 92.7%(50%～70%),提示感染存在。

10:30,患者再度意识障碍,呼之不应,大小便失禁,急测体温 39.5℃,立即送检血培养,心电监护示血压 110/80 mmHg,心率 102 次/min。

11:30,头颅 CT 提示脑梗死,不排除脑炎可能。临时给予头孢西丁钠 2 g 一次静脉滴注。并予脱水、降颅内压、抗渗出等治疗。

12:30,患者意识障碍,呼之不应,大小便失禁,心电监护示血压 95/60 mmHg,心率 110 次/min。神经内科会诊认为患者免疫力低下导致脑炎不排除。急查脑电图提示脑炎可能。转入中心 ICU 治疗。给予莫西沙星氯化钠 0.4 g 每日 1 次静脉滴注(5 月 11 日—5 月 14 日)抗感染。

5 月 12 日,脑脊液检查示细胞计数 $310×10^6/L$,中性粒细胞 94%。考虑患者脑梗死诊断明确,化疗可能对血脑屏障存在破坏,且存在明确头痛、发热症状,综合考虑不排除颅内感染。

5 月 13 日,患者神志转清,但言语不清,血压 110/62 mmHg。给予多巴胺 150 mg 静脉推泵维持(5 月 13 日—5 月 16 日)。

5 月 14 日,心脏超声示重度二尖瓣关闭不全,少量三尖瓣反流,肺动脉压 52 mmHg,主动脉钙化伴少量反流。连续 2 次血培养示金黄色葡萄球菌,对利奈唑胺敏感。查体心率 85 次/min,律齐,心尖区可闻及 2/6 收缩期杂音。综合分析,应注意感染性心内膜炎可能。停莫西沙星氯化钠,给予利奈唑胺 0.6 g 每日 2 次静脉滴注(5 月 14 日—5 月 26 日)抗感染。

5 月 18 日和 5 月 22 日,第三、四次血培养示金黄色葡萄球菌感染,对利奈唑安敏感。

5 月 26 日,静脉导管细菌培养阴性,考虑菌血症已控制,利奈唑胺使用已 12 天,给予停用。

5 月 29 日,患者体温 38.3℃,白细胞计数 $12.63×10^9/L[(4.0～10.0)×10^9/L]$。给予

头孢西丁钠 2 g 每日 3 次静脉滴注(5 月 30 日—6 月 2 日)控制感染。

5 月 30 日,白细胞计数 $20.0×10^9/L[(4.0\sim10.0)×10^9/L]$,肌酐 59 $\mu mol/L$(45~84 $\mu mol/L$)。

6 月 1 日 7:00,患者进食后呼吸急促,血氧饱和度下降至 85%,心电监护示心率 125 次/min,血压 142/71 mmHg,双肺可闻及明显湿性啰音,心尖区可闻及 2/6 收缩期杂音。给予抗心衰治疗。16:00,复查心超示重度二尖瓣关闭不全,少中量三尖瓣反流。心内科会诊考虑急性左心衰,亚急性感染性心内膜炎可能。

6 月 2 日,停头孢西丁钠,给予万古霉素 0.5 g 每日 3 次静脉滴注(6 月 2 日—6 月 17 日)抗感染。

6 月 6 日—17 日,患者一般情况可,无气急、胸闷,神志清楚,精神可,无明显头痛,双肺可闻湿性啰音。

6 月 17 日,停万古霉素,给予头孢西丁钠 2 g 每日 3 次静脉滴注(6 月 17 日—6 月 20 日)。

6 月 21 日,患者躯干部多处皮疹,考虑药物过敏,患者存在感染性心内膜炎可能,目前使用抗生素治疗已经 40 天,故停头孢西丁钠,并给予西替利嗪等对症治疗。

6 月 23 日,患者全身皮疹连成片,面部亦存在皮疹,瘙痒明显。给予地塞米松磷酸钠 10 mg 每日 1 次静脉滴注(6 月 23 日—6 月 26 日),磷霉素钠 4 g 每日 2 次静脉滴注(6 月 23 日—7 月 3 日)。

6 月 25 日,患者全身皮疹较前明显好转。

7 月 3 日,患者无胸闷、心悸等情况,神志清楚,无发热,皮疹消退。心电监护示心率 75 次/min,血压 121/70 mmHg,血氧饱和度 100%。双肺可闻及少许湿性啰音,心尖区可闻及 2~3/6 级收缩期杂音,右侧上肢肌力 4 级,左侧 4 级,右上肢痛温觉减退。准予出院,门诊随访。

3.3.3 病例用药分析

患者化疗后 5 月 1 日发生感染和 5 月 5 日发生粒缺的主要原因:① 4 月 29 日予多西他赛(艾素)120 mg 一次静脉滴注,吡柔比星 60 mg 一次静脉推注。多西他赛为紫杉醇类抗肿瘤药,抑制细胞有丝分裂,吡柔比星为蒽环类抗癌药,嵌入 DNA 核酸碱基之间,干扰 DNA 合成,阻止 mRNA 合成。这两种抗癌药可抑制患者免疫力,并均可直接作用于骨髓,影响细胞代谢,当达到一定剂量时可抑制白细胞生长发育。② 肝功能有损害的患者,如果谷丙转氨酶超过正常值上限 1.5 倍,同时伴有碱性磷酸酶超过正常值上限 2.5 倍,存在发生严重不良反应的高度危险,包括致死的脓毒症,以及发热性中性粒细胞减少症。因此,这些患者不应使用多西他赛,并且在基线和每个化疗周期前要检测肝功能。中性粒细胞减少是最常见的不良反应,多西他赛治疗期间应经常对血细胞数目进行监测。当患者中性粒细胞数目恢复至>1 500 个/mm³ 以上时才能接受多西他赛的治疗(见浙江海正药业股份有限公司药品说明书)。4 月 29 日丙氨酸氨基转移酶 97 IU/L(<64 IU/L),已超过正常值上限 1.5 倍,但未监测碱性磷酸酶。白细胞计数 1 880 个/mm³,虽已大于 1 500 个/mm³,但因偏低仍有一定风险。当时应监测肝功能并进行保肝治疗,待肝功能恢复后再给予多西他赛化疗。③ 患者身高 155 cm,体重 55 kg,可计算出体表面积为 1.5 m²,按药品说明书规定,多西他赛推荐剂量为 75 mg/m²,每 3 周 1 次(见江苏恒瑞医药股份有限公司药品说明书),据此可推算出多西他赛应为 112 mg,而实际使用量为 120 mg,剂量偏大。另外,按药品说明书规定,吡柔比星静脉推注一次 25～40 mg/m²,高龄者酌情减量(见深圳万乐药业有限公司药品说明书),据此可推算出吡柔比星应为 37.5～60 mg,实际使用量为 60 mg,已达最大允许量,加上患者为老年人,化疗前可能有肝功能损害(丙氨酸氨基转移酶偏高)等因素,剂量也可能偏大。

故由于多西他赛、吡柔比星相对于患者身高、体重、年龄等剂量偏大,加上患者存在肝功能损害,化疗抑制了患者免疫力,引发了 5 月 1 日的感染;抑制骨髓增殖,引发了 5 月 5 日的粒缺。

5 月 3 日因体温正常停头孢西丁钠,5 月 4 日体温上升到 39.5℃的主要原因:① 过早停用抗菌药物。根据抗菌药物临床应用指导原则 2015 版,对非复杂性血流感染,疗程一般需用药至体温恢复正常后 7～10 天;复杂性血流感染需全身使用抗菌药物 4～6 周。而患者为化疗后免疫力低下者的感染,在体温正常后立即停药,显然抗菌药物疗程不足。② 中性粒细胞缺乏引发的感染,常规使用抗铜绿假单胞菌 β 内酰胺类药物如头孢他啶、头孢吡肟、哌拉西林他唑巴坦钠、头孢哌酮舒巴坦钠、碳青霉烯类,对血流动力学不稳定者可联合抗革兰阳性球菌的药物。③ 头孢西丁钠对铜绿假单胞菌不敏感,且使用频次不足。患者肾功能正常,肌酐清除率在 50 ml/min 以上,头孢西丁钠为时间依赖性抗菌药物,按规定对中、重度感染,每日总量应为 6～8 g,每日应至少分 3 次使用(见扬子江药业集团有限公司药品说明书)。而实际给予 2 g 每日 2 次静脉滴注,显然给药间隔过长。

5 月 11 日发生脑炎可能,之后血培养出金黄色葡萄球菌,考虑感染性心内膜炎,其主要原因:① 过早停用了抗菌药物。5 月 4 日开始给予头孢曲松钠 2 g 每日 2 次静脉滴注,5 月 5 日发生粒缺,5 月 7 日因体温降到 37.9℃、白细胞逐步上升而停头孢曲松钠。患者是因化疗引发粒缺而诱发的感染,按规定,患者体质差,感染症状较重,在病情好转、体温正常后,一般继续用药 7～10 天。而实际体温尚未完全恢复正常即停头孢曲松钠。② 吡柔比星为蒽环类抗癌药,对心脏的毒性作用较强,可在使用过程中或使用后立即引起心肌病变,尤其在剂量偏大时。加上菌血症可能未被控制,诱发了感染性心内膜炎。

5 月 26 日考虑菌血症已控制,停利奈唑胺,5 月 29 日体温再次上升,6 月 1 日发生了急性左心衰,其主要原因仍是过早停用了抗菌药物。患者是感染性心内膜炎可能,按规定使用抗菌药物宜在 4～6 周以上,而实际上从 5 月 11 日到 5 月 26 日共使用 16 天,显然疗程不足,使感染性心内膜炎出现反复。

6 月 21 日发现皮疹,停头孢西丁钠后 6 月 25 日皮疹消退,故皮疹很可能是头孢西丁钠引发的变态反应(见扬子江药业集团有限公司药品说明书),患者5月1日—2日曾使用头孢西丁钠,致过敏,6月17日再次使用头孢西丁钠,被激发。

在此需指出的是,肝功能损害患者如果谷丙转氨酶超过正常值上限1.5倍,同时碱性磷酸酶超过正常值上限2.5倍,不应使用多西他赛,干预警示见图3-6,建议指标恢复正常后使用。应根据患者体表面积调整多西他赛、吡柔比星的剂量。对非复杂性血流感染,疗程一般需用药至体温恢复正常后7~10天;复杂性血流感染需全身使用抗菌药物4~6周。

未遵守上述注意事项,不排除与患者病情恶化有相关性。

患者基本信息

| 患者姓名 | ▇▇▇ | 患者住院号 | 161958 | 患者性别 | 女 | 患者出生年月 | 1956-5-8 |
| 患者过敏史 | | | | | | | |

处方信息

处方: 1100115577_20100508_1776(住院用药)

处方号	1100115577_20100508_1776	用药日期	2010-5-8 23:59	体重		身高	
科室名称	肿瘤科			医生姓名	▇▇▇	医生工号	1776
患者诊断内容	乳腺恶性肿瘤			患者病理生理状态			

药品列表

组号	药名	规格	剂量	剂量单位	给药途径	频次	已用天数	用药总量
2053416876	临 5%葡萄糖注射液/250ml鲁抗/袋	250ml鲁抗	250	ml	静滴	QD	1	1袋
2053416876	临 艾迪注射液/10ml/支	10ml	70	ml	静滴	QD	1	7支
2053504641	临 ◇地塞米松磷酸钠注射液/5mg/支	5mg	10	mg	静推	QD	1	2支
2053504662	临 0.9%氯化钠注射液/100ml软袋/袋	100ml软袋	100	ml	静滴	QD	1	1袋
2053504662	临 (枢星)格拉司琼注射液/3mg/3ml/支	3mg/3ml	3	mg	静滴	QD	1	1支
2053504676	临 盐酸异丙嗪注射液/25mg/支	25mg	25	mg	肌注	QD	1	1支
2053504691	临 0.9%氯化钠注射液/250ml软袋/袋	250ml软袋	250	ml	静滴	QD	1	1袋
2053504691	临 (艾素)多西他赛注射液/20mg:0.5ml/瓶	20mg:0.5ml	120	mg	静滴	QD	1	6瓶

计算机预处理结果

问题列表	问题内容
□显示全部	(艾素)多西他赛注射液/20mg:0.5ml/瓶 屏蔽该信息
☑抗癌药物用法用量问题提示	(艾素)注射用多西他赛推荐剂量为75mg/m2静脉滴注一小时,每3周1次(见江苏恒瑞医药股份有限公司药品说明书)。
└(艾素)多西他赛注射液/20mg:0.5ml/瓶	

图3-6 多西他赛用法用量警示

参考文献

[1] 贾公孚,谢惠民.药害临床防治大全[M].北京:人民卫生出版社,2002,316-318,528-532.
[2] 《抗菌药物临床应用指导原则》修订工作组.抗菌药物临床应用指导原则2015版,94-100,128-129.

3.4 一例违反多种药物禁忌证发生上消化道大出血病例分析

3.4.1 概述

患者入院后发生上消化道大出血,与违反多种禁忌证有关:氨糖美辛肠溶片肾功能不全者禁用;复方利舍平(利血平)、阿司匹林、氯吡格雷、二羟丙茶碱、甲氧氯普胺、低分子右旋糖酐 40 葡萄糖上消化道出血患者禁用。用药监控系统捕捉到此用药相关问题。如及时干预,有可能避免悲剧的发生。

3.4.2　病史介绍及临床经过

患者为 82 岁男性,慢性阻塞性肺疾病急性发作(极重度Ⅳ级),Ⅱ型呼吸衰竭,高血压病Ⅰ级(高危组),冠心病,心律失常,心功能Ⅲ级(NYHA),于 2009 年 1 月 4 日入院。血压 105/60 mmHg,心电图示轻度 ST 段异常,查 TNT 和肌红蛋白偏高。给予二羟丙茶碱 0.25 g 每日 1 次静脉滴注(1 月 4 日—1 月 22 日),复方甲氧那明 2 片,每日 3 次口服(1 月 4 日—1 月 20 日)止咳、平喘;复方利舍平(利血平)1 片,每日 1 次口服(1 月 4 日—1 月 20 日)抗高血压;另外给予抗感染、利尿、扩冠等治疗。

1 月 5 日,查肌酐 127 μmol/L(59～104 μmol/L),血红蛋白 111.0 g/L(110.0～150.0 g/L)。

1 月 6 日,查心肌梗死三项 TNT 升高,既往冠心病史,心内科会诊考虑患者心电图无动态变化表现,目前心肌梗死诊断依据不足,给予阿司匹林肠溶片 100 mg 每日 1 次口服(1 月 6 日—1 月 20 日),硫酸氢氯吡格雷 75 mg 每日 1 次口服(1 月 6 日—1 月 20 日)等治疗。患者诉下肢关节疼痛,予氨糖美辛肠溶片 0.2 g 每日 1 次口服(1 月 6 日—1 月 13 日)。

1 月 10 日,患者体温正常,无创面罩接呼吸机辅助通气治疗中,咳嗽、咳痰症状明显好转,少许白色泡沫痰。患者存在肾功能不全,氨糖美辛禁用于肾功能不全患者,但患者坚持要求使用此药,追问既往无消化道出血病史,告知该药可能导致消化道出血。

1 月 13 日,患者出现上腹部不适,解黑便约 400 g,不成形。给予奥美拉唑 40 mg 每日 2 次静脉滴注(1 月 13 日—1 月 22 日)抑酸,凝血酶冻干粉 400 U 每日 3 次口服(1 月 13 日—1 月 20 日),凝血酶冻干粉 400 U 每日 4 次口服(1 月 20 日—1 月 22 日)止血,停用氨糖美辛。

1 月 14 日,查血红蛋白 66.90 g/L(110.0～150.0 g/L),肌酐 222 μmol/L(59～104 μmol/L),大便隐血阴性。

1 月 16 日,查肌酐 181 μmol/L(59～104 μmol/L),血红蛋白 65.50 g/L(110.0～150.0 g/L)。给予氯沙坦钾 50 mg 每日 1 次口服(1 月 16 日—1 月 20 日)保护肾功能。

1 月 18 日,神志清,解黑便一次约 300 g,不成形,大便隐血＋＋＋＋,血红蛋白 55.20 g/L(110.0～150.0 g/L)。给予硝酸异山梨酯 10 mg 每日 1 次静脉滴注(1 月 18 日—1 月 20 日)。

1 月 19 日,患者烦躁易怒,情绪波动较大,未解黑便。嗜睡,呼之有应答,口唇黏膜苍白,双肺呼吸音粗,未闻及明显干湿啰音,心率 96 次/min。输注红细胞悬液 200 ml 纠正贫血。

1 月 20 日 11:00,上午解黑便 3 次,共计约 1 000 g,不成形,带鲜血。床旁急查胃镜提示十二指肠球部小溃疡,表面见活动性出血,内镜下予凝血酶及冰肾上腺素盐水冲洗止血,后未见活动性出血。予血凝酶 1 kU 每 2 h 1 次静脉推注(1 月 20 日—1 月 22 日)止血。输注红细胞悬液 200 ml。停用复方利舍平、阿司匹林、氯吡格雷。20:30,患者再次解柏油样血便 400 g。21:30,血红蛋白 44.0 g/L(110.0~150.0 g/L),血压 80/40 mmHg,急输红细胞悬液 800 ml+新鲜冷冻血浆 200 ml 纠正休克。21:40,再次解暗红色血便 400 g,不成形,面色苍白,仍显烦躁,血压 79/60 mmHg,心率 126 次/min,再给予输红细胞悬液 400 ml+新鲜冷冻血浆 200 ml 纠正休克。

1 月 21 日 9:00,再次解柏油样黑便约 400 ml,给予红细胞悬液 400 ml 及血浆 200 ml 静脉滴注。16:00,床旁内镜提示十二指肠球部血管断端,考虑血管畸形,镜下给予冰冻生理盐水及凝血酶冲洗止血。给予生长抑素收缩内脏血管治疗,输红细胞悬液 400 ml+血浆 200 ml,给予甲氧氯普胺 10 mg 1 次肌内注射。22:35,再次解暗红色血便约 400 ml,即刻心电监护示血压 56/40 mmHg,心率 130 次/min。给予红细胞悬液 400 ml 静脉滴注。

1 月 22 日 10:00,患者浅昏迷状态,血压 83/45 mmHg,给予多巴胺静脉推泵。17:53,患者即刻血压 50/30 mmHg,测 CVP 示 6 cmH₂O,给予低分子右旋糖酐 40 葡萄糖 500 ml 静脉滴注扩容对症处理。20:00,突发心跳减慢,血压下降,心电监护示心率、血压测量不出,经抢救无效,宣告死亡。

3.4.3　病例用药分析

引发上消化道大出血并且死亡的原因:① 患者可能有十二指肠球部血管畸形,是一种黏膜下血管扩张畸形,其病理变化为黏膜下动静脉间交通,静脉动脉化,静脉壁增厚、扩张、扭曲、硬化。病变血管位于肠黏膜下,是引起急性或慢性下消化道出血的原因之一。② 阿司匹林和氨糖美辛中包含吲哚美辛,系非甾体消炎镇痛药,具有抑制前列腺素合成的作用,可能造成胃肠道黏膜损伤、溃疡和出血。1 月 13 日发生上消化道大出血后仍未停用阿司匹林直到 1 月 20 日才停用。③ 二羟丙茶碱对胃肠道有较强的刺激刺激作用,有舒张外周血管和胃肠道平滑肌的作用,可能引发消化性溃疡,并使活动性消化性溃疡患者的出血加重。1 月 13 日发生上消化道大出血后仍未停用直到 1 月 22 日才停用。④ 氯吡格雷选择性抑制二磷酸腺苷(ADP)与它的血小板受体的结合及继发的 ADP 介导的糖蛋白 GPⅡb/Ⅲa 复合物的活化,可抑制血小板聚集(见杭州赛诺非安万特民生制药有限公司产品说明书)。1 月 13 日发生上消化道大出血后仍未停用直到 1 月 20 日才停用。⑤ 复方利血平包含利舍平、氯化钾等,对胃肠道有强烈的刺激作用,可能引起消化性溃疡及出血,在原有胃肠道疾病者更易发生。1 月 13 日发生上消化道大出血后仍未停用直到 1 月 20 日才停用。⑥ 1 月 21 日 16:00,在上消化道出血不止的情况下,给予甲氧氯普胺 10 mg 肌内注射。甲氧氯普胺可使胃肠道的动力增加,增强胃肠道,加重出血(见上海禾丰制药有限公司产品说明书)。⑦ 1 月 22 日 17:53,在上消化道出血不止的情况下,给予低分子右旋糖酐40葡萄糖500 ml静脉滴注。低分子右旋糖酐40葡萄糖可使已经汇集的红细胞和血小板解聚,降低血液黏滞性,防止血栓形成,但也可能加重上消化道出血(见上海长征富民金山制药有限公司产品说明书)。⑧患者存在机械通气等危险因素,可造成胃、十二指肠黏膜的急性病变,并存在使用非甾体抗炎药、阿司匹林、氯吡格雷,但未给予 H_2 受体阻滞剂或质子泵抑制剂,直到消化道大出血才使用。

在此需要指出的是,患者入院时查肌酐明显高于正常,而氨糖美辛肠溶片肾功能不全者禁用(见浙江海力生制药有限公司产品说明书);1月13日患者出现黑便,但当时未查出大便隐血阳性,1月18日再次解黑便,并且大便隐血++++,未及时停用复方利舍平、阿司匹林、氯吡格雷、二羟丙茶碱,违反了这4种药物的禁忌证(分别见上海信谊嘉华药业有限公司、上海信谊百路达药业有限公司、杭州赛诺非安万特民生制药有限公司、上海信谊金朱药业有限公司产品说明书),该患者阿司匹林禁忌证警示见图3-7至图3-9。在患者已经出现上消化道大出血的情况下,还使用甲氧氯普胺和低分子右旋糖酐40葡萄糖,则违反了这2种药物的禁忌证(分别见上海禾丰制药有限公司和上海长征富民金山制药有限公司产品说明书),禁忌证警示见图3-10和图3-11。

另外还需指出的是,患者因上消化道大出血而引起严重贫血,而硝酸异山梨酯明显贫血者禁用(见珠海许瓦兹制药有限公司产品说明书);患者存在冠心病、心律失常、心功能Ⅲ级(NYHA),而复方甲氧那明严重心血管疾病者禁用(见上海三共制药有限公司产品说明书)。

未遵守上述用药注意事项,不排除与患者消化道大出血和死亡有相关性。

患者基本信息

患者姓名	▨	患者住院号	108525	患者性别	男	患者出生年月	1927-1-1
患者过敏史							

— 处方信息

处方: 1100080890_20090118_1053(住院用药)	处方: 1100080890_20090118_1270(住院用药)
处方: 1100080890_20090118_0194(住院用药)	处方: 1100080890_20090118_1794(住院用药)

处方号	1100080890_20090118_1053	用药日期	2009-1-18 23:59	体重		身高	
科室名称	呼吸内科			医生姓名		医生工号	1053
患者诊断内容	慢性气管炎急性发作,上消化道出血			患者病理生理状态			

药品列表

组号	药名	规格	剂量	剂量单位	给药途径	频次	已用天数	用药指征
2038266978	临 ◇(速尿片)呋塞米片/20mg/粒	20mg	20	mg	口服	BID	1	
2038266994	◇螺内酯片(安体舒通)/20mg/粒	20mg	20	mg	口服	BID	1	
2038281864	临(阿司匹灵)阿司匹林肠溶片/100mg*30/粒	100mg*30	100	mg	口服	QD	1	
2038281866	(欣康)单硝酸异山梨酯缓释片/40mg/粒	40mg	40	mg	口服	QD	1	
2038281884	(波立维)硫酸氢氯吡格雷片/75mg/粒	75mg	75	mg	口服	QD	1	

— 检验信息 展开全部

检验时间	2009-1-18 13:22:46		检验样本		大便
序号	检验名称	检验单位	检验结果		参考范围
1	颜色		黑色		
2	性状		软		
3	隐血		++++		阴性

— 计算机预处理结果

问题列表	问题内容
□ 显示全部 □ 药物与检验相关的问题 (拜阿司匹灵)阿司匹林肠溶片/100mg*30/粒 (波立维)硫酸氢氯吡格雷片/75mg/粒	(拜阿司匹灵)阿司匹林肠溶片/100mg*30/粒 (1100080890_20090118_1053) 屏蔽该信息。 患者大便隐血++以上,(拜阿司匹灵)阿司匹林肠溶片胃、十二指肠溃疡患者禁用。见德国拜耳公司产品说明书。

图3-7 阿司匹林禁忌证警示

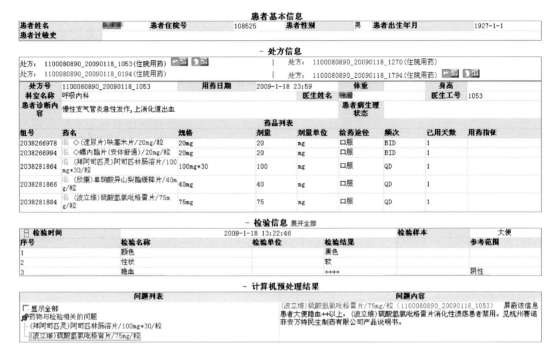

患者基本信息

患者姓名		患者住院号	108525	患者性别	男	患者出生年月	1927-1-1
患者过敏史							

— 处方信息

处方：1100080890_20090118_1053(住院用药)　　　　处方：1100080890_20090118_1270(住院用药)
处方：1100080890_20090118_0194(住院用药)　　　　处方：1100080890_20090118_1794(住院用药)

处方号	1100080890_20090118_1053	用药日期	2009-1-18 23:59	体重		身高	
科室名称	呼吸内科		医生姓名			医生工号	1053
患者诊断内容	慢性支气管炎急性发作，上消化道出血			患者病生理状态			

药品列表

组号	药名	规格	剂量	剂量单位	给药途径	频次	已用天数	用药指征
2038266978	临 ◇(速尿片)呋塞米片/20mg/粒	20mg	20	mg	口服	BID	1	
2038266994	临 ◇螺内酯片(安体舒通)/20mg/粒	20mg	20	mg	口服	BID	1	
2038281864	临 (拜阿司匹灵)阿司匹林肠溶片/100mg*30/粒	100mg*30	100	mg	口服	QD	1	
2038281866	临 (欣康)单硝酸异山梨酯缓释片/40mg/粒	40mg	40	mg	口服	QD	1	
2038281884	临 (波立维)硫酸氢氯吡格雷片/75mg/粒	75mg	75	mg	口服	QD	1	

— 检验信息 展开全部

检验时间		2009-1-18 13:22:46		检验样本		大便
序号	检验名称		检验单位	检验结果		参考范围
1	颜色			黑色		
2	性状			软		
3	隐血			++++		阴性

— 计算机预处理结果

问题列表	问题内容
□ 显示全部 ☑ 药物与检验相关的问题 　├ (拜阿司匹灵)阿司匹林肠溶片/100mg*30/粒 　└ (波立维)硫酸氢氯吡格雷片/75mg/粒	(波立维)硫酸氢氯吡格雷片/75mg/粒（1100080890_20090118_1053）　屏蔽该信息 患者大便隐血++以上，(波立维)硫酸氢氯吡格雷片消化性溃疡患者禁用。见杭州赛诺菲安万特民生制药有限公司产品说明书。

图 3-8　硫酸氢氯吡格雷禁忌证警示

患者基本信息

患者姓名		患者住院号	108525	患者性别	男	患者出生年月	1927-1-1
患者过敏史							

— 处方信息

处方：1100080890_20090118_1794(住院用药)　　　　处方：1100080890_20090118_1270(住院用药)
处方：1100080890_20090118_0194(住院用药)　　　　处方：1100080890_20090118_1053(住院用药)

处方号	1100080890_20090118_1794	用药日期	2009-1-18 23:59	体重		身高	
科室名称	呼吸内科		医生姓名			医生工号	1794
患者诊断内容	慢性支气管炎急性发作，上消化道出血			患者病生理状态			

药品列表

组号	药名	规格	剂量	剂量单位	给药途径	频次	已用天数	用药指征
2038202272	临 ◇复方利血平片(复方降压片)/60s/粒	60s	1	片	口服	QD	1	

— 检验信息 展开全部

+ 检验时间	2009-1-18 16:25:43	检验样本	血液

+ 检验时间	2009-1-18 14:33:08	检验样本	全血

检验时间		2009-1-18 13:22:46		检验样本		大便
序号	检验名称		检验单位	检验结果		参考范围
1	颜色			黑色		
2	性状			软		
3	隐血			++++		阴性

— 计算机预处理结果

问题列表	问题内容
□ 显示全部 ☑ 药物与检验相关的问题 　├ (异舒吉)硝酸异山梨酯注射液/10mg/支 　└ ◇复方利血平片(复方降压片)/60s/粒	◇复方利血平片(复方降压片)/60s/粒（1100080890_20090118_1794）　屏蔽该信息 患者大便OB ++ 以上，复方利血平片(复方降压片)胃及十二指肠溃疡者忌用. 见上海信谊嘉华药业有限公司产品说明书

图 3-9　复方利舍平片禁忌证警示

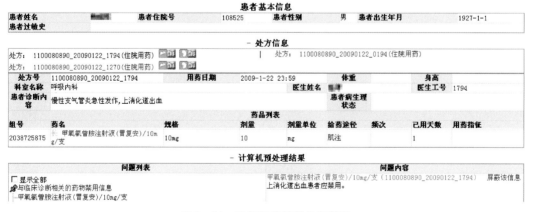

图 3-10　右旋糖酐 40 葡萄糖注射液禁忌证警示

图 3-11　甲氧氯普胺禁忌证警示

参考文献

［1］李德爱,战淑惠,李扬,等.实用消化内科药物治疗学[M].北京:人民卫生出版社,2003,302-303.

［2］贾公孚,谢惠民.药害临床防治大全[M].北京:人民卫生出版社,2002,416-421.

［3］杨世杰.药理学[M].北京:人民卫生出版社,2001,375-380,397-398.

［4］金惠铭,王建枝.病理生理学:6 版[M].北京:人民卫生出版社,2004,154-155,267.

3.5 一例肾功能衰竭患者青霉素过量违反头孢噻利禁忌证导致抗生素脑病病例分析

3.5.1 概述

患者入院后发生抗生素脑病死亡，与肾功能衰竭青霉素钠给药剂量过大以及违反头孢噻利禁忌证有关。用药监控系统捕捉到此用药相关问题，如及时干预，有可能避免悲剧的发生。

3.5.2 病史介绍及临床经过

患者为 83 岁男性，因脑梗死、尿路感染、慢性支气管炎急性发作、高血压病、痛风、左肾结石于 2008 年 10 月 12 日入院。给予低分子肝素钙（速碧林）0.4 g 每日 1 次皮下注射（10 月 12 日—10 月 22 日），噻氯匹定 0.25 g 每日 1 次口服（10 月 12 日—10 月 22 日）；单硝酸异山梨酯缓释片 50 mg 每日 1 次口服（10 月 12 日—10 月 22 日）；泮托拉唑 40 mg 每日 2 次静脉滴注（10 月 12 日）。

10 月 13 日，查肌酐 443 μmol/L（45～84 μmol/L），中性粒细胞百分率 87.5%（50%～70%），白细胞计数 9.97×10^9/L[（4.0～10.0）$\times 10^9$/L]。给予左氧氟沙星 0.2 g 每日 2 次静脉滴注（10 月 13 日—10 月 15 日），头孢西丁钠 2 g 每日 2 次静脉滴注（10 月 13 日—10 月 20 日）；甲氯芬酯 0.25 g 每日 1 次静脉滴注（10 月 13 日—10 月 22 日）；舒血宁 20 ml 每日 1 次静脉滴注（10 月 13 日—10 月 22 日），灯盏细辛 90 mg 每日 1 次静脉滴注（10 月 13 日—10 月 22 日）。

10 月 14 日，患者神志清楚，精神可，咳嗽、咳白色痰，体温 37.8℃，胃纳可。头颅 CT 示双侧基底节区腔梗，老年脑改变。给予艾司唑仑 1 mg 每晚 1 次口服（10 月 14 日—10 月 22 日）。

10 月 15 日，停左氧氟沙星，给予莫西沙星 400 mg 每日 1 次口服（10 月 15 日—10 月 20 日）。

10 月 16 日，患者左足疼痛，考虑痛风所致，给予苯溴马隆 50 mg 每日 1 次口服（10 月 16 日—10 月 22 日），美洛昔康 7.5 mg 每日 1 次口服（10 月 16 日）。

10 月 17 日，查肌酐 500 μmol/L（45～84 μmol/L）。

10 月 18 日，患者咳嗽、咳少量白痰，发热，体温 38.2℃，自诉左足疼痛，24 h 尿量约 600 ml。

10月20日，患者自诉左脚疼痛难忍，口腔黏膜有破损，咳嗽、咳白色痰，24 h尿量约600 ml。查体：神志清楚，双肺底可闻及少许水泡音，心率72次/min，律齐，双下肢Ⅰ度水肿，左足红肿，皮温高于正常。患者体温仍高，抗感染效果不佳，停莫西沙星和头孢西丁钠，给予青霉素钠640万U每日3次静脉滴注（10月20日—10月22日），同时给予头孢噻利1.0 g每日2次静脉滴注（10月21日）。告知家属头孢噻利为自费用药，会出现过敏反应，可能疗效不佳，可能引起急性肝、肾功能损害，家属表示接受，签字同意使用。

10月21日10:00，患者偶有咳嗽、咳痰，体温36.8℃。精神萎靡、反应迟钝，呼之能应，气尚平，双肺底可闻及少许啰音，颜面水肿，双下肢Ⅱ度水肿，左脚红肿明显。血气分析示代谢性酸中毒，给予5%碳酸氢钠325 ml静脉滴注，碳酸氢钠片1.0 g每日2次口服纠正酸中毒。

21:00，家属诉患者2日来反应迟钝，今下午起明显加重，现呼之可点头，反应迟钝无对答，伴手足抽搐，恶心，未呕吐，且今日尿量少，12 h尿量300 ml。

21:50，患者情绪烦躁。头颅CT读片未见新发脑梗死、脑出血。血气分析示代谢性酸中毒。查钾4.8 mmol/L（3.50～5.30 mmol/L），钠146 mmol/L（135.0～147.0 mmol/L），氯114 mmol/L（98.0～107.0 mmol/L）。肌酐870 μmol/L（45～84 μmol/L），提示肾功能衰竭尿毒症期。

23:00，患者烦躁及肢体抽搐较前有所好转，心电监护提示心率100次/min，欠齐，血压150/82 mmHg。

10月22日00:30，患者手足及口角抽搐较前明显加重，伴气急，呼之不应，并反复呃逆，呕吐1次。心电监护提示心率120次/min，律欠齐，血压135/102 mmHg，氧饱和度98%，体温36.7℃，双肺未及明显干湿啰音，腹膨隆，双下肢Ⅱ度水肿。

1:30，患者因四肢及口角抽搐、持续性癫痫发作转入急危重病科（ICU），昏迷，四肢及口面部持续抽搐，口唇咬伤，双肺可闻及痰鸣音，心率130次/min，律齐，给予地西泮10 mg静脉推注后，气管插管，呼吸机辅助呼吸。

9:00，患者神志不清，呼之不应，压眶无反应。偶有四肢、口角抽搐。查肌酐814 μmol/L（45～84 μmol/L），钠148 mmol/L（135.0～147.0 mmol/L），钾3.2 mmol/L（3.50～5.30 mmol/L），氯118 mmol/L（98.0～107.0 mmol/L）。给予促红细胞生成素3 000 U每日2次皮下注射（10月22日—），30%脂肪乳250 ml每日1次静脉滴注（10月22日—10月23日）。

16:30，患者行CRRT中，地西泮持续静脉维持抗癫痫（地西泮100 mg＋生理盐水30 ml，5 ml/h）。昏迷，四肢仍有间断抽动。

10月23日9:00，患者目前CRRT中，地西泮持续静脉维持抗癫痫（地西泮100 mg＋生理盐水30 ml，7 ml/h）。患者仍昏迷，四肢抽搐较前有所好转。查肌酐409 μmol/L（45～

84 μmol/L),白细胞计数 12.1×10^9/L[(4.0～10.0)×10^9/L],中性粒细胞百分率 84.9%(50%～70%),血红蛋白 77.0 g/L(110.0～150.0 g/L),穿刺部位渗血。给予维生素 K$_1$ 20 mg 每日 1 次静脉滴注(10 月 23 日—)。考虑存在感染,给予哌拉西林钠舒巴坦钠 4.5 g 每日 3 次静脉滴注(10 月 23 日—)。

10:00,输注红细胞悬液 600 ml 纠正贫血,输注冰冻血浆 3 U 补充凝血因子。

10 月 24 日,患者目前呼吸机辅助呼吸并 CRRT 中,给予地西泮持续静脉维持抗癫痫(地西泮 100 mg+生理盐水 30 ml,7 ml/h)。患者仍昏迷,四肢抽搐较前有所好转,浅昏迷,两肺未闻及明显干湿性啰音,双下肢无水肿。查肌酐 310 μmol/L(45～84 μmol/L)。输注血浆 400 ml,白蛋白 12.5 g。

10 月 25 日,患者目前呼吸机辅助呼吸并 CRRT 中,浅昏迷,四肢已无抽搐。两肺未闻及明显干湿性啰音,查肌酐 193 μmol/L(45～84 μmol/L)。

10 月 26 日,患者呼吸机辅助呼吸中,对刺激有反应,四肢无抽搐。痰培养示白色念珠菌 50%。给予氟康唑 200 mg 每日 1 次静脉滴注(10 月 26 日—)。

3.5.3　病例用药分析

患者 10 月 13 日入院时查肌酐 443 μmol/L,但神志清楚,精神可。先后给予噻氯匹定、左氧氟沙星、苯溴马隆、美洛昔康,特别是予头孢噻利治疗后,10 月 21 日患者进展为肾功能衰竭尿毒症。其主要原因:① 患者原先已有严重的肾功能不全,又有脑梗死、高血压病、痛风、肾结石、感染等,10 月 18 日体温仍有 38.2℃,感染未被控制,存在可能引发肾功能衰竭尿毒症的疾病基础。② 在患者已存在严重肾功能不全的情况下,10 月 13 日查肌酐 443 μmol/L,可计算出肌酐清除率为 13 ml/min(患者体重约 80 kg),左氧氟沙星应减量。实际上给予常规剂量左氧氟沙星 0.2 g 每日 2 次静脉滴注(10 月 13 日—10 月 15日),易导致左氧氟沙星在体内蓄积,在肾脏形成结晶,引起尿路刺激和阻塞,出现尿闭等症状,从而引发肾功能衰竭。③ 在患者已存在严重肾功能不全的情况下,给予苯溴马隆 50 mg 每日 1 次口服(10 月 16 日—10 月 22 日),可能使大量尿酸经肾排泄,加重尿酸结晶在肾小管等部位的阻塞,促使肾功能衰竭的发生。苯溴马隆片肌酐清除率低于 20 ml/min 者禁用(见德国赫曼大药厂产品说明书)。④ 在患者已存在严重肾功能不全的情况下,给予美洛昔康 7.5 mg 每日 1 次口服(10 月 16 日),美洛昔康为非甾体抗炎药,抑制 PGI$_2$ 和 PGE$_2$ 的合成,使肾灌注不足加重,甚至不能维持,可诱发肾功能衰竭。美洛昔康片非透析严重肾功能不全者禁用(见昆山龙灯瑞迪制药有限公司产品说明书)。⑤ 在患者已存在严重肾功能不全的情况下,给予头孢西丁钠 2 g 每日 2 次静脉滴注(10 月 13 日—10 月20 日),可能使头孢西丁钠在肾小管蓄积,使微粒体肿胀坏死,从而引发肾功能衰竭。肌酐清除率为 13 ml/min 时,头孢西丁钠应该是最多 1 g,每日 2 次静脉滴注(见扬子江药业集团有限公司产品说明书)。⑥ 在患者已存在严重肾功能不全的情况下,给予头孢噻利

1.0 g 每日 2 次静脉滴注(10 月 21 日),使头孢噻利在体内和肾小管蓄积,加重肾脏毒性,从而诱发肾功能衰竭(见江苏瑞恒医药股份有限公司产品说明书)。

患者发生癫痫、昏迷的主要原因有:① 患者有脑梗死、代谢性酸中毒,存在诱发癫痫、昏迷的疾病基础。② 患者因尿毒症引起钙磷代谢异常、低钙血症,可引发抽搐。③ 患者接受甲氯芬酯 0.25 g 每日 1 次静脉滴注(10 月 13 日—10 月 22 日),可诱发惊厥(见湖南五洲通药业有限责任公司产品说明书)。④ 患者存在严重肾功能不全,给予头孢噻利 1.0 g 每日 2 次静脉滴注(10 月 21 日),使头孢噻利在体内蓄积,诱发痉挛、意识障碍。头孢噻利为第四代头孢菌素,含透析在内的肾功能不全患者禁用(见江苏瑞恒医药股份有限公司产品说明书),根据肾功能警示头孢噻利用法用量见图 3 - 12。⑤ 患者存在肾功能衰竭,给予青霉素钠 640 万 U 每日 3 次静脉滴注(10 月 20 日—10 月 22 日),使之在体内蓄积,使脑脊液浓度过高而导致抽搐、昏迷、青霉素脑病(见上海新先锋药业有限公司产品说明书)。10 月 21 日查肌酐 870 μmol/L,同理可计算出肌酐清除率约 6 ml/min,按药品说明书规定,青霉素钠给药间期应延长至 12~18 h,或给药间期不变,每次剂量减少至正常剂量的 25%~50%(见上海新先锋药业有限公司产品说明书),因此青霉素钠最多 320 U 每日 3 次静脉滴注,肾功能不全患者青霉素用法用量警示信息见图 3 - 13。慢性支气管炎

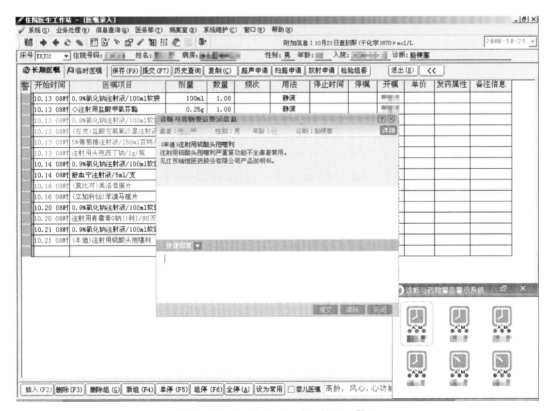

图 3 - 12　注射用头孢噻利禁忌证警示

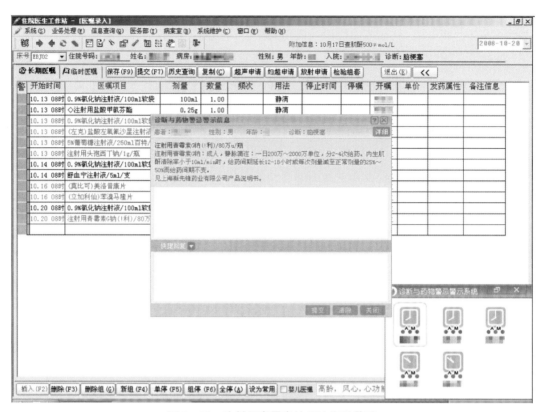

图 3-13　注射用青霉素钠用法用量警示

急性发作具备下列 2 条或 2 条以上标准,考虑铜绿假单胞菌感染可能:最近住院史;经常(每年 4 次)或最近 3 个月使用抗菌药;病情严重($FEV_1 < 30\%$ 预计值);既往急性加重时曾分离出铜绿假单胞菌;有结构性肺病(如支气管扩张);使用糖皮质激素者。应首选(头孢他啶、头孢吡肟、β 内酰胺类/β 内酰胺酶抑制剂、碳青霉烯类)±(环丙沙星、左氧氟沙星)或者氨基糖苷类。患者 83 岁高龄,因脑梗死、尿路感染、慢性支气管炎急性发作、高血压病、痛风入院。最近住院史显示 3 个月内使用抗菌药,有铜绿假单胞菌风险,而青霉素钠对铜绿假单胞菌无效,故不应使用。另外,头孢噻利为第四代头孢菌素,抗菌谱与青霉素钠有重叠。

在此需要指出的是,10 月 13 日查肌酐为 443 μmol/L,可计算出肌酐清除率为 13 ml/min(患者体重约 80 kg),左氧氟沙星应减量,头孢西丁钠应该是最多 1 g 每日 2 次静脉滴注,苯溴马隆片肌酐清除率低于 20 ml/min 者禁用,美洛昔康片非透析严重肾功能不全者禁用,头孢噻利含透析在内的肾功能不全患者禁用;10 月 21 日查肌酐 870 μmol/L,同理可计算出肌酐清除率约为 6 ml/min,青霉素钠最多 320 U 每日 3 次静脉滴注;患者为有铜绿假单胞菌风险的慢性支气管炎急性发作,青霉素钠不适宜。

未遵守上述用药注意事项,可能与患者病情恶化有相关性。

参考文献

[1] 金惠铭,王建枝.病理生理学:6 版[M].北京:人民卫生出版社,2004,190 - 198,267 - 268.

[2] 贾公孚,谢惠民,主编. 药害临床防治大全[M].北京:人民卫生出版社,2002,504 - 506,496 - 500.

[3] 匡培根. 神经系统疾病药物治疗学[M].北京:人民卫生出版社,2003,669 - 670.

[4] 抗菌药物临床应用指导原则修订工作组.抗菌药物临床应用指导原则 2015 版[M]. 北京:人民卫生出版社,2015,72 - 75.

3.6　一例肾功能不全患者给予顺铂化疗导致重度骨髓抑制、肾功能衰竭、代谢性酸中毒、低血糖病例分析

3.6.1　概述

患者予顺铂化疗后导致重度骨髓抑制、肾功能衰竭、代谢性酸中毒、低血糖,与违反了禁忌证有关:顺铂肾功能损害者禁用;二甲双胍糖尿病肾病者禁用;阿普唑仑肝肾功能损害者禁忌。用药监控系统捕捉到此用药相关问题。如及时干预,有可能避免悲剧的发生。

3.6.2　病史介绍及临床经过

患者 59 岁男性,有高血压病史 10 余年,血压最高 170/80 mmHg,长期服用降血压药物治疗。有糖尿病病史 7 年,血糖最高 16 mmol/L,长期服用二甲双胍治疗。2009 年 7 月胸腔镜下行纵隔肿瘤切除术,术后病理诊断为前上纵隔胸腺神经内分泌肿瘤,倾向类癌。2009 年 7—8 月放疗 20 次。2009 年 11 月复查骨 ECT 提示骨转移可能,于 11 月 30 日收治住院。临床诊断为胸腺癌切除术后,KPS:80 分;高血压 2 级(高危组);2 型糖尿病。

查体未发现异常。给予甲地孕酮分散片 1 片每日 2 次口服(11 月 30 日—12 月 21 日)改善食欲,硫普罗宁 0.2 g 每日 1 次静脉滴注(11 月 30 日—12 月 8 日),艾迪 80 ml 每日 1 次静脉滴注(11 月 30 日—12 月 9 日),吗啡缓释片 30 mg 每日 2 次口服(11 月 30 日—12 月 13 日)、60 mg 每日 2 次口服(12 月 13 日—12 月 21 日),吗啡控释片 20 mg 每日 2 次口服(12 月 18 日—12 月 21 日),吲哚美辛栓 100 mg 每日 1 次纳肛(12 月 1 日—12 月 9 日)止痛等治疗。

12 月 1 日,查肌酐 100 μmol/L(59~104 μmol/L)。

12 月 2 日,查体未见异常。给予呋塞米 20 mg 每日 1 次口服(12 月 2 日—12 月 9 日)20 mg 每日 2 次口服(12 月 10 日—12 月 15 日),螺内酯 40 mg 每日 1 次口服(12 月 2 日—12 月 9 日)利尿。

12 月 3 日,骨 ECT 示全身多发骨转移,肿瘤断层显像见右侧胸腔积液,颈部 CT 示双侧颈部多发小中大淋巴结。

12 月 5 日,患者面部轻度水肿,双下肢无水肿。

12 月 7 日,临时给予吲哚美辛栓 100 mg 1 次纳肛。

12 月 9 日,查尿蛋白 1+,提示肾功能损害。

12 月 10 日,患者颜面部及双下肢水肿,诉腰背部疼痛(生理盐水 R=3 分),干咳无痰,无发热。白细胞计数 3.58×10^9/L[$(4.0 \sim 10.0) \times 10^9$/L],中性粒细胞百分率 72.3%(50%~70%),提示白细胞减少,查红细胞、血小板正常。钾 6.61 mmol/L(3.50~5.30 mmol/L),钙 2.65 mmol/L(2.15~2.55 mmol/L),提示高钾、高钙血症。葡萄糖 5.91 mmol/L(3.10~6.40 mmol/L),肌酐 132 μmol/L(59~104 μmol/L),提示肾功能损害。另外,查各项凝血指标提示高凝状态,肝功能各项指标基本正常。给予聚磺苯乙烯钠散 15 g 每日 1 次口服(12 月 10 日—12 月 15 日)降钾。

12 月 11 日,患者诉腰背部疼痛(生理盐水 R=1 分),乏力,干咳无痰,无发热,睡眠差。给予二甲双胍 0.5 g,每日 3 次,餐前 30 min 口服(12 月 11 日—12 月 21 日)降血糖,阿普唑仑 0.4 mg 每晚 1 次口服(12 月 11 日—12 月 21 日)改善睡眠。

12 月 12 日 10:00,医师经讨论后认为,患者目前无明显化疗绝对禁忌证,予 TP 方案(紫杉醇 150 mg/m² d1+顺铂 75 mg/m² d1)。患者体表面积 1.68 m²,故具体剂量为紫杉醇 240 mg 1 次静脉滴注(12 月 12 日),顺铂 40 mg 每日 1 次静脉滴注(12 月 12 日—12 月 14 日)。另外,给予参附 80 ml+生物合成人胰岛素 4 U+5%葡萄糖 250 ml 每日 1 次静脉滴注(12 月 12 日—12 月 21 日)。

12 月 13 日 00:00,患者全身酸痛,难以入睡,临时给予吲哚美辛栓 100 mg 1 次纳肛。

12 月 14 日 16:00,化疗结束后,患者诉腹胀,上腹部隐痛,查体移动性浊音阳性,考虑自发性腹膜炎可能,且化疗期间易并发消化道、呼吸道等部位感染,给予头孢呋辛钠 1.5 g 每日 2 次静脉滴注(12 月 14 日—12 月 18 日)预防感染。

12 月 15 日,患者 24 h 尿量 1 380 ml,较前有所减少,腹泻 5 次,黄色水样便。白细胞计数 3.55×10^9/L[$(4.0 \sim 10.0) \times 10^9$/L],中性粒细胞百分率 92.9%(50%~70%),肌酐 131 μmol/L(59~104 μmol/L)。各项凝血指标提示继发纤溶亢进,给予重组人粒细胞集落刺激因子等治疗。

12 月 17 日,给予右侧胸腔引流 460 ml 淡黄色液体,经引流管注入金葡液 10 ml。腹部 B 超示双侧肾盂分离并双侧输尿管上段扩张,慢性膀胱炎,可能存在泌尿道梗阻。

12 月 19 日,白细胞计数 0.87×10^9/L[$(4.0 \sim 10.0) \times 10^9$/L],中性粒细胞绝对数 0.37×10^9/L[$(2 \sim 7) \times 10^9$/L],红细胞、血小板计数正常,提示四度骨髓抑制。钾 5.46 mmol/L(3.50~5.30 mmol/L),二氧化碳结合力 16.8 mmol/L(22~29 mmol/L),肌酐 195 μmol/L(59~104 μmol/L),葡萄糖 3.24 mmol/L(3.10~6.40 mmol/L)。谷丙转

氨酶 98 IU/L(<64 IU/L),乳酸脱氢酶 304 IU/L(135～225 IU/L),提示肝功能损害。给予头孢他啶 2 g 每日 2 次静脉滴注(12 月 19 日—12 月 21 日)预防感染。

12 月 20 日 9:00,白细胞计数 $3.59×10^9$/L[$(4.0～10.0)×10^9$/L],中性粒细胞绝对数 $3.31×10^9$/L[$(2～7)×10^9$/L],提示骨髓抑制有所改善。

16:30,患者神清,反应稍迟钝,气稍促,呼吸 20 次/min,心率 86 次/min,律齐,急查血糖提示 2.1 mmol/L(3.10～6.40 mmol/L),嘱患者进食糖水。

20:00,血气分析示 pH 7.221(7.35～7.45),碳酸氢根 8.3 mmol/L(22～26 mmol/L),剩余碱- 19.4 mmol/L(-3～+3 mmol/L),提示存在代谢性酸中毒,给予 5% 碳酸氢钠 250 ml 静脉滴注纠正代谢性酸中毒;血糖 3.1 mmol/L(3.10～6.40 mmol/L),提示患者血糖偏低,给予 5% 糖水持续静脉滴注纠正低血糖。

12 月 21 日 8:00,患者尿少,精神萎靡,反应迟钝,呼吸稍促,呼吸 22 次/min,口唇稍紫绀,双肺未闻及干湿性啰音,心率 106 次/min,律齐,腹部膨隆,移动性浊音阳性,双下肢轻度水肿。各项指标提示骨髓抑制纠正。血气分析 pH 7.258(7.35～7.45),剩余碱 -14.1 mmol/L(-3～+3 mmol/L),二氧化碳分压 3.96 kPa(4.5～6.0 kPa),氧气分压 4.42 kPa(10.66～13.33 kPa),提示存在呼吸衰竭伴代谢性酸中毒,给予 5% 碳酸氢钠 125 ml 静滴纠正酸中毒。

9:00,心肌酶谱提示存在心肌受损;肌酐 417 μmol/L(59～104 μmol/L),谷丙转氨酶 88 IU/L(<64 IU/L),乳酸脱氢酶 411 IU/L(135～225 IU/L),提示存在肝功能损害,肾功能衰竭。

10:10,患者神志欠清,呼吸浅慢,心电监护提示血氧饱和度 28%,血压 95/45 mmHg,心率 115 次/min。之后患者呼吸停止,血压 70/35 mmHg,心率 62 次/min,经抢救无效,11:03 患者死亡。

3.6.3 病例用药分析

患者入院时,12 月 1 日肌酐 100 μmol/L,12 月 10 日化疗前肌酐上升到 132 μmol/L,出现肾功能不全,主要原因:① 患者胸腺癌切除术后全身多发骨转移伴高钙血症、高血压 2 级(高危组)、2 型糖尿病,可导致肾血液灌流量降低。② 给予呋塞米 20 mg 每日 1 次口服(12 月 2 日—12 月 9 日)、20 mg 每日 2 次口服(12 月 10 日—12 月 15 日),加上患者摄入少,可能引发容量不足导致肾血液灌流量和 GFR 显著降低。③ 给予吲哚美辛栓 100 mg 每日 1 次纳肛(12 月 1 日—12 月 9 日),12 月 7 日又临时加用一次,此药为非甾体抗炎药,可抑制前列腺素的合成,减少对肾脏的保护作用。

在心力衰竭而肾功能正常情况下,螺内酯:呋塞米=2:1 对血钾影响最小,因此螺内酯 40 mg 每日 1 次口服联合呋塞米 20 mg 每日 1 次口服通常不会引发高钾血症。实际上给予呋塞米 20 mg 每日 1 次口服(12 月 2 日—12 月 9 日)、20 mg 每日 2 次口服(12 月

10日—12月15日），螺内酯40 mg每日1次口服（12月2日—12月9日）。螺内酯：呋塞米＝2∶1，而患者发生了肾功能损害，故引发了高钾血症。

12月19日发生四度骨髓抑制的主要原因：① 给予顺铂40 mg每日1次静脉滴注（12月12日—12月14日），顺铂直接作用于骨髓，影响细胞代谢，抑制白细胞生长发育。② 顺铂半衰期在48 h以上，主要由肾脏排泄，通过肾小球过滤或部分由肾小管分泌，用药后96 h内25％～45％由尿排出。患者存在肾功能不全，使顺铂半衰期延长，在体内蓄积，从而使骨髓抑制发生概率大大增加（见齐鲁制药有限公司药品说明书）。③ 给予紫杉醇240 mg 1次静脉滴注（12月12日），紫杉醇可引发骨髓抑制，一般发生在用药后8～10日，严重中性粒细胞减少发生率为47％（见南京思科药业有限公司药品说明书）。患者12月12日使用紫杉醇，12月19日发生骨髓抑制，因此时间上相符。

12月20日发生代谢性酸中毒的主要可能原因：① 给予二甲双胍0.5 g每日3次口服（12月11日—12月21日），此药主要经肾脏排泄，24 h内肾脏排泄90％。患者存在肾功能不全，并且进行性加重，可造成二甲双胍在体内蓄积，增强无氧酵解，抑制肝脏及肌肉对乳酸的摄取，抑制糖异生作用，从而引发乳酸性酸中毒（见深圳市中联制药有限公司药品说明书）。② 患者存在肾功能不全，并且进行性加重，可造成体内固定酸不能由尿排出，在体内蓄积。③ 12月19日钾5.46 mmol/L，存在高钾血症，钾离子与细胞内氢离子交换，可引起细胞外氢离子增加，导致代谢性酸中毒。④ 患者休克、感染、脑血管意外、心肌梗死、心力衰竭等证据不足，故这些因素诱发乳酸性酸中毒的可能性比较小。⑤ 由于患者（12月20日血糖2.1 mmol/L）血糖偏低，故酮症酸中毒引发代谢性酸中毒的可能性比较小。

患者发生低血糖的主要原因：① 给予二甲双胍0.5 g每日3次口服（12月11日—12月21日）。因肾功能衰竭导致二甲双胍在体内蓄积而降低血糖（见深圳市中联制药有限公司药品说明书）。② 患者因严重疾病摄入极少，加上肾功能衰竭、肝功能损害，使糖异生能力降低从而引发低血糖。

12月21日患者发生肾功能衰竭的主要原因：① 患者有肾功能不全、胸腺癌切除术后全身多发骨转移伴高钙血症、高血压2级（高危组）、2型糖尿病、代谢性酸中毒、严重骨髓抑制等引发肾功能衰竭的疾病基础。② 给予顺铂40 mg每日1次静脉滴注（12月12日—12月14日），此药主要由肾脏排泄，患者已经存在肾功能不全，使顺铂半衰期延长，在体内蓄积，而在肾脏蓄积又约为其他脏器的6倍，可产生肾小管坏死，诱发肾功能衰竭（见齐鲁制药有限公司药品说明书）。③ 虽然紫杉醇损害肾功能的报道比较少，但可能性也是存在的。④ B超示泌尿道梗阻可能。

12月21日患者发生呼吸衰竭的主要原因：① 患者存在休克、右侧胸腔积液、代谢性酸中毒、胸腺癌切除术后全身多发骨转移伴高钙血症等引发呼吸衰竭的疾病基础。② 顺铂、紫杉醇可能对肺造成损伤。③ 患者存在高钾血症，可能加重呼吸肌麻痹。④ 予阿普唑仑 0.4 mg 每晚 1 次口服(12 月 11 日—12 月 21 日),此药经肝脏代谢为与原药一样有药理活性的 α-羟基阿普唑仑,经肾脏排泄,患者已经发生了肾功能衰竭,又有肝脏损害,阿普唑仑和 α-羟基阿普唑仑可能在体内蓄积,引起呼吸中枢抑制(见上海信谊药厂有限公司药品说明书)。⑤ 给予吗啡缓释片 60 mg 每日 2 次口服(12 月 13 日—12 月 21 日)、吗啡控释片 20 mg 每日 2 次口服(12 月 18 日—12 月 21 日),将吗啡缓释片和吗啡控释片同时给患者服用,加上患者肾功能衰竭合并肝脏损害,再加上阿普唑仑可加剧和延长吗啡的抑制作用,导致呼吸中枢抑制(见北京萌蒂制药有限公司药品说明书)。⑥ 患者严重感染可能没有得到有效控制。中性粒细胞缺乏引发的感染,常规使用抗铜绿假单胞菌 β-内酰胺类药物如头孢他啶、头孢吡肟、哌拉西林他唑巴坦钠、头孢哌酮舒巴坦钠、碳青霉烯类,对血流动力学不稳定者可联合抗革兰阳性球菌的药物。2～3 天抗感染效果不佳及时调整抗菌药物。该患者应密切监测降钙素原、CRP 等指标,及时行床旁胸片等,判断抗感染是否有效,以便及时更换抗菌药。⑦ 患者胸腺癌切除术后全身多发骨转移伴高钙血症,加上 2 型糖尿病合并高血压,再加上给予甲地孕酮分散片 1 片每日 2 次口服(11 月 30 日—12 月 21 日)使 ATⅢ活性和含量呈下降趋势,以致栓塞发生的风险增加。应给予低分子肝素、阿司匹林肠溶片等预防栓塞。实际上未给予,因此患者发生呼吸衰竭。

在此需要指出的是,患者 12 月 10 日肌酐上升到 132 μmol/L,12 月 12 日仍给予顺铂化疗,而顺铂肾功能损害者禁用(见齐鲁制药有限公司药品说明书),警示信息见图 3-14;

患者基本信息						
患者姓名		患者住院号	152809	患者性别	男 患者出生年月	1951-10-6
患者过敏史						

处方信息					
处方:1100104580_20091212_1531(住院用药)			处方:1100104580_20091212_1214(住院用药)		
处方号	1100104580_20091212_1531	用药日期	2009-12-12 23:59	体重	身高
科室名称	肿瘤科		医生姓名		医生工号 1531
患者诊断内容	胸腺恶性肿瘤		患者病生理状态		

药品列表								
组号	药名	规格	剂量	剂量单位	给药途径	频次	已用天数	用药总量
2048710286	◇(美施康定)硫酸吗啡缓释片/30mg/粒	30mg	30	mg	口服	Q12H	1	1粒
2048798919	0.9%氯化钠注射液/100ml软袋	100ml软袋	100	ml	静滴	QD	1	1袋
2048798919	(枢星)格拉司琼注射液/3mg/3ml/支	3mg/3ml	3	mg	静滴	QD	1	1支
2048798946	0.9%氯化钠注射液/500ml软袋	500ml软袋	500	ml	静滴	QD	1	1袋
2048798946	顺铂(冻干型)/20mg/支	20mg	40	mg	静滴	QD	1	2支

检验信息 收缩全部					
检验时间		2009-12-10 13:57		检验样本	血液
序号	检验名称	检验单位	检验结果		参考范围
1	钠	mmol/L	140.0		136.0～145.0
2	钾	mmol/L	6.61	↑	3.50～5.10
4	肌酐	umol/L	132	↑	59～104

计算机预处理结果	
问题列表	问题内容
☐ 显示全部	顺铂(冻干型)/20mg/支（1100104580_20091213_1531） 屏蔽该信息
☐ 药物与检验相关的问题	患者肌酐大于正常值,顺铂(冻干型)肾损害患者禁用。见齐鲁制药厂产品说明书。
├(美迪康)二甲双胍片/250mg/粒	
└顺铂(冻干型)/20mg/支	

图 3-14 顺铂检验值相关警示

阿普唑仑肝肾功能损害者禁忌(见上海信谊药厂有限公司药品说明书),警示信息见图 3-15;二甲双胍糖尿病肾病者禁用,血清肌酐超过 132.6 μmol/L 者禁用(见深圳市中联制药有限公司药品说明书),警示信息见图 3-16;在心衰而肾功能正常情况下,螺内

图 3-15　阿普唑仑检验值相关警示

图 3-16　二甲双胍检验值相关警示

酯：呋塞米＝2∶1对血钾影响最小；应严格掌握利尿剂的适应证；中性粒细胞缺乏引发的感染，常规使用抗铜绿假单胞菌β-内酰胺类药物，应密切监测降钙素原、CRP等指标，及时行床旁胸片等，判断抗感染是否有效，2～3天抗感染效果不佳及时调整；全身多发骨转移伴高钙血症，加上2型糖尿病合并高血压，再加上给予甲地孕酮分散片，使栓塞发生的风险增加，应给予低分子肝素、阿司匹林肠溶片等预防栓塞。

未遵守上述用药注意事项，可能与患者病情恶化、死亡有相关性。

参考文献

[1] 王建枝,殷莲华.病理生理学：8版[M].北京：人民卫生出版社,2013,15-21,246-259.
[2] 贾公孚,谢惠民.药害临床防治大全[M].北京：人民卫生出版社,2002,389-393,496-05,515-522,528-532.
[3] 代铁成,赵月.不同剂量利尿剂联合应用对心衰患者血钾的影响[J].心血管康复医学杂志,2010,19(6)：636-638.
[4] 叶任高,陆再英.内科学：6版[M].北京：人民卫生出版社,2005,141-142,234-235,809-812.
[5] 抗菌药物临床应用指导原则修订工作组.抗菌药物临床应用指导原则2015版[M].北京：人民卫生出版社,94-100,128-129.
[6] 牛旭,李志霞.普外科腹部手术后肺栓塞的预防研究进展[J].中华临床医师杂志,2011,5(3)：818-822.

3.7　一例入院后发生感染加重肾功能不全、上消化道大出血病例分析

3.7.1　概述

患者入院后感染加重、肾功能不全加重、上消化道大出血、肢体抽搐，可能与下列用药相关问题有关：头孢替安治疗成人败血症，每日4g，应分2～4次静脉滴注；左氧氟沙星和诺氟沙星联合使用属于重复用药；美洛昔康片非透析严重肾功能不全者禁用；甲氯芬酯应该是0.1～0.25g，每日3次静脉滴注；七叶皂苷钠最大日剂量应为20mg，且七叶皂苷钠肾功能不全者禁用。用药监控系统捕捉到上述用药相关问题，如及时干预，有可能避免悲剧的发生。

3.7.2　病史介绍及临床经过

患者74岁女性，因左肱骨近端骨折、左股骨粗隆间粉碎性骨折、糖尿病、高血压病于2009年3月25日入院。既往高血压病史20年，平素血压正常，未给予治疗。糖尿病史20余年，血糖控制不佳。白细胞计数10.29×10⁹/L[(4.0～10.0)×10⁹/L]，中性粒细胞百分率82.2%(50%～70%)，血红蛋白63.0g/L(110.0～150.0g/L)，葡萄糖16.46mmol/L

（3.10～6.40 mmol/L），肌酐 180 μmol/L（45～84 μmol/L），血气分析示氧分压 62.3 mmHg（83.0～108.0 mmHg）。

给予头孢替安 4 g 每日 1 次静脉滴注（3月25日—4月5日）抗感染，N-L 丙氨酰-L-谷氨酰 20 g+生理盐水 500 ml 每日 1 次静脉滴注（3月25日—3月31日）补充营养，另外给予胰岛素皮下注射控制血糖。

3月26日9:00，患者一般情况好，右脚第四脚趾坏疽，余趾末梢血运佳。胸片示两肺纹理增多。空腹血糖 15.8 mmol/L（3.10～6.40 mmol/L），白细胞计数 12.0×10⁹/L[（4.0～10.0）×10⁹/L]，血红蛋白 59.0 g/L（110.0～150.0 g/L），输入红细胞悬液 800 ml 及血浆 200 ml 纠正贫血。

3月27日，患者一般情况尚可，饮食欠佳，白细胞计数 15.80×10⁹/L[（4.0～10.0）×10⁹/L]，中性粒细胞百分率 84.7%（50%～70%），血红蛋白 105.0 g/L（110.0～150.0 g/L）。尿隐血 3+，尿蛋白 2+，尿葡萄糖 4+，镜检白细胞 1～3/HP。给予诺氟沙星 0.1 g 每日 3 次口服（3月28日—4月5日）抗尿路感染。

3月29日，给予美洛昔康 7.5 mg 每日 2 次口服（3月29日—4月5日）。

3月30日10:00，患者一般情况好，空腹血糖 5.7 mmol/L（3.10～6.40 mmol/L），C 反应蛋白 127 mg/L（<8 mg/L），血沉 93 mm/H（<20 mm/H）。

3月31日，空腹血糖 10.2 mmol/L（3.10～6.40 mmol/L），钾 2.9 mmol/L（3.50～5.30 mmol/L），给予氯化钾片 0.75 g 每日 3 次口服（3月31日—4月3日），10% 氯化钾 15 ml 加入补液中静脉滴注（3月31日—4月3日），另外给予右足坏疽换药。

4月3日，白细胞计数 20.61×10⁹/L[（4.0～10.0）×10⁹/L]，中性粒细胞百分率 93.7%（50%～70%），血红蛋白 107.0 g/L（110.0～150.0 g/L）。给予左氧氟沙星 0.2 g 每日 2 次静脉滴注（4月3日—4月5日）加强抗感染。

4月4日，肌酐 369 μmol/L（45～84 μmol/L）。

4月5日10:00，患者精神差，心电监护示心率 89 次/min，血压 125/68 mmHg，脉搏 16 次/min。查体两肺可闻及散在湿性啰音，右脚第四脚趾坏疽、破溃，右第二趾至第五趾根部青紫，破溃，破溃处上覆脓苔，多量渗液。查空腹血糖 7.4 mmol/l（3.10～6.40 mmol/L）。中性粒细胞百分率 89.7%（50%～70%），白细胞计数 21.40×10⁹/L[（4.0～10.0）×10⁹/L]，钾 5.68 mmol/L（3.50～5.30 mmol/L）。请 ICU 医师会诊，诊断为慢性肾功能不全急性加重、高钾血症、尿路感染、肺部感染、糖尿病足干性坏疽。转 ICU 监护治疗。

13:00，白细胞计数 23.40×10⁹/L[（4.0～10.0）×10⁹/L]，中性粒细胞百分率 92.3%（50%～70%），血红蛋白 70.0 g/L（110.0～150.0 g/L）。钙 1.86 mmol/L（2.15～2.55 mmol/L），镁 0.67 mmol/L（0.65～1.05 mmol/L）。考虑抗感染效果不佳，换用哌拉西林他唑巴坦钠 4.5 g 每日 3 次静脉滴注（4月5日—4月15日），予 5% 葡萄糖 250 ml+参麦 60 ml+胰岛素 4 U，每日 1 次静脉滴注（4月5日—4月8日）降低血液黏稠度。另外给予化痰、膀胱冲洗、利尿等治疗。

4月6日,患者精神较委顿,肌酐399 μmol/L(45～84 μmol/L),中心静脉压17 cmH$_2$O(5～10 cmH$_2$O),给予加强利尿。

4月7日8:00,患者呼之睁眼,嗜睡状态,给予甲氯芬酯1 g每日1次静脉滴注(4月7日—4月10日)。

11:00,患者右侧肢体抽搐,肾功能持续恶化,无尿,血红蛋白50.0 g/L(110.0～150.0 g/L),给予输红细胞悬液,输血浆补充凝血因子。

16:45,行CRRT(血滤)治疗(4月7日—4月17日)。胸片示慢性支气管炎伴感染。

17:00,患者反复解柏油样黑便约400 ml。头颅CT提示双侧基底节区、桥脑多发腔梗,双侧额颞部硬膜下少量积液。神内科急会诊,考虑目前意识模糊状态,感染代谢性脑病,给予奥美拉唑钠160 mg静脉推泵(4月7日—4月11日)、40 mg静脉推泵(4月11日—4月17日),奥美拉唑镁肠溶片40 mg每日1次口服(4月17日—4月27日)抑酸治疗。另外,患者存在足部坏疽,考虑存在球菌感染,给予万古霉素1 g每日2次静脉滴注(4月7日—4月11日)抗感染,七叶皂苷钠30 mg每日1次静脉滴注(4月7日—4月10日)抗渗出。

4月8日8:00,患者嗜睡状态,呼之能醒,可闻及散在湿性啰音,右第二趾至第五趾根部出现坏疽、破溃,破溃处上覆脓苔。患者处于高消耗状态,给予肠外营养支持治疗(4月8日—4月10日)。

4月9日,患者神志转清,精神较委顿,双侧肢体仍有不自主震颤,肌酐242 μmol/L(45～84 μmol/L)。中段尿培养示热带念珠菌和屎肠球菌(D群),屎肠球菌对利奈唑胺、替考拉宁敏感。给予利奈唑胺0.6 g每日2次静脉滴注(4月9日—4月17日),卡泊芬净70 mg首剂,以后50 mg每日1次静脉滴注(4月10日—4月13日)抗感染。

4月10日,患者神志清楚,精神萎靡,双侧肢体仍有不自主震颤。停万古霉素、甲氯芬酯、七叶皂苷钠。

4月11日—12日,患者神志清楚,精神萎靡,双侧肢体仍有不自主震颤。

4月13日,患者精神尚可,大便已转黄,双手水肿较前明显消退。两肺未闻及干湿性啰音,心率82次/min。白细胞计数13.04×10^9/L[(4.0～10.0)×10^9/L],中性粒细胞百分率83.1%(50%～70%),血红蛋白85.00 g/L(110.0～150.0 g/L)。患者经抗感染治疗后血象明显下降,考虑抗感染有效,但因卡泊芬净价格贵且为自费,故按家属要求停用。

4月15日,胸片示两肺感染,左侧胸腔积液。患者右脚第四脚趾坏疽,右第二趾至第五趾根部坏疽,较前明显扩大。考虑有截肢指征,但无截肢手术条件。停哌拉西林他唑巴坦钠。

4月17日,白细胞计数9.45×10^9/L[(4.0～10.0)×10^9/L],中性粒细胞百分率85.2%(50%～70%),血红蛋白77.00 g/L(110.0～150.0 g/L),停CRRT(4月17日—4月21日),予布美他尼静脉推泵(4月17日—4月19日),肌酐325 μmol/L(45～84 μmol/L)。停利奈唑胺。

4月21日,患者精神较委顿,胃纳差,最高腋温38.3℃,肌酐503 μmol/L(45～

84 μmol/L)。患者血肌酐进行性升高,继续予行 CRRT(4 月 21 日—5 月 9 日)。患者有发热,肺部可闻及痰鸣音,考虑患者目前同时存在肺部感染、尿路感染及右足坏疽,重新给予哌拉西林他唑巴坦钠 2.25 g 每日 3 次静脉滴注(4 月 21 日—4 月 26 日)。

4 月 26 日,患者仍有发热,考虑肺部感染、泌尿系感染、糖尿病足感染,停哌拉西林他唑巴坦钠,给予头孢哌酮舒巴坦钠 1.5 g 每日 1 次静脉滴注(4 月 26 日—4 月 27 日)、1.5 g 每日 2 次静脉滴注(4 月 27 日—5 月 10 日),氟康唑 0.2 g 每日 1 次静脉滴注(4 月 26 日—4 月 27 日)抗真菌感染,加用米诺环素 0.1 g 每日 1 次口服(4 月 26 日—5 月 10 日)抗鲍曼不动杆菌感染。

4 月 27 日,患者精神萎靡,最高腋温 38.2℃,大便隐血+++。给予泮托拉唑钠 40 mg 每日 2 次静脉推泵(4 月 27 日—4 月 30 日)、160 mg 每日 1 次静脉推泵(4 月 30 日—5 月 9 日)抑酸,输注红细胞悬液和新鲜冰冻血浆(4 月 27 日—5 月 9 日)。

5 月 1 日 9:00,患者精神萎靡,右脚第四脚趾坏疽,右第二趾至第五趾根部坏疽。解黑便 6 次,量约 700 ml。肌酐 419 μmol/L(45~84 μmol/L)。患者血压下降,除低血容量外,考虑存在感染性休克。

18:07,患者呼吸浅慢,血氧饱和度迅速下降至 70%。继而心率迅速下降至 40 次/min,喉镜暴露声门见喉咽部大量痰痂。考虑上呼吸道梗阻,给予粗吸痰管充分负压吸引,接呼吸机机械通气。

5 月 4 日,患者神志不清,呼之不应,体温最高 38.4℃,解黑便 800 ml。血压下降,给予升压药维持。

5 月 9 日,患者昏迷,发热,右脚第三、第四脚趾坏疽,右第二趾至第五趾根部坏疽扩大,破溃处有脓性分泌物。患者病情危重,随时有死亡危险,向家属交代。

5 月 10 日 21:50,患者死亡。

3.7.3 病例用药分析

患者 3 月 25 日入院时感染并不明显,之后感染进行性加重,4 月 5 日进展为肺部感染、糖尿病足干性坏疽,主要原因可能有:① 患者有严重骨折、糖尿病、高血压等疾病基础,可能使免疫力低下。② 患者有糖尿病足,由于下肢动脉硬化,加之周围神经病变使血管运动减弱,导致足部供血不足,局部组织缺血和抵抗力下降,任何足部微小的创伤,均可引起感染面形成溃烂,又因患者痛觉减退或消失,不能及时察觉病变,常常使溃疡加大。而大面积的感染需要更多的血液供应,如超出血管所承受的代偿负荷,便出现足坏疽。③ 3 月 25 日—4 月 5 日,给予头孢替安 4 g 每日 1 次静脉滴注,此药属第二代头孢菌素,为时间依赖性抗生素,血清半衰期仅为 0.6~1.1 h,因此规定每天应分 2~4 次给药(见哈药集团制药总厂药品说明书)。而实际每天仅 1 次给药,很可能使 T>MIC 在 50% 以下,减弱头孢替安抗菌效力,头孢替安用法用量警示见图 3-17。④ 3 月 28 日—4 月 5 日,给予诺氟沙星 0.1 g 每日 3 次口服,此药为喹诺酮类抗菌药,虽具广谱抗菌作用,但仅适用于敏感菌所致的尿路感染、前列腺炎、肠道感染(见上海三维制药有限公司药品说明书),故很可能对肺部感染和糖尿病足感染无效。⑤ 按照《抗菌药物临床应用指导原则》,对于临床效果不显著的急性感染,48~72 h 内应考虑换药或调整药物剂量,如 72 h 后疗效仍不明显,应及时更换抗菌药物。糖尿病足伴有毒血症状者,静脉使用哌拉西林他唑巴坦钠或碳青霉烯类;怀疑 MASA 时使用糖肽类或利奈唑胺。患者从 3 月 25 日入院到 4 月 3 日共 10 天时间,白细胞计数和中性粒细胞百分率进行性上升,提示给予头孢替安 4 g 每日 1 次静脉滴注(3 月 25 日—4 月 5 日)+诺氟沙星 0.1 g 每日 3 次口服(3 月 28 日—4 月 5 日)抗感染效果不佳,应及时更换抗菌药如哌拉西林他唑巴坦钠,但一直未予调整。4 月 3 日,白细胞计数 $20.61×10^9$/L,中性粒细胞百分率 93.7%,此时很可能出现了毒血症状,应给予哌拉西林他唑巴坦+利奈唑胺。实际上给予左氧氟沙星 0.2 g 每日 2 次静脉滴注(4 月 3 日—4 月 5 日),感染很可能得不到控制并且不断加重。

患者基本信息

患者姓名	████	患者住院号	147296	患者性别	女	患者出生年月	1935-4-17
患者过敏史							

- 处方信息

处方: 1100086052_20090325_0063(住院用药)

处方号	1100086052_20090325_0063		用药日期	2009-3-25 23:59		体重		身高	
科室名称	骨科				医生姓名			医生工号	0063
患者诊断内容	股骨粗隆间骨折				患者病理生理状态				

药品列表

组号	药名	规格	剂量	剂量单位	给药途径	频次	已用天数	用药总量
2040571181	临 (密盖息)鲑鱼降钙素注射液/50u/支	50u 进口	50	u	肌注	BIW	1	1支
2040571382	临 阿普唑仑片/0.4mg/粒	0.4mg	0.4	mg	口服	QN **	1	1粒
2040588285	临 0.9%氯化钠注射液/250ml软袋/袋	250ml软袋	250	ml	静滴	QD	1	1袋
2040588285	临 注射用头孢替安/1g/瓶	1g	4	g	静滴	QD	1	4瓶
2040588316	临 0.9%氯化钠注射液/250ml软袋/袋	250ml软袋	250	ml	静滴	ST	1	1袋
2040588316	临 注射用头孢替安/1g/瓶	1g	4	g	静滴	ST	1	4瓶

- 计算机预处理结果

问题列表	问题内容
□ 显示全部	注射用头孢替安/1g/瓶(1100086052_20090325_0063) 屏蔽该信息
与临床诊断相关的药物禁用信息	注射用头孢替安
肝素钠注射液/12500u/支	成人一日 0.5~4g,分 2~4 次给予。
抗菌药物用法用量问题提示	见哈药集团制药总厂产品说明书。
注射用头孢替安/1g/瓶	

图 3-17 头孢替安用法用量警示

4 月 5 日发生慢性肾功能不全急性加重,之后进展为肾功能衰竭需要血滤维持,主要原因:① 患者 74 岁高龄,有严重骨折、高血压、糖尿病、糖尿病足坏疽、肺部感染,并且感染进行性加重,存在引发肾功能衰竭的疾病基础。② 给予头孢替安 4 g 每日 1 次静脉滴注(3 月 25 日—4 月 5 日),此药主要以原型经肾排泄,分泌在肾小管,最初使肾小管状缘微纤毛含量减少,继而微粒体肿胀坏死,其肾毒性常在剂量偏大时容易发生。③ 给予诺氟沙星 0.1 g 每日 3 次口服(3 月 28 日—4 月 5 日),左氧氟沙星 0.2 g 每日 2 次静脉滴注(4 月 3 日—4 月 5 日),4 月 3 日—4 月 5 日,此两种抗菌药同时给患者使用,它们都属于喹诺酮类,溶解度小,容易在肾脏形成结晶,引起尿路刺激和阻塞,出现尿闭等症状,从而损伤肾功能。④ 给予美洛昔康7.5 mg每日2次口服(3月29日—4月5日),此药为非甾体抗炎药,可抑制前列腺素的合成,减少对肾脏的保护作用,美洛昔康用法用量警示见图3-18。⑤ 给予万古霉素1 g每日2次静脉滴注(4月7日—4月11日),此药主要以原型从肾脏排泄,有比较严重的肾毒性,在大剂量用药时尤易发生,警示信息见图3-20。主要损害肾小管,临床上早期可有蛋白尿、管型尿,继而可出现尿量改变、氮质血症等。⑥ 给予七叶皂苷钠30 mg每日1次静脉滴注(4月7日—4月10日),马丁代尔大药典推荐成人静脉使用七叶皂苷钠最大日剂量应为20 mg,如使用更大剂量则可能出现急性肾功能衰竭,如联合应用其他具有肾脏毒性的药物也可导致急性肾功能衰竭(见无锡凯夫制药有限公司药品说明书),而患者实际剂量已达每天30 mg。

患者基本信息

患者姓名		患者住院号	147296	患者性别	女	患者出生年月	1935-4-17
患者过敏史							

- 处方信息

处方:	1100086052_20090405_0063(住院用药)		处方:	1100086052_20090405_1297(住院用药)
处方:	1100086052_20090405_1756(住院用药)		处方:	1100086052_20090405_0049(住院用药)
处方:	1100086052_20090405_1478(住院用药)		处方:	1100086052_20090405_1594(住院用药)

处方号	1100086052_20090405_0063	用药日期	2009-4-5 23:59	体重		身高	
科室名称	急危重病科(ICU)			医生姓名		医生工号	0063
患者诊断内容	股骨粗隆间骨折			患者病生理状态			

药品列表

组号	药名	规格	剂量	剂量单位	给药途径	频次	已用天数	用药总量
2040588285	临 0.9%氯化钠注射液/250ml软袋/袋	250ml软袋	250	ml	静滴	QD	1	1袋
2040588285	注射用头孢替安/1g/瓶	1g	4	g	静滴	QD	1	4瓶
2040677608	诺氟沙星胶囊(氟哌酸)/0.1*20/粒	0.1*20	0.1	g	口服	TID	1	1粒
2040702469	临 (莫比可)美洛昔康片/7.5mg*7/粒	7.5mg*7	7.5	mg	口服	BID	1	1粒

- 检验时间		2009-4-5 13:08		检验样本	血液	
序号	检验名称	检验单位	检验结果		参考范围	
1	丙氨酸氨基转移酶(干化学)	U/L	23		9~52	
2	天冬氨酸氨基转移酶(干化学)	U/L	30		14~36	
3	尿素氮(干化学)	mmol/L	37.31	↑	2.50~6.10	
4	肌酐(干化学)	μmol/L	369	↑	62~106	

- 计算机预处理结果

问题列表	问题内容
□ 显示全部	(莫比可)美洛昔康片/7.5mg*7/粒(1100086052_20090405_0063) 屏蔽该信息
☑ 药物与检验相关的问题	患者血肌酐大于260μmol/l,(莫比可)美洛昔康片非透析严重肾功能不全者禁用。
└(莫比可)美洛昔康片/7.5mg*7/粒	见上海勃林格殷格翰产品说明书。

图3-18 美洛昔康检验值相关警示

4月7日发生第一次上消化道大出血的主要原因:① 患者存在严重创伤(左肱骨近端骨折、左股骨粗隆间粉碎性骨折)和脓毒症(糖尿病足坏疽、肺部感染,并且感染进行性加重)两个应激源,合并使用非甾体抗炎药美洛昔康7.5 mg每日2次口服(3月29日—4月5日)和急性肾功能衰竭两个危险因素,可造成胃、十二指肠黏膜的急性病变。具备2个应激源+2个危险因素,应给予奥美拉唑钠40 mg每12 h 1次静脉滴注,或泮托拉唑钠40 mg每12 h 1次静脉滴注,或兰索拉唑钠30 mg每12 h 1次静脉滴注,或埃索美拉唑40 mg每12 h 1次静脉滴注。实际上未予质子泵抑制剂。② 给予氯化钾片0.75 g每日3次口服(3月31日—4月3日),对胃肠道有强烈的刺激作用,可引起恶心、呕吐、胸痛(食管刺激)、腹痛、腹泻甚至消化性溃疡及出血,在原有胃肠道疾病者更易发生(见天津力生制药股份有限公司产品说明书)。

4月7日—12日,患者发生肢体抽搐的主要原因:① 患者有高血压、慢性肾功能不全急性加重、感染恶化,又有低钙血症、高钾血症等电解质紊乱,存在诱发代谢性脑病的疾病基础。② 给予甲氯芬酯1 g每日1次静脉滴注(4月7日—4月10日),有中枢兴奋作用,大剂量时可诱发惊厥。甲氯芬酯一次0.1~0.25 g,每日3次静脉滴注,实际给予1 g每日1次静脉滴注,剂量过大(见湖南五洲通药业有限责任公司产品说明书),不合理医嘱警示见图3-21。③ 患者慢性肾功能不全急性加重,给予哌拉西林他唑巴坦钠4.5 g每日3次静脉滴注(4月5日—4月15日),4月4日肌酐369 μmol/L,可计算出肌酐清除率为11 ml/min,哌拉西林他唑巴坦钠应该是4.5 g每日2次静脉滴注(见惠氏制药有限公司药品说明书),而实际给予哌拉西林他唑巴坦钠4.5 g每日3次静脉滴注(4月5日—4月15日),使之在体内蓄积,使脑脊液浓度过高而导致抽搐、青霉素脑病。

5月1日出现感染性休克的主要原因:① 患者有严重骨折、糖尿病、高血压等疾病基础,可能使免疫力低下。② 患者有糖尿病足坏疽感染,并且不断扩大。③ 给予头孢哌酮舒巴坦钠1.5 g每日1次静脉滴注(4月26日—4月27日)、1.5 g每12 h 1次静脉滴注(4月27日—5月10日)。患者虽有肾功能衰竭,但头孢哌酮钠大部分经胆汁排泄,只有舒巴坦经肾脏排泄需要减少剂量,并且患者每天血滤可清除部分头孢哌酮舒巴坦钠。因此实际剂量偏小,可能达不到应有的抗菌效力,哌拉西林他唑巴坦钠用法用量警示见图3-19。④ 4月5日换用哌拉西林他唑巴坦钠4.5 g每日3次静脉滴注(4月5日—4月

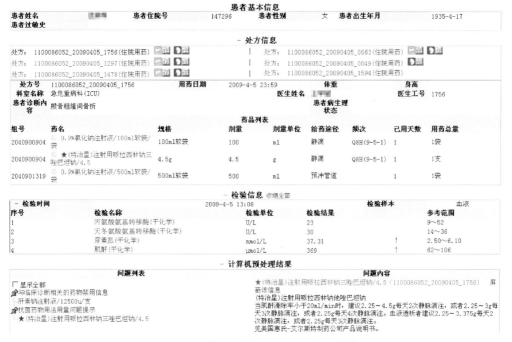

图3-19 哌拉西林他唑巴坦钠用法用量警示

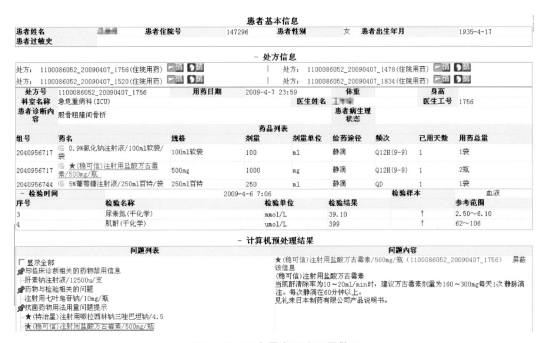

图 3-20 万古霉素用法用量警示

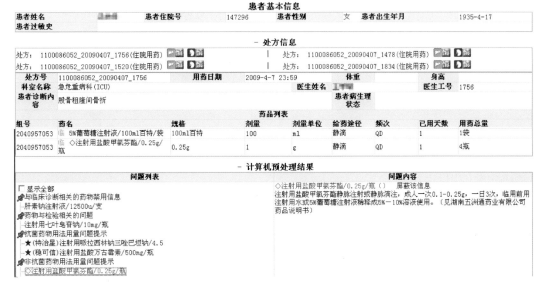

图 3-21 甲氯芬酯注射液用法用量警示

15 日),CRRT 时每天可给予 2.25 g 每 6 h 1 次静脉滴注,提示剂量足够。4 月 7 日联合万古霉素 1 g 每 12 h 1 次静脉滴注(4 月 7 日—4 月 11 日),CRRT 时可给予 1 g 每日 1 次静脉滴注,提示已经超量。4 月 9 日给予利奈唑胺 0.6 g 每日 2 次静脉滴注(4 月 9 日—4 月 17 日),卡泊芬净 70 mg 首剂,以后 50 mg 每日 1 次静脉滴注(4 月 10 日—4 月 13 日)。4 月 13 日白细胞计数 13.04×10⁹/L,中性粒细胞百分率 83.1%,血象有下降考虑抗感染有效。4 月 15 日胸片示两肺感染,坏疽较前明显扩大,停哌拉西林他唑巴坦钠。4 月 17 日停利奈唑胺。4 月 17 日—21 日,在两肺感染、坏疽扩大的情况下未给予任何抗菌药,可使感染进一步加重和恶化。4 月 21 日体温上升,肺部可闻及痰鸣音,重新给予哌拉西林他唑巴坦钠 2.25 g 每日 3 次静脉滴注(4 月 21 日—4 月 26 日),头孢哌酮舒巴坦钠 1.5 g 每日 1 次静脉滴注(4 月 26 日—4 月 27 日)、1.5 g 每日 2 次静脉滴注(4 月 27 日—5 月 10 日)。通常应改用足量的碳青霉烯类如亚胺培南西司他丁钠或美罗培南等。

4 月 27 日—5 月 9 日,第二次发生上消化道大出血的主要原因:①患者存在严重创伤(左肱骨近端骨折、左股骨粗隆间粉碎性骨折)和脓毒症(糖尿病足坏疽、肺部感染,感染未能得到有效控制并且进行性加重)2 个应激源,发生了急性肾功能衰竭 1 个危险因素,可造成胃、十二指肠黏膜的急性病变。具备 2 个应激源+1 个危险因素,应给予奥美拉唑钠 40 mg 每 12 h 1 次静脉滴注,或泮托拉唑钠 40 mg 每 12 h 1 次静脉滴注,或兰索拉唑钠 30 mg 每 12 h 1 次静脉滴注,或埃索美拉唑 40 mg 每 12 h 1 次静脉滴注。实际上在 4 月 27 日停用了奥美拉唑镁肠溶片。

按照《抗菌药物临床应用指导原则》,对于临床效果不显著的急性感染,48~72 h 应及时调整抗菌药。糖尿病足伴有毒血症状者,静脉使用哌拉西林他唑巴坦钠或碳青霉烯类,怀疑 MASA 时使用糖肽类或利奈唑胺。在两肺感染未被控制且坏疽较前明显扩大的情况下,不应停用抗菌药。

具备 2 个应激源+1 个以上危险因素,应给予奥美拉唑钠 40 mg 每 12 h 1 次静脉滴注,或泮托拉唑钠 40 mg 每 12 h 1 次静脉滴注,或兰索拉唑钠 30 mg 每 12 h 1 次静脉滴注,或埃索美拉唑 40 mg 每 12 h 1 次静脉滴注。

头孢替安成人 0.5~2 g/d,对成人败血症可增至 4 g/d,应分 2~4 次静脉滴注(见哈药集团制药总厂药品说明书)。左氧氟沙星和诺氟沙星同属第三代喹诺酮类抗菌药,联合使用在一定程度上属于重复用药。美洛昔康片非透析严重肾功能不全者禁用(见昆山龙灯瑞迪制药有限公司药品说明书)。甲氯芬酯应该是 0.1~0.25 g 每日 3 次静脉滴注(见海南五洲通药业有限责任公司药品说明书)。七叶皂苷钠最大日剂量应为 20 mg,而实际上给予七叶皂苷钠 30 mg 每日 1 次静脉滴注(4 月 7 日—4 月 10 日),用法用量警示见图 3-22,而且七叶皂苷钠肾功能不全者禁用(见无锡凯夫制药有限公司药品说明书),禁忌证警示见图 3-23。

未遵守上述用药注意事项,不排除与患者病情恶化、死亡有相关性。

患者基本信息

患者姓名	▓▓▓	患者住院号	147296	患者性别	女	患者出生年月	1935-4-17
患者过敏史							

- 处方信息

处方：1100086052_20090407_1756(住院用药)　　　　处方：1100086052_20090407_1478(住院用药)
处方：1100086052_20090407_1520(住院用药)　　　　处方：1100086052_20090407_1834(住院用药)

处方号	1100086052_20090407_1756	用药日期	2009-4-7 23:59	体重		身高	
科室名称	急危重病科(ICU)		医生姓名	▓▓▓		医生工号	1756
患者诊断内容	股骨粗隆间骨折			患者病生理状态			

药品列表

组号	药名	规格	剂量	剂量单位	给药途径	频次	已用天数	用药总量
2040957053	临 5%葡萄糖注射液/100ml百特/袋	100ml百特	100	ml	静滴	QD	1	1袋
2040956744	临 5%葡萄糖注射液/250ml百特/袋	250ml百特	250	ml	静滴	QD	1	1袋
2040956744	注射用七叶皂苷钠/10mg/瓶	10mg	30	mg	静滴	QD	1	3瓶

- 计算机预处理结果

问题列表	问题内容
☐ 显示全部	注射用七叶皂苷钠/10mg/瓶( )　屏蔽该信息
⚠ 与临床诊断相关的药物禁用信息	七叶皂苷钠成人5-10mg静脉滴注或推注，重症病人可多次给药，但一日总量不得超过
─肝素钠注射液/12500u/支	20mg(见无锡凯夫制药有限公司产品说明书)。
⚠ 药物与检验相关的问题	
─注射用七叶皂苷钠/10mg/瓶	
⚠ 抗菌药物用法用量问题提示	
★(特治星)注射用哌拉西林钠三唑巴坦钠/4.5	
★(稳可信)注射用盐酸万古霉素/500mg/瓶	
⚠ 非抗菌药物用法用量问题提示	
◇注射用盐酸甲氧苄酯/0.25g/瓶	
─注射用七叶皂苷钠/10mg/瓶	

图 3-22　七叶皂苷钠用法用量警示

患者基本信息

患者姓名	▓▓▓	患者住院号	147296	患者性别	女	患者出生年月	1935-4-17
患者过敏史							

- 处方信息

处方：1100086052_20090407_1756(住院用药)　　　　处方：1100086052_20090407_1478(住院用药)
处方：1100086052_20090407_1520(住院用药)　　　　处方：1100086052_20090407_1834(住院用药)

处方号	1100086052_20090407_1756	用药日期	2009-4-7 23:59	体重		身高	
科室名称	急危重病科(ICU)		医生姓名	▓▓▓		医生工号	1756
患者诊断内容	股骨粗隆间骨折			患者病生理状态			

药品列表

组号	药名	规格	剂量	剂量单位	给药途径	频次	已用天数	用药总量
2040957053	临 5%葡萄糖注射液/100ml百特/袋	100ml百特	100	ml	静滴	QD	1	1袋
2040956744	5%葡萄糖注射液/250ml百特/袋	250ml百特	250	ml	静滴	QD	1	1袋
2040956744	注射用七叶皂苷钠/10mg/瓶	10mg	30	mg	静滴	QD	1	3瓶

- 检验时间			2009-4-6 7:06			检验样本		血液
序号		检验名称		检验单位	检验结果			参考范围
3		尿素氮(干化学)		mmol/L	39.10	↑		2.50~6.10
4		肌酐(干化学)		umol/L	399	↑		62~106

- 计算机预处理结果

问题列表	问题内容
☐ 显示全部	注射用七叶皂苷钠/10mg/瓶(1100086052_20090407_1756)　屏蔽该信息
⚠ 与临床诊断相关的药物禁用信息	患者肌酐大于正常值，注射用七叶皂苷钠肾损伤、肾衰竭、肾功能不全患者禁用。见
─肝素钠注射液/12500u/支	无锡凯夫制药有限公司产品说明书。
⚠ 药物与检验相关的问题	
─注射用七叶皂苷钠/10mg/瓶	

图 3-23　七叶皂苷钠检验值相关警示

参考文献

［1］王润秀,林源,黎信森,等.糖尿病足溃疡 47 例外科治疗体会［J］.中国实用外科杂志,2001,21(3)：159.

［2］《抗菌药物临床应用指导原则》修订工作组.抗菌药物临床应用指导原则 2015 年版［M］.北京：人民卫生出版社,2015,106－109.

［3］金惠铭,王建枝.病理生理学：6 版［M］.北京：人民卫生出版社,2004,154－155,267.

［4］贾公孚,谢惠民.药害临床防治大全［M］.北京：人民卫生出版社,416－421,496－505,515－522,1582－1583,1590－1591.

［5］应激性溃疡防治专家组.应激性溃疡防治专家建议(2015 版)［J］.中华医学杂志,2015,95(20)：1555－1557.

［6］章旭.慢性肾功能衰竭并发抗生素脑病 19 例［J］.现代诊断与治疗,16(1)：56－57.

［7］彭文星,徐晓宇,钱思翀,等.抗菌药物在持续性血液置换治疗中的应用［J］.临床药物治疗杂志,2017,15(4)：11－14.

3.8 一例不能完全排除异丙肾上腺素因素的心脏破裂病例分析

3.8.1 概述

患者急性心肌梗死后发生心脏破裂,与违反禁忌证"异丙肾上腺素心肌梗死者禁用"有关。如能通过处方前置审核及时促使医师改正,有可能避免悲剧的发生。警示图略。

3.8.2 病史介绍及临床经过

患者女性,84 岁,因冠心病、急性下壁心肌梗死、Killip Ⅱ级、高血压Ⅲ级(极高危组)、2 型糖尿病、CKD Ⅳ期、肝损于 2012 年 4 月 25 日入院。查体心率 42 次/min,血压 120/55 mmHg,神志清晰、正常面容、表情自然、步入病区、自主体位、对答切题。左下肺可闻及少量湿啰音。B 型钠尿肽 891 ng/ml（0～100 pg/ml）,肌酐 240 μmol/L（40～140 μmol/L）,丙氨酸氨基转移酶 232 IU/L(0～75 IU/L)。

临时给予参附 50 ml＋生理盐水 250 ml 静脉滴注(4 月 25 日 10:00),临时给予异丙肾上腺素 1 mg＋5％葡萄糖 500 ml 静脉滴注(4 月 25 日 10:00)增加心率。

11:35,患者心率 46 次/min,血压 138/55 mmHg。

12:10,主任医师查房,认为患者病情危重,存在下壁心肌梗死伴逸搏心律,有心脏破裂的危险,目前以药物保守治疗为主,必要时安装心脏起搏器,根据患者病情及心肌酶谱安排 CAG。

12:20,给予阿司匹林肠溶片 0.1 g 每日 1 次口服(4 月 25 日),硫酸氢氯吡格雷 75 mg

每日 1 次口服(4 月 25 日)抗血小板聚集,泮托拉唑钠 60 mg＋生理盐水 100 ml 每日 1 次静脉滴注(4 月 25 日)抑酸保护胃黏膜,10％葡萄糖 500 ml＋胰岛素 8 U＋10％氯化钾 10 ml＋门冬氨酸钾镁 10 ml 每日 1 次静脉滴注(4 月 25 日)稳定心肌细胞膜,多烯磷脂酰胆碱 465 mg＋胰岛素 3 U＋5％葡萄糖 250 ml 每日 1 次静脉滴注(4 月 25 日)、阿拓莫兰 1.2 g＋胰岛素 3 U＋5％葡萄糖 250 ml 每日 1 次静脉滴注(4 月 25 日)保肝等治疗。

12:25,患者诉胸闷,心率 50 次/min,临时给予硝酸甘油 0.5 mg 舌下含服。

13:15,患者心率 46 次/min,血气分析 pH 7.2(7.35～7.45),临时给予 5％碳酸氢钠 125 ml 静脉滴注抗酸中毒,临时给予多巴酚丁胺 10 mg＋生理盐水 100 ml 1 次静脉滴注抗心衰。

13:30,患者突发呕吐伴呼吸骤停,呼之不应,脉搏测不出。床旁心超显示心包积液,心脏破裂。14:10,心电图呈一直线,宣告临床死亡。

3.8.3　病例用药分析

患者发生心脏破裂的主要原因：① 患者有急性下壁心肌梗死、Killip Ⅱ 级,高血压 Ⅲ 级、女性、年龄＞60 岁(84 岁)等引发心脏破裂的高危因素。② 给予异丙肾上腺素 1 mg＋5％葡萄糖溶液 500 ml 1 次静脉滴注(4 月 25 日 10:00)增加心率。异丙肾上腺素作用于心脏 β_1 受体,使心肌收缩力增强、心率加快、传导加速、心输出量增加的同时,使心肌耗氧量增加,可能使心肌梗死者冠状动脉缺血加重,梗死面积增大。异丙肾上腺素的心血管作用导致收缩压升高,舒张压降低(见上海禾丰制药有限公司药品说明书)。患者血压初为 120/55 mmHg,之后上升到 138/55 mmHg,可能与异丙肾上腺素有一定的相关性。而既往有高血压病且急性心肌梗死发生后血压仍持续升高是心脏破裂的重要危险因素。③ 13:15 予多巴酚丁胺 10 mg 静脉滴注。多巴酚丁胺激动心脏 β_1 受体,相比异丙肾上腺素,其正性肌力作用比正性频率作用显著,较少增加心肌耗氧量。但在滴速过快或浓度较高时,也可能使心率加快、心肌耗氧量增加、血压升高。因此药品说明书规定：如出现收缩压增加 10～20 mmHg,应减量或暂停多巴酚丁胺(见上海第一生化药业有限公司药品说明书)。患者收缩压已上升到 138 mmHg,在静脉滴注多巴酚丁胺时应密切监测血压,减慢多巴酚丁胺静脉滴注速度,而实际未密切监测血压。

在此需要指出的是,患者急性下壁心肌梗死,而异丙肾上腺素药品说明书规定心绞痛、心肌梗死者禁用(见上海禾丰制药有限公司药品说明书)。

违反此禁忌证也可能与患者心脏破裂有一定的相关性。对急性心肌梗死伴发的缓慢性心律失常,可用硫酸阿托品 0.5～1 mg 肌内或静脉注射。

参考文献

[1] 王景安. 急性心肌梗死并发心脏破裂 15 例临床分析[J]. 实用医院临床杂志,2008,5(1)：62-63.

［2］杨宝峰.药理学：7版［M］.北京：人民卫生出版社,2011,91-94.

［3］陆再英,钟南山.内科学：7版［M］.北京：人民卫生出版社,2011,294-296.

3.9　一例可能与蔗糖铁过量相关的严重肝损伤病例分析

3.9.1　概述

患者发生严重肝功能损伤,与蔗糖铁过量有关。蔗糖铁注射液根据血红蛋白水平每周2～3次静脉滴注,每次100～200 mg,给药频次不超过每周3次。实际上给予蔗糖铁100 mg每日1次静脉滴注(11月5日—11月14日)。如能通过处方前置审核及时促使医师改正,可避免发生。警示图略。

3.9.2　病史介绍及临床经过

患者64岁女性,体重49 kg,因回盲部占位于2017年10月9日入院。10月16日行腹腔镜中转 Hartmann 术、右半结肠切除术、部分膀胱切除术、复杂粘连松解术。术后诊断为乙状结肠恶性肿瘤、腹腔种植转移、腹膜后淋巴结转移、肝脏及右肺多发转移瘤、脾脏局部转移、不全性肠梗阻。给予奥美拉唑钠40 mg每日2次静脉滴注(10月9日—10月31日),醋酸奥曲肽0.2 mg每12 h 1次静脉滴注(10月9日—10月21日)、0.1 g每12 h 1次静脉滴注(11月24日—11月29日),头孢美唑钠1.5 g每日2次静脉滴注(10月16日—10月19日),胸腺五肽10 mg每日1次皮下注射(10月17日—10月31日,11月26日—12月8日),低分子肝素钙2 000 U每日1次皮下注射(10月17日—11月20日)。

10月30日(术后14日),患者发热伴畏寒寒战,体温38.2℃,白细胞计数8.79×10^9/L[(3.5～9.5)×10^9/L],中性粒细胞百分率77.3％(40％～75％),血红蛋白89 g/L(115～150 g/L),CRP＞150 mg/L(0～8 mg/L)。镜检红细胞4～6/HPF,镜检白细胞＋＋＋＋/HPF,考虑尿路感染。给予复方氨林巴比妥2 ml肌注。给予甲硝唑0.5 g每日2次静脉滴注(10月30日—11月4日),头孢哌酮舒巴坦钠1.5～3 g每日2次静脉滴注(10月31日—11月4日)。

10月31日,肌酐61 μmol/L(41～81 μmol/L),白蛋白37 g/L(40～55 g/L),总胆红素7.7 μmol/L(0～21 μmol/L),直接胆红素4.3 μmol/L(0～5 μmol/L),GPT 31 U/L(7～40 U/L),γ-GT 59 U/L(7～45 U/L),AKP 83 U/L(50～135 U/L)。

11月1日,行超声引导下腹腔穿刺引流,考虑有尿路感染,泌尿科会诊给予留置导尿,尿培养提示大肠埃希菌(ESBL＋),菌落计数＞1×10^5 cfu/ml。白细胞计数10.85×

$10^9/L[(3.5\sim9.5)\times10^9/L]$,中性粒细胞百分率 93.4%(40%～75%),血红蛋白 75 g/L(115～150 g/L),平均红细胞体积 88.6 fL(82～100 fL)。给予复方氨林巴比妥 2 ml 肌内注射。

11 月 2 日,血培养提示大肠埃希菌(ESBL+)。

11 月 4 日,CRP 88 mg/L(0～8 mg/L),白细胞计数 $5.29\times10^9/L[(3.5\sim9.5)\times10^9/L]$,中性粒细胞百分率 90.4%(40%～75%),血红蛋白 75 g/L(115～150 g/L),平均红细胞体积 88.6 fL(82～100 fL)。降钙素原 2.15 ng/mL(0.051～0.5 ng/L)。仍发热,停头孢哌酮舒巴坦钠及甲硝唑,改用亚胺培南西司他丁钠 1 g 每 8 h 1 次至 2 g 每 12 h 1 次静脉滴注(11 月 4 日—11 月 17 日)。

11 月 5 日,给予蔗糖铁 100 mg 每日 1 次静脉滴注(11 月 5 日—11 月 14 日),重组人促红素 10 000 IU 每日 1 次皮下注射(11 月 5 日—11 月 9 日)。

11 月 6 日,肌酐 56 μmol/L(41～81 μmol/L),白蛋白 26 g/L(40～55 g/L),总胆红素 7.0 μmol/L(0～21 μmol/L),直接胆红素 0 μmol/L(0～5 μmol/L),GPT 54 U/L(7～40 U/L),γ-GT 69 U/L(7～45 U/L),AKP 98 U/L(50～135 U/L)。

11 月 13 日,CRP<5 mg/L(0～8 mg/L),白细胞计数 $7.47\times10^9/L[(3.5\sim9.5)\times10^9/L]$,中性粒细胞百分率 64.9%(40%～75%),血红蛋白 95 g/L(115～150 g/L),平均红细胞体积 94.9 fL(82～100 fL)。

11 月 14 日,行双侧输尿管双 J 管取出术+双侧输尿管镜检查术。

11 月 17 日,术后患者无发热,白细胞计数和中性粒细胞百分率正常。丙氨酸氨基转移酶 1 643 U/L(7～40 U/L),谷氨酰基转移酶 279 U/L(7～45 U/L),碱性磷酸酶 403 U/L(50～135 U/L),白蛋白 32 g/L(40～55 g/L),总胆红素 17.7 μmol/L(0～21 μmol/L),结合胆红素 0.0 μmol/L(0～5 μmol/L)。患者体温平,血常规等感染指标正常,给予停用亚胺培南西司他丁钠。给予异甘草酸镁注射液 150 mg 每日 2 次静脉滴注(11 月 17 日—12 月 8 日),多烯磷脂酰胆碱 20 ml 每日 1 次静脉滴注(11 月 17 日—12 月 8 日)保肝。

11 月 20 日,丙氨酸氨基转移酶 1 440 U/L(7～40 U/L),谷氨酰基转移酶 321 U/L(7～45 U/L),碱性磷酸酶 495 U/L(50～135 U/L),白蛋白 30 g/L(40～55 g/L),总胆红素 61.5 μmol/L(0～21 μmol/L),结合胆红素 24.1 μmol/L(0～5 μmol/L)。CRP、降钙素原、白细胞计数和中性粒细胞百分率正常。

11 月 21 日,给予熊去氧胆酸胶囊 250 mg 每日 3 次口服(11 月 21 日—12 月 8 日)。血培养提示大肠埃希菌(ESBL+)。

11 月 22 日,给予哌拉西林他唑巴坦钠 4.5 g 每 8 h 1 次静脉滴注(11 月 22 日—11 月 24 日)。

11 月 24 日,再次给予甲硝唑 0.5 g 每日 2 次静脉滴注(11 月 24 日—12 月 1 日)。

11 月 27 日,丙氨酸氨基转移酶 899 U/L(7～40 U/L),谷氨酰基转移酶 159 U/L(7～45 U/L),碱性磷酸酶 233 U/L(50～135 U/L),白蛋白 23 g/L(40～55 g/L),总胆红素 154 μmol/L(0～21 μmol/L),结合胆红素 89.5 μmol/L(0～5 μmol/L)。PT 16.4 s(9.8～12.1 s),APTT 43.3 s(25～31.3 s),INR 1.41。肌酐 43 μmol/L(41～81 μmol/L),CRP、降钙素原、白细胞计数和中性粒细胞百分率正常。

11 月 29 日,丙氨酸氨基转移酶 388 U/L(7～40 U/L),谷氨酰基转移酶 154 U/L(7～45 U/L),碱性磷酸酶 166 U/L(50～135 U/L),白蛋白 28 g/L(40～55 g/L),总胆红素 171 μmol/L(0～21 μmol/L),结合胆红素 147 μmol/L(0～5 μmol/L)。

12 月 1 日,中段尿再次培养出大肠埃希菌(ESBL＋),给予哌拉西林他唑巴坦钠 4.5 g 每 8 h 1 次静脉滴注(12 月 1 日—12 月 8 日)。

12 月 4 日,丙氨酸氨基转移酶 80 U/L(7～40 U/L),谷氨酰基转移酶 150 U/L(7～45 U/L),碱性磷酸酶 183 U/L(50～135 U/L),白蛋白 38 g/L(40～55 g/L),总胆红素 110.8 μmol/L(0～21 μmol/L),结合胆红素 98 μmol/L(0～5 μmol/L)。

12 月 6 日,丙氨酸氨基转移酶 56 U/L(7～40 U/L),谷氨酰基转移酶 149 U/L(7～45 U/L),碱性磷酸酶 1 683 U/L(50～135 U/L),白蛋白 35 g/L(40～55 g/L),总胆红素 86.9 μmol/L(0～21 μmol/L),结合胆红素 78.3 μmol/L(0～5 μmol/L)。各项检查排除了乙型肝炎和丙型肝炎。12 月 8 日,好转出院。

3.9.3 病例用药分析

各项检查排除了乙型肝炎和丙型肝炎,发生肝功能严重损害时,感染基本被控制,故严重感染脓毒血症引发肝功能损害的可能性被排除。患者不存在心力衰竭、低血压、休克,也无饮酒史,故这些因素导致肝损伤的可能性被排除。因此药物性肝损伤的可能性很大。

10 月 9 日给予奥美拉唑钠 40 mg 每日 2 次静脉滴注(10 月 9 日—10 月 31 日),醋酸奥曲肽 0.2 mg 每 12 h 1 次静脉滴注(10 月 9 日—10 月 21 日)、0.1 g 每 12 h 1 次静脉滴注(11 月 24 日—11 月 29 日)。10 月 16 日给予头孢美唑钠 1.5 g 每日 2 次静脉滴注(10 月 16 日—10 月 19 日)。10 月 17 日给予胸腺五肽 10 mg 每日 1 次皮下注射(10 月 17 日—10 月 31 日,11 月 26 日—12 月 8 日),低分子肝素钙 2 000 IU 每日 1 次皮下注射(10 月 17 日—11 月 20 日)。10 月 30 日给予复方氨林巴比妥 2 ml 肌内注射,给予甲硝唑 0.5 g 每日 2 次静脉滴注(10 月 30 日—11 月 4 日),头孢哌酮舒巴坦钠 1.5～3 g 每日 2 次静脉滴注(10 月 31 日—11 月 4 日)。11 月 1 日给予复方氨林巴比妥 2 ml 肌内注射。11 月 4 日予亚胺培南西司他丁钠 1 g 每 8 h 1 次至 2 g 每 12 h 1 次静脉滴注(11 月 4 日—11 月 17 日)。11 月 5 日予蔗糖铁 100 mg 每日 1 次静脉滴注(11 月 5 日—11 月 14 日),重组人促红素 10 000 IU 每日 1 次皮下注射(11 月 5 日—11 月 9 日)。11 月 6 日肝功能各项指标显示正常。11月17日丙氨酸氨基转移酶飙升至1 643 U/L。之后丙氨酸氨基转移酶虽然下降,但胆红素上升,11月29日达到峰值。总胆红素171 μmol/L,结合胆红素147 μmol/L。

奥美拉唑钠有引发肝炎、黄疸型肝炎、肝脏衰竭的报道(见阿斯利康制药有限公司药品说明书);头孢美唑钠有引发肝炎、肝功能衰竭、黄疸的报道(见海南灵康制药有限公司药品说明书);复方氨林巴比妥每支含氨基比林0.1 g、安替比林0.1 g、巴比妥18 mg,长期使用可引发严重肝功能损害,有文献报道仅使用一次即导致严重肝损伤(见河南华利药业有限责任公司药品说明书);药品说明书未记载,但有文献报道甲硝唑可导致严重肝功能损害;头孢哌酮舒巴坦钠可引发肝功能各项指标一过性增高,有文献报道可引发严重肝功能损伤(见辉瑞制药有限公司药品说明书);亚胺培南西司他丁钠可使氨基转移酶、胆红素、碱性磷酸酶升高,肝衰竭罕见,爆发性肝炎极罕见(见默沙东制药有限公司药品说明书);蔗糖铁可引发肝酶升高(见南京恒生制药有限公司药品说明书)。铁过量发生铁中毒时可出现肝损害甚至死亡。铁剂引起肝损害的机制是,循环中的转铁蛋白达到饱和状态后,高浓度的铁离子通过门静脉转运入肝脏被肝细胞摄取,首先集中在线粒体嵴部位,通过产生自由基和脂质过氧化从而破坏线粒体膜,中断氧化磷酸化的电子传递过程,从而导致肝细胞肿胀甚至坏死。重组人促红素偶有引发GPT上升,没有导致严重肝功能损害的文献报道(见华北制药集团制剂有限公司药品说明书)。

以11月27日的各项肝功能指标分析,丙氨酸氨基转移酶899 U/L(7~40 U/L),大于正常上限40 U/L的22倍。R=(ALT实测值/ALT ULN)/(ALP实测值/ALPULN)=13,故属于肝细胞损伤型。血清ALT和(或)ALP升高,患者总胆红素≥5×ULN,症状进一步加重,需要住院治疗,或住院时间延长。因此属于3级重度肝损伤。

根据RUCAM因果关系评估量表,10月9日给予奥美拉唑钠40 mg每日2次静脉滴注(10月9日—10月31日),在停奥美拉唑钠后17天后(10月31日停用)>15天,11月17日出现肝功能损害,故奥美拉唑钠的可能性被排除。10月16日给予头孢美唑钠1.5 g每日2次静脉滴注(10月16日—10月19日),在停头孢美唑钠29天(10月19日停用)>15天出现肝功能损害,故头孢美唑钠的可能性被排除。10月30日和11月1日分别予复方氨林巴比妥2 ml肌内注射,在停复方氨林巴比妥16天>15天出现肝功能损害,故复方氨林巴比妥的可能性被排除。

给予甲硝唑0.5 g每日2次静脉滴注(10月30日—11月4日)。在停甲硝唑13天<15天出现肝功能损害(+1分);开始用药后18天(11月17日)出现肝功能损害(+2分);停药后25天丙氨酸氨基转移酶下降≥50%(11月17日丙氨酸氨基转移酶1 643 U/L,11月29日丙氨酸氨基转移酶降至388 U/L)(+2分);64岁(>55岁)(+1分);伴随用药(蔗糖铁)已知有肝毒性,且至发病时间提示或相合(-2分);除外其他肝损伤原因(+1分);肝损伤未在产品介绍中标明,但曾有报道(+1分);再次单独用药后丙氨酸氨基转移酶未升高(-2分)。总共4分判定为可能。

给予头孢哌酮舒巴坦钠1.5～3 g每日2次静脉滴注(10月31日—11月4日)。在停头孢哌舒巴坦钠13天<15天出现肝功能损害(+1分);开始用药后18天(11月17日)出现肝功能损害(+2分);停药后25天丙氨酸氨基转移酶下降≥50%(11月17日丙氨酸氨基转移酶1 643 U/L,11月29日丙氨酸氨基转移酶降至388 U/L)(+2分);64岁(>55岁)(+1分);伴随用药(蔗糖铁)已知有肝毒性,且至发病时间提示或相合(-2分);除外其他肝损伤原因(+1分);肝损伤未在产品介绍中标明,但曾有报道(+1分);未再使用(0分)。总共6分判定为很可能。

给予亚胺培南西司他丁钠1 g每8 h 1次至2 g每12 h 1次静脉滴注(11月4日—11月17日)。发现肝功能损害当天停亚胺培南西司他丁钠<15天出现肝功能损害(+1分);开始用药13天(11月17日)出现肝功能损害(+2分);停药后12天丙氨酸氨基转移酶下降≥50%(11月17日丙氨酸氨基转移酶1 643 U/L,11月29日丙氨酸氨基转移酶降至388 U/L)(+2分);64岁(>55岁)(+1分);伴随用药(蔗糖铁)已知有肝毒性,且至发病时间提示或相合(-2分);除外其他肝损伤原因(+1分);肝损伤产品介绍中标明(+2分);未再使用(0分)。总共7分判定为很可能。

11月5日予蔗糖铁100 mg每日1次静脉滴注(11月5日—11月14日)。在停蔗糖铁3天<15天出现肝功能损害(+1分);开始用药12天(11月17日)出现肝功能损害(+2分);停药后15天丙氨酸氨基转移酶下降≥50%(11月17日丙氨酸氨基转移酶1 643 U/L,11月29日丙氨酸氨基转移酶降至388 U/L)(+2分);64岁(>55岁)(+1分);伴随用药(亚胺培南西司他丁钠)已知有肝毒性,且至发病时间提示或相合(-2分);除外其他肝损伤原因(+1分);肝损伤在产品介绍中标明(+2分);未再使用(0分)。总共7分判定为很可能。

11月5日给予重组人促红素10 000 IU每日1次皮下注射(11月5日—11月9日)。在停重组人促红素8天<15天出现肝功能损害(+1分);开始用药12天(11月17日)出现肝功能损害(+2分);停药后15天丙氨酸氨基转移酶下降≥50%(11月17日丙氨酸氨基转移酶1 643 U/L,11月29日丙氨酸氨基转移酶降至388 U/L)(+2分);64岁(>55岁)(+1分);伴随用药(亚胺培南西司他丁钠)已知有肝毒性,且至发病时间提示或相合(-2分);除外其他肝损伤原因(+1分);严重肝损伤未知(0分);未再使用(0分)。总共5分判定为可能。

11月4日血红蛋白75 g/L(115～150 g/L),平均红细胞体积88.6 fL(82～100 fL)。患者属于非小细胞低色素性贫血,故铁剂适应证不是十分强。根据药品说明书规定,可给予蔗糖铁14支(100 mg/每支),成人每次100～200 mg,给药频次不超过每周3次(见南京恒生制药有限公司药品说明书)。实际上11月5日给予蔗糖铁100 mg每日1次静脉滴注(11月5日—11月14日),可导致铁剂过量,从而引发肝功能损害。

根据 RUCAM 因果关系评估量表,甲硝唑 4 分,头孢哌酮舒巴坦钠 6 分,亚胺培南西司他丁钠 7 分,蔗糖铁 7 分,重组人促红细胞生成素 5 分。根据据 Naranjo 评分表,蔗糖铁在体内已经过量,可再加 1 分,因此蔗糖铁引发严重肝功能损害的可能性最大。

在此需要指出的是,蔗糖铁注射液根据血红蛋白水平每周 2～3 次静脉滴注,每次 100～200 mg,给药频次不超过每周 3 次(见山西普德药业有限公司药品说明书)。

未遵守此项规定,与患者发生严重肝损伤可能有相关性。

参考文献

［1］中华医学会肝病学分会药物性肝病学组. 药物性肝损伤诊治指南［J］. 中华肝脏病杂志,2015,23 (11)：810 - 820.

［2］卫菊,童茵,高彦荣. 口服铁剂致急性肝损伤［J］. 药物不良反应杂志,2016,18(4)：307 - 308.

［3］翟晓波,鲍思蔚,王海平,等. 严重药物不良事件对住院时间和费用的影响分析［J］. 2007,16(3)： 153 - 156.

3.10 一例糖尿病患者术后给予静脉输注葡萄糖、未给予胰岛素引发酮症酸中毒、肺部感染病例分析

3.10.1 概述

患者术后发生糖尿病酮症酸中毒,与静脉滴注葡萄糖但未给予胰岛素有关。如通过处方前置审核及时提醒医师改正,可避免此严重不良事件的发生。警示图略。

3.10.2 病史介绍及临床经过

患者 76 岁女性,高血压史 20 多年,2 型糖尿病史 8 年多,平素口服阿卡波糖 50 mg 每日 2 次。2018 年 1 月 10 日腹腔镜下行直肠癌根治术(Dixon)＋末端回肠造口术＋肠粘连松解术。术后诊断低位直肠癌(pT3N0M0)。2018 年 5 月 3 日拟行回肠造口回纳再次入院。给予糖尿病饮食(5 月 3 日—5 月 8 日)。

5 月 4 日,查尿糖、尿酮体阴性。血糖 4.09 mmol/L(4.11～6.05 mmol/L)。

5 月 8 日,给予 5％葡萄糖溶液 500 ml＋生物合成人胰岛素 6 IU＋10％氯化钾 10 ml 静脉滴注,5％葡萄糖溶液 500 ml＋维生素 C 2 g＋生物合成人胰岛素 6 IU 静脉滴注,5％葡萄糖溶液 500 ml＋10％氯化钾 10 ml 静脉滴注。

5 月 9 日 8:45—10:45,全麻下行末端回肠造口回纳术＋肠粘连松解术,术中给予头孢美唑钠 1 g 静脉滴注。术后给予头孢美唑钠 1 g＋生理盐水 100 ml 每日 2 次静脉滴注

(5月9日—5月11日),甲硝唑氯化钠0.5 g每日2次静脉滴注(5月9日—5月11日),维生素C 2 g+10%氯化钾5 ml+生理盐水100 ml每日1次静脉滴注(5月9日—5月11日),5%葡萄糖溶液500 ml+10%氯化钾10 ml每日1次静脉滴注(5月9日—5月11日),5%葡萄糖溶液500 ml+维生素$B_6$200 mg每日1次静脉滴注(5月9日—5月11日),8.5%复方氨基酸250 ml每日1次静脉滴注(5月9日—5月11日),5%葡萄糖溶液500 ml+10%氯化钾10 ml(5月9日—5月11日),泮托拉唑钠40 mg+生理盐水100 ml每日2次静脉滴注(5月9日—5月10日)。

14:00,心率98次/min,血压171/91 mmHg,给予硝苯地平片10 mg舌下含服。予硝酸甘油30 mg+生理盐水50 ml静脉推泵。

5月10日1:00,心率100次/min,血压162/93 mmHg。给予硝酸甘油30 mg+生理盐水50 ml静脉推泵。3:00,心率100次/min,血压131/71 mmHg,停硝酸甘油静脉推泵。12:00,心率117次/min,血压104/63 mmHg。16:00,心率124次/min,血压108/63 mmHg,给予床旁心电图。17:00—23:00,心率104~126次/min,血压90~108/48~62 mmHg。23:20,给予5%葡萄糖溶液500 ml静脉滴注。

5月11日00:00—7:00,心率86~121次/min,血压90~97/40~48 mmHg。

7:40,患者血压突降至77/40 mmHg,氧饱和度降至68%,心率82次/min,呼吸33次/min。给予生理盐水500 ml静脉滴注,联系麻醉科给予气管插管呼吸机辅助通气后,氧饱和度上升至100%,血压71/39 mmHg,心率75次/min,呼吸33次/min。给予多巴胺、肾上腺素升压。

9:10,转ICU。患者神志欠清,查血糖44 mmol/L(<7.8 mmol/L),血气分析示代谢性酸中毒。尿酮体2+,尿糖4+。白细胞计数17.04×10^9/L[(3.69~9.16)×10^9/L],中性粒细胞百分率87.3%(50%~70%),血小板计数212×10^9/L[(101~320)×10^9/L],CRP 66.3 mg/L(0~5 mg/L)。尿素氮18.6 mmol/L(3.1~8.8 mmol/L),肌酐260 μmol/L(41~81 mmol/L)。诊断糖尿病酮症酸中毒、低血容量休克、急性肾损伤、肺部感染。给予哌拉西林他唑巴坦钠3.39 g+生理盐水100 ml每6 h 1次静脉滴注(5月11日—5月18日),低分子肝素钙2 000 IU每12 h 1次皮下注射(5月11日—5月14日),泮托拉唑钠40 mg+生理盐水100 ml每日1次静脉滴注(5月12日—5月14日),另外给予胰岛素静脉推泵、静脉补充容量等治疗,5月11日未给予质子泵抑制剂。

5月13日20:30,患者解红咖啡色稀便约50 g。

5月14日6:00,患者解红咖啡色稀便约100 g。7:00,再次解红咖啡色稀便约100 g。9:16,解大量血便200 ml。发生了上消化道出血,给予生长抑素3 mg每12 h 1次静脉滴注(5月14日—5月15日)。11:20,解暗红色稀便约50 ml。15:20,解暗红色稀便约50 ml。

5月15日,给予泮托拉唑钠40 mg+生理盐水100 ml每日2次静脉滴注(5月15

日—5月18日)。5月25日,患者好转出院。

3.10.3 病例用药分析

患者发生酮症酸中毒的主要原因:① 患者有 2 型糖尿病史 8 年多,平素口服阿卡波糖 50 mg 每日 2 次,入院第二天因血糖不高故不给予任何降糖药或胰岛素,直到 5 月 11 日发生酮症酸中毒之前一直未监测血糖。加上 5 月 9 日 8:45—10:45 全麻下行末端回肠造口回纳术+肠粘连松解术这个应激因素,可诱发酮症酸中毒。② 5 月 9 日术后给予 5%葡萄糖溶液 500 ml+10%氯化钾 10 ml 每日 1 次静脉滴注(5 月 9 日—5 月 11 日),5%葡萄糖溶液 500 ml+维生素 B_6 200 mg 每日 1 次静脉滴注(5 月 9 日—5 月 11 日),5% 葡萄糖溶液 500 ml+10%氯化钾 10 ml(5 月 9 日—5 月 11 日);5 月 10 日 23:20 予 5% 葡萄糖溶液 500 ml 静脉滴注。每日从静脉注入 75 g 葡萄糖而未给予任何胰岛素及降糖药,可诱发酮症酸中毒。③ 5 月 9 日术后血压一直偏高,然而 5 月 10 日 12:00 之后患者血压显著降低,心率加快。5 月 11 日 00:00—7:00 心率 86～121 次/min,血压 90～97/40～48 mmHg。提示容量明显不足,但未引起医师重视。

根据 2015 版应急性溃疡防治专家共识:(1) 诱发 SU 的基础疾病称为应激源:① 严重颅脑、颈脊髓外伤(又称 Cushing 溃疡);② 严重烧伤,烧伤面积>30%(又称 Curling 溃疡);③ 严重创伤、多发伤;④ 各种困难、复杂的手术;⑤ 脓毒症;⑥ 多脏器功能障碍综合征(MODS);⑦ 休克,心、肺、脑复苏后;⑧ 严重心理应激,如精神创伤、过度紧张等;⑨ 心脑血管意外等。(2) 在上述应激源存在的情况下,以下危险因素会增加 SU 并发出血的风险:① 机械通气超过 48 h;② 凝血机制障碍(INR>1.5 或血小板<50×10^9/L 或 APTT>正常值 2 倍);③ 原有消化道溃疡或出血病史;④ 大剂量使用糖皮质激素或合并使用非甾体抗炎药;⑤ 急性肾功能衰竭;⑥ 急性肝功能衰竭;⑦ 急性呼吸窘迫综合征(ARDS);⑧ 器官移植等。

患者存在的应激源有:① 困难复杂的手术;② 可能有脓毒症;③ 休克,心、肺、脑复苏后。存在的危险因素有:① 机械通气超过 48 h;② 凝血机制障碍;③ 急性肾功能衰竭。患者有 3 个应激源+3 个危险因素,根据专家共识,患者存在 1 个应激源+2 个(或以上)危险因素因素,应给予奥美拉唑钠 40 mg 每 12 h 1 次静脉滴注,或泮托拉唑钠 40 mg 每 12 h 1 次静脉滴注、或兰索拉唑 30 mg 每 12 h 1 次静脉滴注,或埃索美拉唑 40 mg 每 12 h 1 次静脉滴注。实际上 5 月 11 日未给予质子泵抑制剂,5 月 12 日将泮托拉唑钠减量为 40 mg 每日 1 次静脉滴注(5 月 12 日—5 月 14 日),这是 5 月 13 日发生上消化道大出血的主要原因。

在此需要指出的是,2 型糖尿病患者若中断降血糖药或胰岛素,应密切监测血糖,禁止在不予胰岛素的情况下静脉输注葡萄糖;存在 1 个应激源+2 个(或以上)危险因素因素,应给予 PPI 每 12 h 1 次静脉滴注。

未遵守上述用药注意事项，可能与患者病情恶化有相关性。

参考文献

［1］陈灏珠,钟南山,陆再英.内科学：8 版［M］.北京：人民卫生出版社,2013,752－755.

［2］应激性溃疡防治专家组.应激性溃疡防治专家建议（2015 版）［J］.中华医学杂志,2015,95（20）：1555－1557.

3.11　一例依替米星剂量过大、疗程过长致急性肾功能衰竭病例分析

3.11.1　概述

患者发生急性肾功能衰竭，与高龄患者依替米星未减量且疗程超过 10 天有关。如通过处方前置审核及时促使医师改正，可避免此严重不良事件的发生。警示图略。

3.11.2　病史介绍及临床经过

患者 81 岁高龄男性，因前列腺肥大、尿路感染于 2013 年 10 月 21 日入院，当天查肌酐 76 μmol/L（59～104 μmol/L）。给予依替米星 0.3 g＋生理盐水 100 ml 每日 1 次静脉滴注（10 月 21 日—11 月 4 日）抗感染，另外给予薄芝糖肽、胸腺五肽增加免疫力，给予宁泌泰、热淋清抗尿路感染，给予坦索罗辛、非那雄胺抗前列腺肥大等。

10 月 23 日，给予甲硝唑 0.4 g 每日 2 次口服（10 月 23 日—10 月 27 日，11 月 3 日—11 月 4 日）抗感染。

10 月 24 日，给予乳酸左氧氟沙星氯化钠 0.6 g 每日 1 次静脉滴注，替硝唑氯化钠 0.4 g 每日 1 次静脉滴注抗感染。

10 月 31 日，患者一般情况良好，自行排尿通畅，双肾区无叩痛。穿刺病例诊断为前列腺癌。

11 月 5 日，全麻下行前列腺癌根治术，术中出血 1 700 ml，给予输注红细胞悬液和血浆共 1 200 ml。术后给予头孢唑肟钠 2 g＋生理盐水 100 ml 每日 2 次静脉滴注（11 月 5 日—11 月 7 日）抗感染，脂肪乳氨基酸(17)葡萄糖（11％）1 440 ml 每日 1 次静脉滴注（11 月 5 日—11 月 7 日）补充静脉营养，兰索拉唑 30 mg＋生理盐水 100 ml 每日 1 次静脉滴注（11 月 5 日—11 月 8 日）抑酸护胃，奥拉西坦 4 g＋生理盐水 250 ml 每日 1 次静脉滴注（11 月 5 日—11 月 6 日）补充脑营养，低分子肝素钙 0.4 ml 每日 1 次皮下注射（11 月 5 日—11 月 8 日）抗凝。

11 月 7 日,患者尿量仅 120 ml,查肌酐 643 μmol/L(71～133 μmol/L),钾 7.5 mmol/L (3.6～5.0 mmol/L)。肾脏内科会诊,给予呋塞米、5%碳酸氢钠等降钾,将头孢唑肟钠减量为 0.25 g 每日 1 次静脉滴注,行 CRRT 血滤治疗,并转肾脏内科治疗。

经救治,患者肾功能恢复正常。

3.11.3 病例用药分析

患者 10 月 21 日入院时肾功能正常,给予依替米星 0.3 g 每日 1 次静脉滴注(10 月 21 日—11 月 4 日)等治疗,11 月 5 日手术后发生了急性肾功能衰竭,其主要原因是: ① 给予依替米星 0.3 g 每日 1 次静脉滴注(10 月 21 日—11 月 4 日)。依替米星为氨基糖苷类抗生素,有明显的肾毒性,尤其是在大剂量长疗程给药时,更可能造成肾功能损害(见无锡济民可信山禾药业股份有限公司药品说明书)。对肾功能正常成年人的全身性感染,给予 0.2～0.3 g 每日 1 次静脉滴注,疗程为 5～10 天;老年患者因生理性肾功能减退,使用剂量和疗程需调整,肾功能不全患者不宜使用,如必须使用则应调整剂量,即维持剂量＝患者的 CLcr/正常的 CLcr×常规的维持剂量。患者 81 岁高龄,肌酐虽在正常范围,但肌酐清除率在 50 ml/min 左右,故应予依替米星 0.3 g×50/120＝0.125 g 每日 1 次静脉滴注,并且在使用过程中应密切监测肾功能和第八对颅神经功能的变化(见无锡济民可信山禾药业股份有限公司药品说明书)。遗憾的是,实际上予肾功能正常的成年人剂量 0.3 g 每日 1 次静脉滴注,并且疗程为 14 天,超出了规定的最长疗程 10 天,况且整个过程未监测肾功能。予高龄老人肾功能正常成年人剂量,并且超出规定的最长疗程 4 天,还未监测肾功能,成为诱发急性肾功能衰竭的重要原因。② 10 月 24 日予乳酸左氧氟沙星氯化钠 0.6 g 静脉滴注,乳酸左氧氟沙星成人每日 0.3～0.6 g,分 1～2 次静脉滴注。高龄患者肾功能低下,可能会出现持续高血药浓度,应注意调整用药剂量慎重给药(见浙江医药股份有限公司新昌制药厂药品说明书)。实际上予成人最大允许剂量 0.6 g 静脉滴注,容易导致左氧氟沙星在体内蓄积,促使药物在肾脏形成结晶,引起尿路刺激和阻塞,出现尿闭等症状,从而可能成为诱发急性肾功能衰竭的因素。③ 11 月 5 日全麻下行前列腺癌根治术,术中失血 1 700 ml,血容量减少;术后白细胞中性粒细胞增高,不排除感染可能;加上前列腺癌等原发疾病,可引发肾前性急性肾功能不全。④ 术后给予头孢唑肟钠 2 g 每日 2 次静脉滴注(11 月 5 日—11 月 7 日)。Clcr 在 5～49 ml/min,头孢唑肟钠常用剂量为 0.25～0.5 g 每日 2 次静脉滴注,严重感染时 0.5～1 g 每日 2 次静脉滴注;Clcr 在 0～4 ml/min,常用剂量为 0.5 g 隔日一次静脉滴注或 0.25 g 每日 1 次静脉滴注,严重感染时 0.5～1 g 隔日一次或 0.5 g 每日 1 次静脉滴注,血液透析患者透析后可不追加剂量(见山东罗欣药业股份有限公司药品说明书)。11 月 5 日患者可能已经存在急性肾功能不全,头孢唑肟钠允许剂量应该是 0.5～1 g 每日 2 次静脉滴注,而实际上予 2 g 每日 2 次静脉滴注,剂量过大,可能造成肾功能损害;加上依替米星因患者高龄肾功能不全而未在体内被清除完,头孢菌素与氨基糖苷类抗生素联合应用时有加大肾毒性作用(见山东罗欣药业股份有限公司药品说明书)。

参考文献

[1] 贾公孚,谢惠民.药害临床防治大全[M].北京:人民卫生出版社,2002,479 - 480,496 - 506.
[2] 叶任高,陆再英,主编.内科学:6 版[M].北京:人民卫生出版社,2005,536 - 537.

3.12 一例可能与 1,6 二磷酸果糖相关的严重低钙血症病例分析

3.12.1 概述

患者发生严重低钙血症意识不清,与违反禁忌证"肾衰竭禁用 1,6 -二磷酸果糖"有关。如通过处方前置审核及时促使医师改正,可避免此严重不良事件的发生。警示图略。

3.12.2 病史介绍及临床经过

患者 46 岁男性,高血压史 17 年,口服降压药血压控制在 140～150/90～100 mmHg,发现蛋白尿 17 年。冠心病史 10 多年,口服复方丹参滴丸、麝香保心丸等。2006 年发现肾功能衰竭,开始每周 2 次规律透析。期间血压最高 260/100 mmHg,服用美托洛尔。2013 年 5 月前因肾功能进一步恶化,透析频次增至每周 3 次。

2013 年 11 月 7 日,因心前区疼痛至医院心内科住院治疗,诊断为不稳定心绞痛、尿毒症,给予 1,6 -二磷酸果糖 10 g 每日 1 次静脉滴注(11 月 7 日—11 月 18 日)补充磷,丹参 600 mg 每日 1 次静脉滴注(11 月 7 日—11 月 18 日)活血。

住院期间患者开始出现夜间烦躁、反应迟钝伴上肢麻木、腰酸,这些症状进行性加重,11 月 14 日开始出现意识不清。11 月 17 日大小便失禁,少量鲜血便。行颅脑 CT 未发现脑梗死或脑出血。

11 月 18 日,因意识不清原因待查、慢性肾小球肾炎尿毒症、不稳定心绞痛、高血压 3 级(极高危)被收入医院肾脏内科。查体血压 186/103 mmHg,心率 110 次/min,神志模糊,双瞳孔散大,对光反射迟钝。查血钙 0.55 mmol/L(2.1～2.55 mmol/L),钾 5.7 mmol/L(3.6～5.0 mmol/L),白细胞 9.96×10^9/L[$(3.5\sim9.5)\times10^9$/L],中性粒细胞百分率 87%(40%～75%),血红蛋白 134 g/L(130～175 g/L),钠 141 mmol/L(135～145 mmol/L),CRP 151 mg/L(0～3 mg/L)。甲状旁腺激素 1 112 pg/ml(15～65 pg/ml)。血气分析示代谢性酸中毒。给予血液透析,哌拉西林钠他唑巴坦钠 2.25 g 每日 2 次静脉滴注(11 月

18 日—)抗感染,10%葡萄糖酸钙 30 ml 每日 1 次静脉滴注(11 月 18 日—)补钙,美托洛尔缓释片 47.5 mg 每日 1 次口服(11 月 18 日—)减慢心率。医师认为不能排除脑炎可能,准备行腰椎穿刺。

11 月 19 日 6:52,血钙 0.78 mmol/L(2.1～2.55 mmol/L),磷 7.22 mmol/L(0.87～1.48 mmol/L),镁 0.65 mmol/L(0.70～1.10 mmol/L)。仍意识模糊,心率 100～130 次/min,血压 140～150/90～100 mmHg。

11 月 20 日,血钙 1.51 mmol/L(2.1～2.55 mmol/L),磷 2.52 mmol/L(0.87～1.48 mmol/L),肌酐 768 μmol/L(59～104 μmol/L),钠 151 mmol/L(137～147 mmol/L),降钙素原 36.1 mg/ml(0～0.046 mg/ml),BNP 4 780 pg/ml(0～100 pg/ml)。患者意识转清。

3.12.3　病例用药分析

造成患者意识不清的最主要原因是严重低钙血症,可能还有因严重感染的细菌毒素作用致尿毒症代谢产物在体内蓄积等。

严重低钙血症可造成平滑肌痉挛,引发支气管痉挛,喘息发作,甚至出现呼吸暂停;血管痉挛可引发和加重心绞痛。严重低钙血症可造成精神异常,如烦躁、易怒、焦虑、失眠、抑郁、锥体外系反应。低血钙危象可造成严重的精神异常、精神错乱、昏迷,还有惊厥、癫痫样发作,甚至引起呼吸、心搏骤停而致死。严重低钙血症的主要原因除了因尿毒症活性维生素 D 缺乏,磷排出减少外,给予 1,6-二磷酸果糖 10 g 每日 1 次静脉滴注(11 月 7 日—11 月 18 日)补充磷是重要因素。

1,6-二磷酸果糖适用于低磷酸血症。慢性酒精中毒、长期营养不良、慢性呼吸衰竭中因磷酸的耗竭,可出现低磷酸血症。1,6-二磷酸果糖是糖酵解的中间产物,可作用于细胞膜,促进细胞对循环中钾的摄取及刺激细胞内高能磷酸和 2,3-二磷酸甘油的产生,给予恶液和 COPD 患者补充磷盐的效能虽然未确切,但临床实验已显示 1,6-二磷酸果糖是有益于治疗的,特别是可以加强呼吸肌强度。

肌酐清除率小于 50 ml/min 的患者静脉滴注 1,6-二磷酸果糖应监测血液磷酸盐水平,高磷酸血症或肾衰患者禁用 1,6-二磷酸果糖(见 Biomedica Foscama Industria Chimico Farmaceutica S.p.A.药品说明书)。

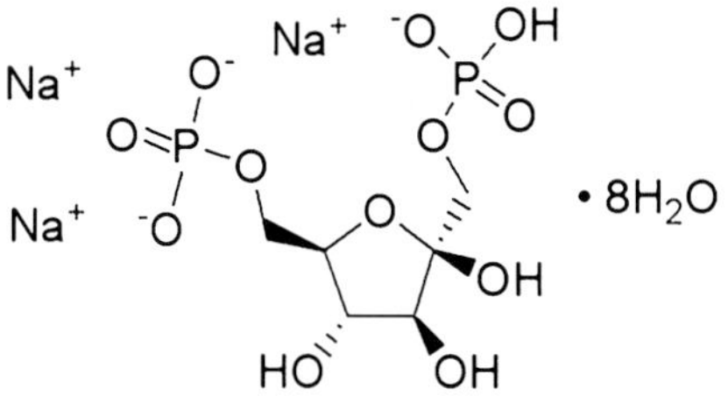

1,6-二磷酸果糖分子式为 $C_6H_{11}NA_3O_{12}P_2$·$8H_2O$,其中包含 2 份磷原子。1,6-二磷酸果糖分子量为 406,10 g 1,6-二磷酸果糖合 24.6 mmol,也就是包含 49.2 mmol 的磷,结构见图 3-24。患者体重 70 kg,约占体重的 20%为细胞外液即 14 L。其中分布在血管系统内的血浆占 1/4,即 3.5 L。如果

图 3-24　1,6-二磷酸果糖分子结构式

以该患者血浆体积计算,每天补入近 50 mmol 磷,若肾功能衰竭且不透析,则可使血磷浓度增加 14 mmol/L;若以细胞外液 14 L 计算,则可使血磷浓度增加 3.6 mmol/L。

患者 11 月 19 日经透析后,磷仍然高达 7.22 mmol/L(0.87～1.48 mmol/L),与静脉滴注 1,6-二磷酸果糖有很大的相关性。

参考文献

[1] 陆再英,钟南山.内科学:7 版[M].北京:人民卫生出版社,2011,63-69,551-553.

3.13　一例与利奈唑胺疗程过长相关的严重代谢性酸中毒及严重贫血病例分析

3.13.1　概述

患者发生严重代谢性酸中毒及严重贫血,与超疗程使用利奈唑胺有关,规定利奈唑胺疗程最长不超过 28 天。如通过处方前置审核及时促使医师改正,可避免此严重不良事件的发生。警示图略。

3.13.2　病史介绍及临床经过

患者 88 岁高龄男性,血压升史 30 余年,现口服比索洛尔 2.5 mg 每日 1 次;前列腺增生病 10 余年;数年前行头颅 CT 提示多发梗死。因房颤、起搏器植入术后、心功能Ⅱ级(NYHA)、肺部感染、肝肾功能不全于 2017 年 12 月 9 日 12:00 入院。尿素氮 13.44 mmol/L(3.6～9.5 mmol/L),肌酐 219 μmol/L(57～111 μmol/L),降钙素原 4.88 ng/ml(0.05～0.5 ng/ml),总胆红素 55.6 μmol/L(0～21 μmol/L),结合胆红素 20.8 μmol/L(0～5 μmol/L),尿酸 532 μmol/L(203～407 μmol/L)。患者神清,血压 130/70 mmHg,呼吸平稳,两下肺闻及湿性啰音,心率 95 次/min,律不齐,双下肢中度水肿。给予阿司匹林肠溶片 50 mg 每日 1 次口服(12 月 9 日—1 月 10 日),比索洛尔 2.5 mg 每日 1 次口服(12 月 9 日—1 月 10 日),瑞舒伐他汀钙 10 mg 每晚 1 次口服(12 月 9 日—12 月 10 日),普伐他汀钠 20 mg 每晚 1 次口服(12 月 11 日—1 月 10 日)。亚胺培南西司他丁钠 0.5 g+生理盐水 100 ml 每 12 h 1 次静脉滴注(12 月 9 日—12 月 11 日)。

19:30,ICU 会诊后考虑脓毒症休克,病情危重。

12 月 10 日 9:00,血红蛋白 101 g/L(130～175 g/L),红细胞计数 3.64×10^9/L[(4.3～5.8)×10^{12}/L]。ICU 再次会诊发现患者右足红肿热痛。给予利奈唑胺 0.6 g 每 12 h 1 次静脉滴注(12 月 10 日—1 月 10 日)。

12 月 11 日,患者精神较差,仍有胸闷心悸不适,咳嗽咳痰,体温 38.3℃。转 ICU。白细胞计数 21.71×10⁹/L[(3.5~9.5)×10⁹/L],中性粒细胞百分率 95.2%(40%~75%),CRP>150 mg/L(0~3 mg/L)。停亚胺培南西司他丁钠,给予美罗培南 1 g＋生理盐水 50 ml 每 12 h 1 次静脉滴注(12 月 11 日—12 月 15 日),硝酸异山梨酯 5 mg 每日 3 次口服(12 月 11 日—12 月 20 日),肾衰宁 4 粒每日 3 次口服(12 月 11 日—1 月 10 日)。肾内科会诊给予碳酸氢钠 1 g 每日 3 次口服(12 月 11 日—1 月 10 日),另外建议忌嘌呤饮食但未执行。

12 月 13 日,体温 37.8℃,房颤心室率 112 次/min,血压 112/63 mmHg。降钙素原 4.420 ng/ml(0.05~0.5ng/ml),白细胞计数 17.33×10⁹/L[(3.5~9.5)×10⁹/L],中性粒细胞百分率 92%(40%~75%),CRP 134 mg/L(0~3 mg/L),血红蛋白 110 g/L(130~175 g/L),红细胞计数 4.06×10⁹/L[(4.3~5.8)×10¹²/L]。给予阿普唑仑 0.4 mg 每晚 1 次口服(12 月 13 日—1 月 10 日),低分子肝素钙 4 250 IU 每日 1 次皮下注射(12 月 13 日—12 月 14 日)、4 250 IU 每 12 h 1 次皮下注射(12 月 14 日—12 月 18 日)、4 250 IU 每日 1 次皮下注射(12 月 18 日—1 月 9 日)。

12 月 15 日,CRP 134 mg/L(0~3 mg/L),降钙素原 1.58 ng/mL(0.05~0.5 ng/ml),白细胞计数 18.39×10⁹/L[(3.5~9.5)×10⁹/L],中性粒细胞百分率 92%(40%~75%),血红蛋白 106 g/L(130~175 g/L),红细胞计数 3.91×10⁹/L[(4.3~5.8)×10¹²/L]。血培养提示金黄色葡萄球菌感染,停用美罗培南,继续利奈唑胺抗感染,右下肢红肿热痛,外踝后方切开引流,可见大量脓性分泌物流出,引流口定期换药(12 月 15 日—1 月 10 日)。

12 月 20 日,患者今晨体温 37.3℃,咳嗽、咳痰较前好转。右踝部脓液细菌培养提示金黄色葡萄球菌,药敏提示利奈唑胺敏感。降钙素原 0.572 ng/ml(0.05~0.5 ng/ml),白细胞计数 9.65×10⁹/L[(3.5~9.5)×10⁹/L],中性粒细胞百分率 88%(40%~75%),CRP 134 mg/L(0~3 mg/L),血红蛋白 93 g/L(130~175 g/L),红细胞计数 3.42×10⁹/L[(4.3~5.8)×10¹²/L],血小板计数 192×10⁹/L[(125~350)×10⁹/L]。病情好转转急诊内科。

12 月 25 日,白细胞计数 8.13×10⁹/L[(3.5~9.5)×10⁹/L],中性粒细胞百分率 88%(40%~75%),肌酐 106 μmol/L(57~111 μmol/L),CRP 82 mg/L(0~3 mg/L)。给予比阿培南 0.3 g＋生理盐水 100 ml 每 8 h 1 次静脉滴注(12 月 25 日—1 月 9 日)。患者右踝红肿明显,见一直径 5 mm 的小口,有透明液体及白色斑片溢出。给予非布司他 20 mg 每日 1 次口服(12 月 27 日—12 月 31 日)、40 mg 每日 1 次口服(12 月 31 日—1 月 7 日)、20 mg 每日 1 次口服(1 月 7 日—1 月 10 日)。

12 月 28 日,降钙素原 0.291 ng/ml(0.05~0.5 ng/ml),白细胞计数 6.72×10⁹/L[(3.5~9.5)×10⁹/L],中性粒细胞百分率 82%(40%~75%),血红蛋白 76 g/L(130~

175 g/L),红细胞计数 $2.55×10^9$/L[$(4.3～5.8)×10^{12}$/L],总胆红素 23.4 μmol/L(0～21 μmol/L),直接胆红素 16.9 μmol/L(0～5 μmol/L)。

12 月 30 日,腋温 37.6℃。白细胞计数 $9.30×10^9$/L[$(3.5～9.5)×10^9$/L],中性粒细胞百分率 86%(40%～75%),血红蛋白 69 g/L(130～175 g/L),红细胞计数 $2.52×10^9$/L[$(4.3～5.8)×10^{12}$/L],CRP 16 mg/L(0～3 mg/L)。

1 月 3 日,内分泌科会诊,右侧外踝关节红肿、破溃、痛风结石析出。给予双氯芬酸钠缓释胶囊 50 mg 每日 2 次口服(1 月 3 日—1 月 5 日)。

1 月 5 日,改用美洛昔康 7.5 mg 每日 1 次口服(1 月 5 日—1 月 10 日)。

1 月 6 日,肌酐 105 μmol/L(57～111 μmol/L),总胆红素 12 μmol/L(0～21 μmol/L),尿酸 357 μmol/L(203～407 μmol/L)。降钙素原 0.414 ng/ml(0.05～0.5 ng/ml),CRP 48.4 mg/L(0～3 mg/L)。白细胞计数 $4.20×10^9$/L[$(3.5～9.5)×10^9$/L],血红蛋白 60 g/L(130～175 g/L),红细胞计数 $2.25×10^9$/L[$(4.3～5.8)×10^{12}$/L]。大便隐血阴性,初步排除消化道出血。给予输注红细胞悬液 2 U。

1 月 8 日 10:00,网织红细胞百分数 0.2%(0.5%～1.5%),网织红细胞绝对数 $4×10^9$/L[$(24～84)×10^9$/L],血红蛋白 60 g/L(130～175 g/L),红细胞计数 $2.25×10^9$/L[$(4.3～5.8)×10^{12}$/L],平均红细胞体积 85.3 fL(82～100 fL),白细胞计数 $4.43×10^9$/L[$(3.5～9.5)×10^9$/L],中性粒细胞百分率 80%(40%～75%),血小板计数 $157×10^9$/L[$(125～350)×10^9$/L]。给予输注红细胞悬液 2 U。

19:00,患者平卧于床上,无胸闷气促,无发热,无咳嗽咳痰,目前胃管鼻饲中,两下肺可闻及湿啰音,心率 84 次/min,律齐,右踝部敷料包扎中,皮肤暗红,皮温较前降低,局部皮肤有水肿,压痛减轻,踝部敷料可见黄白色渗出。

1 月 10 日 0:30,患者胸闷气促伴口唇稍青紫,神志清。心电监护示快房颤心室率 150～160 次/min。给予呋塞米、甲泼尼龙琥珀酸钠后无明显好转,给予美托洛尔 12.5 mg 口服,胺碘酮 150 mg 静脉注射。查尿素氮 24.75 mmol/L(3.6～9.5 mmol/L),肌酐 190 μmol/L(57～111 μmol/L),尿酸 702 μmol/L(203～407 μmol/L)。血气分析示标准碳酸氢根 15.1 mmol/L(21.3～24.8 mmol/L),pH 7.34(7.35～7.45),二氧化碳分压 24.7 mmHg(35～45 mmHg),氧分压 66.9 mmHg(83～108 mmHg),剩余碱－11.60 mmol/L(－3 mmol/L～＋3 mmol/L),氧饱和度 91.8%(100%)。提示严重代谢性酸中毒,给予5%碳酸氢钠 250 ml 静脉滴注。心肌梗死三项较前稍高。

9:30,给予乳酸钠林格注射液 1 000 ml 静脉滴注,5%碳酸氢钠 250 ml 静脉滴注。

10:33,转 ICU。12:23,给予果糖(普利康)250 ml＋维生素 C 2 g 每日 1 次静脉滴注(1 月 10 日—1 月 11 日)。

13:16,降钙素原 11.480 ng/ml(0.05～0.5 ng/ml),考虑脓毒症,给予美罗培南 1 g＋生理盐水 100 ml 每 8 h 1 次静脉滴注(1 月 10 日—1 月 12 日)。

22:31,给予 CRRT,共用 5%碳酸氢钠 1 000 ml。

1月11日8:30,患者神志欠清,呼之有应,去甲肾上腺素0.2 μg/(kg·min)维持中,心电监护心率80次/min,血压110/66 mmHg。血气分析示标准碳酸氢根15.1 mmol/L(21.3～24.8 mmol/L),pH 7.19(7.35～7.45),二氧化碳分压19.9 mmHg(35～45 mmHg),剩余碱－19.3 mmol/L(－3 mmol/L～＋3 mmol/L),乳酸12.1 mol/L(4.0 mmol/L)。降钙素原25.04 ng/ml(0.05～0.5 ng/ml)。血红蛋白64 g/L(130～175 g/L),红细胞计数 2.32×10^9/L[$(4.3～5.8) \times 10^{12}$/L],白细胞计数 7.3×10^9/L[$(3.5～9.5) \times 10^9$/L],中性粒细胞百分率86%(40%～75%),血小板计数 115×10^9/L[$(125～350) \times 10^9$/L]。

13:32,行 CRRT。共用 5%碳酸氢钠 1 000 ml。输注红细胞悬液 300 ml。

1月12日1:36死亡。

3.13.3 病例用药分析

患者入院时,12月10日血红蛋白101 g/L、红细胞计数 3.64×10^9/L。给予利奈唑胺0.6 g每12 h 1次静脉滴注(12月10日—1月10日)后,在感染脓毒血症逐渐被控制,也没有消化道及其他部位出血的情况下,血红蛋白、红细胞计数进行性下降。12月30日血红蛋白69 g/L、红细胞计数 2.52×10^9/L。尽管输注红细胞悬液,但1月6日血红蛋白60 g/L、红细胞计数 2.25×10^9/L,1月8日网织红细胞百分数0.2%,网织红细胞绝对数 4×10^9/L,患者可能发生了纯红细胞再生障碍性贫血。利奈唑胺致贫血的机制目前多倾向于骨髓抑制学说,有因利奈唑胺介导的血红蛋白及网织红细胞下降的病例报道。停用利奈唑胺后7～10天血红蛋白和网织红细胞计数恢复正常,利奈唑胺致贫血与氯霉素致骨髓抑制机制相似。因利奈唑胺同氯霉素结合位点相同,均通过与23S核糖体RNA结合抑制细菌蛋白质的合成,同时线粒体16S核糖体RNA结合抑制人体线粒体蛋白质合成,阻断线粒体的呼吸作用。利奈唑胺相关性贫血与应用利奈唑胺超过4周有相关性。可诱发严重贫血的药物还有非甾体抗炎药(见上海勃林格殷格翰药业有限公司药品说明),但1月3日才给予双氯芬酸钠缓释胶囊50 mg每日2次口服(1月3日—1月5日),1月5日换成美洛昔康7.5 mg每日1次口服(1月5日—1月10日)。而在这之前已经发生了严重贫血,故这两种药物的可能性不大。

1月10日0:30患者发生严重代谢性酸中毒的主要原因:① 在此之前的1月6日降钙素原0.414 ng/ml、CRP 48.4 mg/L,基本正常,体温正常,提示脓毒血症已经基本被控制。患者另外发生耐药菌感染引发感染性休克的可能性比较小。② 患者发生急性冠脉综合征、急性心肌梗死引发心源性休克,可导致严重代谢性酸中毒,但没有证据。③ 发生严重代谢性酸中毒时,患者肾功能基本正常;肝功能正常;也不存在严重腹泻、肠道瘘管或肠道引流等可引发碳酸氢钠丢失的因素;无糖尿病、血糖不高除外酮症酸中毒;未给予大剂量阿司匹林(给予 50 mg 每日 1 次口服不可能引发水杨酸中毒);氧饱和度基本正常;心衰不严重。因而这些因素引发代谢性酸中毒的可能性被排除。④ 患者发生了可能与利奈唑胺长期使用有关的严重贫血,严重贫血可引发缺氧及乳酸性代谢性酸中毒。⑤ 利奈唑胺可能直接抑制线粒体内的蛋白质合成,干扰组织中高度依赖于氧化磷酸化的细胞能量产生,导致严重缺氧,全身各组织产生大量乳酸,且乳酸的生成率超过其清除率,从而导致高乳酸血症的发生。统计显示,每月至少给一例患者使用利奈唑胺≤28 d 的医师中,有 5％的医师观察到患者乳酸酸中毒,而使用时间＞28 d 的医师中,有 15％的医师观察到乳酸酸中毒。在每月给平均不到一例患者使用利奈唑胺≤28 d 的医师中,有 2％的医师报告观察到乳酸酸中毒。可见利奈唑胺使用超过 28 天使乳酸性酸中毒的发生风险大增。

严重的代谢性酸中毒可引发神志不清神志昏迷,使心肌收缩力降低,血压下降,导致急性肾功能不全和休克;使原先未被控制的感染复发、加重,导致恶性循环,最终致使患者死亡。

在发生了严重的乳酸性酸中毒后,1 月 10 日 9:30 给予乳酸钠林格注射液 1 000 ml 静脉滴注(含乳酸钠 3.1 g),对缺氧及休克、组织供血不足的患者,乳酸氧化成丙酮酸进入三羧酸循环代谢速度减慢,可延缓酸中毒的纠正,故规定严重的乳酸性酸中毒的患者禁用(见上海大冢制药有限公司药品说明书)。1 月 10 日 12:23 予果糖(普利康)250 ml＋维生素 C 2 g 每日 1 次静脉滴注(1 月 10 日—1 月 11 日)。

果糖大量进入细胞内快速代谢,使三磷腺苷的生成及分解速度加快,尿酸增加;果糖能抑制糖原异生,增加丙酮酸的生成,通过乳酸脱氢酶糖酵解而使乳酸生成增加,可使乳酸性酸中毒发生风险大增。果糖对痛风及乳酸性酸中毒患者禁用(见安徽丰原药业股份有限公司药品说明书)。

在此需要指出的是,在应用利奈唑胺的过程中,有乳酸性酸中毒的报道,对原因不明的酸中毒需要立即进行临床检查。在应用利奈唑胺的患者中有出现骨髓抑制的报道(包括单纯的贫血、纯红细胞性再障),特别是在长疗程时。对发生骨髓抑制或骨髓抑制发生恶化的患者应考虑停用利奈唑胺治疗。利奈唑胺疗程最长不超过 28 天(见 Fresenius Kabi Norge AS 药品说明书)。乳酸钠林格注射液严重的乳酸性酸中毒患者禁用。果糖对痛风及乳酸性酸中毒患者禁用。对痛风患者未给予忌嘌呤饮食。

未遵守上述用药注意事项,可能与患者病情恶化有相关性。

参考文献

[1] 赵文艳,张健.利奈唑胺的血液系统毒性反应及其防治[J].药物不良反应杂志,2012,14(5): 294-298.

[2] 王建枝,殷莲华.病理生理学:8 版[M].北京:人民卫生出版社,2013,47-51,178-179.

［3］鲁梅花.利奈唑胺致乳酸酸中毒及其防治［J］.药物不良反应,2010,12(4)：269-272.

3.14 一例内镜下侵袭性垂体瘤切除＋脑脊液漏修补术后发生 CRE 颅内感染败血症分析

3.14.1 概述

患者内镜下侵袭性垂体瘤切除＋脑脊液漏修补术后发生 CRE 颅内感染败血症,与违反围术期预防性使用抗菌药物原则有关,即长时间给予五水头孢唑林钠＋甲硝唑氯化钠(1月22日—1月29日)预防感染,给予头孢哌酮舒巴坦钠 3 g 每日 1 次静脉滴注(1月29日—2月6日)和利奈唑胺 0.6 g 每 12 h 1 次静脉滴注(1月31日—2月6日)预防感染,筛选超级耐药菌。如能通过处方前置审核及时促使医师改正,就有可能避免此严重不良事件的发生。

3.14.2 病史介绍及临床经过

患者 69 岁男性,体重 76 kg。2017 年 12 月 5 日 MRI 示鞍区占位,考虑垂体瘤伴局部坏死。经治疗效果不佳,2018 年 1 月 19 日 CT 示右肺上叶斑片影,炎症可能,建议随访;右肺中叶及两肺下叶慢性炎症;右肺下叶肺大泡。因垂体肿瘤于 2018 年 1 月 19 日 8:00 入院。

1 月 22 日 9:00—12:00,全麻下经蝶神经内镜下侵袭性垂体瘤切除＋脑脊液漏修补术。术中予五水头孢唑林钠 2 g,术后安返 NICU。给予五水头孢唑林钠 2 g 每日 2 次静脉滴注(1月22日—1月29日),甲硝唑氯化钠(1月22日—1月29日)预防感染,氢化可的松 200 mg 每日 1 次静脉滴注(1月22日—1月27日),醋酸泼尼松片 5 mg 每日 2 次口服(1月31日—2月6日),另外给予奥美拉唑钠、蛇毒血凝酶、酚磺乙胺、氢化可的松等治疗。

1 月 24 日,血象基本正常。

1 月 29 日,患者出现经鼻脑脊液漏,为防治感染,给予头孢哌酮舒巴坦钠 3 g 每日 1 次静脉滴注(1月29日—1月30日)、3 g 每日 2 次静脉滴注(1月30日—2月6日)。

1 月 31 日,给予利奈唑胺 0.6 g 每 12 h 1 次静脉滴注(1月31日—2月6日)。病理报告示垂体腺瘤。

2 月 2 日,行腰穿取出脑脊液,提示无颅内感染。

2 月 6 日 9:00—12:00,全麻下行脑脊液漏修补术,术后安返 NICU 病房。

2月7日,昨日脑脊液引流出96 ml,为较为浑浊黄色脑脊液,有成渣,考虑有颅内感染。体温38.1℃。停头孢哌酮舒巴坦钠和利奈唑胺,给予美罗培南0.5 g每8 h 1次静脉滴注(2月7日),美罗培南2 g每8 h 1次静脉滴注(2月7日—2月16日),万古霉素1 g每日2次静脉滴注(2月7日—2月19日)。

2月8日,脑脊液常规检查示细胞计数32.7×10⁹/L,中性粒细胞92%,红细胞++++HP。

2月9日,患者反应好,诉头痛,体温39℃。白细胞计数14.23×10⁹/L[(3.5～9.5)×10⁹/L],中性粒细胞百分率96.9%(40.0%～75.0%),血小板计数236×10⁹/L[(125～350)×10⁹/L],血红蛋白112 g/L(130～175 g/L)。

2月10日,体温39℃,脑脊液培养出泛耐药肺炎克雷伯菌(CRE),仅对替加环素敏感。

2月11日,体温40℃,语言稍有困难,心率190次/min,房扑,脑脊液引流不畅。给予胺碘酮、地塞米松磷酸钠、地西泮、吲哚美辛栓等。血培养出泛耐药肺炎克雷伯菌(CRE),仅对替加环素敏感。给予替加环素100 mg每日2次静脉滴注(2月10日—2月25日),氟康唑氯化钠200 mg每日1次静脉滴注(2月11日—2月19日)。

2月13日,给予吲哚美辛栓50 mg每日1次纳肛(2月13日—2月14日)。

2月14日,体温38℃,白细胞计数11.25×10⁹/L[(3.5～9.5)×10⁹/L],中性粒细胞百分率95.9%(40.0%～75.0%),血小板计数204×10⁹/L[(125～350)×10⁹/L],血红蛋白126 g/L(130～175 g/L)。

2月16日,体温38.3℃,白细胞计数13.61×10⁹/L[(3.5～9.5)×10⁹/L],中性粒细胞百分率93.1%(40.0%～75.0%),血小板计数361×10⁹/L[(125～350)×10⁹/L],血红蛋白130 g/L(130～175 g/L)。停美罗培南,给予头孢吡肟2 g每日2次静脉滴注(2月16日—2月19日)。

2月17日,体温38.9℃。2月18日,体温39℃。

2月20日9:00,体温39.2℃,脑脊液再次培养出泛耐药肺炎克雷伯菌(CRE),仅对替加环素敏感。华山医院抗生素研究所会诊停万古霉素、头孢吡肟、氟康唑。给予多黏菌素B 50万U每12 h 1次静脉滴注(2月20日—2月21日)、50万U每8 h 1次静脉滴注(2月21日—2月25日),磷霉素钠6 g每8 h 1次静脉滴注(2月20日—2月25日)。

20:20,血压降至49/35 mmHg,心率下降至80次/min。测CVP 4 cmH₂O。给予加快补液速度,多巴胺静脉推泵。钠165 mmol/L(137～145 mmol/L),给予冷开水1 000 ml鼻饲(2月20日—)。患者进入昏迷状态。

2月22日,血再次培养出泛耐药肺炎克雷伯菌(CRE),仅对替加环素敏感。体温38.6℃。

2月23日,体温38℃。2月24日,体温38.2℃。患者翻身出现棕褐色液体,吸出棕褐色液体 1 200 ml,考虑上消化道出血。血压降至 60/40 mmHg,给予多巴胺加量,输血浆,给予埃索美拉唑 40 mg 每 6 h 1 次静脉滴注。

2 月 25 日 10:00,体温 38.2℃,多发性室性早搏。19:35,家属要求放弃抢救,患者心电图呈一直线,宣告临床死亡。

3.14.3 病例用药分析

根据咳嗽咳痰、发热、白细胞总数和中性粒细胞百分率升高,胸片示肺纹理增粗,可诊断为急性气管、支气管炎。社区获得性肺炎的诊断依据:① X 线检查显示片状/斑片状浸润性阴影或间质性改变;② 咳嗽咳痰或原有呼吸道疾病加重并出现脓性痰;③ 发热;④ 闻及湿性啰音;⑤ 白细胞 $>10\times10^9$/L。第①项加上②~⑤中的任何一项,除外非感染性疾病科做出诊断。院内获得性肺炎的诊断依据是 X 线检查出现新的或进展的肺部浸润影加上下列三项临床症状中的两项或以上:① 体温 >38℃;② 白细胞增多或减少;③ 脓性气道分泌物。院内获得性肺炎的临床表现、实验室和影像学检查特异性低,应与肺不张、心力衰竭、肺水肿、肺恶性肿瘤、急性呼吸窘迫综合征等相鉴别。

患者 2018 年 1 月 19 日 CT 示右肺上叶斑片影,显示炎症可能,建议随访。然而除了影像学外,无任何肺炎的症状、体征及实验室检查证据,故不能诊断为肺炎。

根据《抗菌药物临床应用指导原则 2015 版》,脑外科手术(经鼻窦、鼻腔、口咽部手术)可能污染菌为金黄色葡萄球菌、链球菌、口咽部厌氧菌(如消化道链球菌),可给予头孢唑林钠(或头孢呋辛钠)±甲硝唑,或克林霉素＋庆大霉素。清洁手术、清洁-污染手术预防用药时间不超过 24 h,污染手术必要时延长至 48 h。过度延长用药时间并不能进一步提高预防效果,且预防用药时间超过 48 h,耐药菌感染机会增加。实际上给予五水头孢唑林钠 2 g 每日 2 次静脉滴注(1 月 22 日—1 月 29 日)＋甲硝唑氯化钠(1 月 22 日—1 月 29 日)预防感染,使用了 8 天。

1 月 29 日,患者出现经鼻脑脊液漏,但病例记录中没有任何感染症状和体征的描述,血象基本正常。为防治感染,给予头孢哌酮舒巴坦钠 3 g 每日 1 次静脉滴注(1 月 29 日—1 月 30 日)、3 g 每日 2 次静脉滴注(1 月 30 日—2 月 6 日),共 9 天,显然违反了抗菌药物使用原则。1 月 31 日,病例记录中没有任何感染症状体征的描述,给予利奈唑胺 0.6 g 每 12 h 1 次静脉滴注(1 月 31 日—2 月 6 日),共 7 天,显然违反了抗菌药物使用原则。

2 月 7 日,出现颅内感染,体温 38.1℃。停头孢哌酮舒巴坦钠和利奈唑胺,予美罗培南 0.5 g 每 8 h 1 次静脉滴注(2 月 7 日)、2 g 每 8 h 1 次静脉滴注(2 月 7 日—2 月 16 日)＋万古霉素 1 g 每日 2 次静脉滴注(2 月 7 日—2 月 19 日)是适宜的。

2 月 10 日体温 39℃,脑脊液培养出泛耐药肺炎克雷伯菌(CRE),2 月 11 日体温 40℃,血培养出泛耐药肺炎克雷伯菌(CRE),仅对替加环素敏感。发生了泛耐药肺炎克雷伯菌(CRE)败血症和颅内感染。先后长时间使用五水头孢唑林钠＋甲硝唑(1 月 22 日—

1月29日）、头孢哌酮舒巴坦钠（1月29日—2月6日）、利奈唑胺（1月31日—2月6日）预防感染，显然没有防住感染，反而筛选出了超级细菌。产 NDM－1 细菌感染的易感人群为长期使用抗菌药物、疾病危重、入住重症监护室、插管、机械通气等。

根据广泛耐药革兰阴性菌感染专家共识，泛耐药肺炎克雷伯菌（CRE）败血症和颅内感染，应及时给予足量足疗程的替加环素＋多黏菌素＋碳青霉烯类。因此给予美罗培南 2 g 每 8 h 1 次静脉滴注（2月7日—2月16日），同时联合替加环素 100 mg 每日 2 次静脉滴注（2月10日—2月25日）是适宜的，2月11日体温40℃，2月16日体温降至38.3℃，提示抗感染是有效的，如2月10日当天同时给予足量的多黏菌素则更适宜。2月16日停美罗培南，改用头孢吡肟 2 g 每日 2 次静脉滴注（2月16日—2月19日）与专家共识不符。2月17日患者体温再度上升。

参考文献

［1］陈灏珠,钟南山,陆再英,等.内科学：8 版［M］.北京：人民卫生出版社,2013,16－18,42－45,242－248,518－523.

［2］抗菌药物临床应用指导原则修订工作组.抗菌药物临床应用指导原则 2015 版［M］.北京：人民卫生出版社,2015,72－75.

［3］王明贵.广泛耐药革兰阴性菌感染的实验诊断、抗菌治疗及医院感染控制：中国专家共识［J］.中国感染与化疗杂志,2017,17(1)：82－92.

4

处方前置审核的延伸
——院内应激性溃疡风险评估及防范系统的构建

4.1 降低应激性溃疡发生率并促进质子泵抑制剂(PPI)的合理使用

应激性溃疡(stress ulcer,SU)是指机体在各类严重创伤、危重疾病或严重心理疾病等应激状态下发生的急性胃肠道黏膜糜烂、溃疡等病变,严重者可并发消化道出血甚至穿孔,可使原有疾病的程度加重及恶化,增加病死率。国际多中心的流行病学调查显示,危重患者(如 ICU、呼吸内科 ICU、神经外科 ICU、急诊内科等)SU 并发出血的发生率为4.7%,具有临床意义出血的发生率为 2.8%。国内一项多中心回顾性研究显示,神经外科危重症患者在原发病后 14 天内的出血比例平均为 12.9%。原发病的程度越重,并发症越多,SU 的发生率也越高,病情越加凶险,病死率越高。以大便隐血试验阳性或不明原因的血红蛋白下降作为诊断标准,危重症患者的应激性溃疡的发生率在 15%～50%。2019 年全年东方医院陆家嘴院区出院人数 41 726 人,在剔除所有与消化道出血、下消化道出血、食管胃底静脉曲张相关的 ICD - 10 出院诊断后,根据大便隐血阳性 532 人(可能是敏感度远低于胶体金法),估算出应激性溃疡的发生率为 1.3%(532/41 726),包括心内科 98 人、急诊内科 95 人、胃肠外科 57 人、呼吸内科 ICU 36 人、神经外科 33 人、老年医学科 29 人、血液科 29 人、心衰专科 28 人、综合 ICU 22 人、内分泌科 12 人、乳腺肿瘤专科 10 人、心外科 6 人。2019 年全年东方医院世博园院区出院人数 46 142 人,在剔除所有与消化道出血、下消化道出血、食管胃底静脉曲张相关的 ICD - 10 出院诊断后,根据大便隐血阳性(胶体金法)3 554 例,估算出应激性溃疡的发生率为 7.7%(3 554/46 142),包括心内科 940例、急诊内科 555 例、肿瘤科 490 例、消化内科 322 例、神经外科 314 例、肾内科 208 例、胃肠外科 125 例、内分泌科 88 例、肝胆胰外科 80 例、综合 ICU78 例、消化外科 9 例、功能神经科 16 例等。

4.1.1 应激源和危险因素

最常见的应激源如下：① 严重颅脑、颈脊髓外伤(又称 Cushing 溃疡)；② 严重烧伤,烧伤面积>30%(又称 Curling 溃疡)；③ 严重创伤、多发伤；④ 各种困难、复杂的重大手术术前(预期手术时间不低于 4 h),如肝脏部分切除术、胰腺癌切除术；⑤ 脓毒症；⑥ 多脏器功能障碍综合征(MODS)；⑦ 休克,心、肺、脑复苏后；⑧ 严重心理应激,如精神创伤等；⑨ 心脑血管意外等,脑出血量大,出血部位在脑室、丘脑或脑干,收缩压高者发生 SU 的风险更高。

在上述应激源存在的情况下,以下危险因素会增加 SU 并发出血的风险：① 机械通气超过 48 h 或接受体外生命支持；② 凝血机制障碍或使用抗凝或抗血小板药；③ 原有消化道溃疡或出血病史；④ 大剂量使用糖皮质激素或合并使用非甾体抗炎药；⑤ 急性肾功能衰竭或肾脏替代治疗；⑥ 急性肝功能衰竭或慢性肝病；⑦ 急性呼吸窘迫综合征(ARDS)；⑧ 器官移植等。存在 3 种及以上危险因素者出血风险更高。

4.1.2 PPI 不规范使用增加应激性溃疡发生风险及毒副反应

PPI 不规范使用主要表现在超适应证给药、超疗程用药。有研究报道,接受 PPI 治疗的患者中有 25%～70%并不具备 PPI 的适应证,同时预计 PPI 超疗程比例在 30%～50%。PPI 的不合理使用还包括有适应证但未使用以及剂量疗程不足。前文已对东方医院发生应激性溃疡出血的病例进行研究,结果表明,其重要原因是：① 存在应激源和危险因素但未给予 PPI；② 存在 3 个及以上应激源和危险因素,但给予 PPI 每天 1 次；③ 应激源及危险因素还存在但过早停用了 PPI。

PPI 使用应严格把握用药和停药指征,对无指征患者应避免使用,但对有指针者应促其使用且规范剂量和疗程。有研究表明,PPI 可能会增加危重患者出现医院获得性肺炎和艰难梭菌感染等不良事件的风险,但发生机会性感染者多为同时长期接受抗生素治疗或合并免疫力低下的患者。长期使用 PPI 可使镁、钙吸收减少,导致腿部痉挛、心律失常、癫痫发作的风险增大,骨质疏松性骨折的风险增大。此外,奥美拉唑、兰索拉唑、埃索美拉唑可引发氯吡格雷抵抗。

4.2 规范使用 PPI

根据 2018 年国家医保规定,预防应激性溃疡原则上应口服 PPI。只有不能口服的患者如禁食、插胃管、神志不清等,才可静脉使用 PPI。并依据药物经济学原则选择药物。

抗血小板药物可以增加患者溃疡性胃黏膜损伤的危险,故合理使用抗血小板药物,并具备下列高危因素之一者可以应用 PPI：① 年龄＞65 岁；② 长期吸烟或有害使用酒精饮品。

下列患者可以短程静脉应用 PPI：① 肿瘤患者静脉使用存在致吐风险的化疗药物；② 肠梗阻；③ 上消化道出血病史者，行消化内镜检查前。

具备应激源同时具备单个高危因素的高风险人群，给予奥美拉唑 20～40 mg 每日 1 次；或泮托拉唑 40 mg 每日 1 次；或兰索拉唑 30 mg 每日 1 次；或雷贝拉唑 10～20 mg 每日 1 次；或埃索美拉唑 20～40 mg 每日 1 次。

具备应激源同时具备多个（2 个及以上）高危因素的高风险人群，给予奥美拉唑 40 mg 每 12 h 1 次；或泮托拉唑 80 mg 每日 1 次或 40 mg 每 12 h 1 次；或兰索拉唑 30 mg 每 12 h 1 次；或埃索美拉唑 40 mg 每 12 h 1 次。应动态监测和评估患者的应激源及危险因素，及时调整 PPI 使用剂量和疗程。

4.3　院内应激性溃疡风险评估系统的构建

院内应激性溃疡风险评估系统的构建包括以下内容。

（1）实现各种 PPI 与阿司匹林肠溶片（或氯吡格雷或替格瑞洛或替罗非班）＋年龄＞65 岁相链接。当同时满足这两个条件时，如果医师没有予 PPI，系统出现提示予奥美拉唑 20～40 mg 每日 1 次；或泮托拉唑 40 mg 每日 1 次；或兰索拉唑 30 mg 每日 1 次；或雷贝拉唑 10～20 mg 每日 1 次；埃索美拉唑 20～40 mg 每日 1 次。

警示语：患者予抗血小板药，年龄 65 岁以上，按规定应给予 PPI 每日 1 次口服。如果患者禁食，或者因神志不清不能口服，或者插着胃管，则可以静脉滴注 PPI 每日 1 次。

（2）实现阿司匹林肠溶片（或氯吡格雷或替格瑞洛或替罗非班）＋吸烟史相链接。当同时满足这两个条件时，如果医师没有给予 PPI，系统出现提示予奥美拉唑 20～40 mg 每日 1 次；或泮托拉唑 40 mg 每日 1 次；或兰索拉唑 30 mg 每日 1 次；或雷贝拉唑 10～20 mg 每日 1 次；或埃索美拉唑 20～40 mg 每日 1 次。

警示语：患者予抗血小板药，加上患者有吸烟史，按规定应给予 PPI 每日 1 次口服。如果患者禁食，或者因神志不清不能口服，或者插着胃管，则可以静脉滴注 PPI 每日 1 次。

（3）实现阿司匹林肠溶片（或氯吡格雷或替格瑞洛或替罗非班）＋饮酒史相链接。当同时满足这两个条件时，如果医师没有予 PPI，系统出现提示给予奥美拉唑 20～40 mg 每日 1 次；或泮托拉唑 40 mg 每日 1 次；或兰索拉唑 30 mg 每日 1 次；或雷贝拉唑 10～20 mg 每日 1 次；或埃索美拉唑 20～40 mg 每日 1 次。

警示语：患者予抗血小板药，加上有饮酒史，按规定应给予 PPI 每日 1 次口服。如果患者禁食,或者因神志不清不能口服,或者插着胃管,则可以静脉滴注 PPI 每日 1 次。

（4）实现各种 PPI 与严重颅脑外伤、颈脊髓外伤、严重烧伤、严重创伤、多发伤、各种困难复杂手术（如颅脑手术、脊柱手术、心脏手术、胸腔手术、腹腔术后、盆腔手术等）、脓毒症、多脏器功能障碍综合征、休克（心、肺、脑复苏后）、精神创伤、心脑血管意外（如急性心肌梗死、急性冠脉综合征、急性左心衰竭、慢性心力衰竭急性加重、肺栓塞、心源性晕厥、脑卒中）等所有 ICD-10 诊断相链接。

实现各种 PPI 与呼吸机辅助通气、急性肾功能衰竭、透析、CRRT、肝功能衰竭、慢性肝病、急性呼吸窘迫综合征、胃溃疡史、十二指肠溃疡史、胃十二指肠溃疡史、上消化道出血史、各种器官移植后、肠梗阻相链接。实现各种 PPI 与 INR>1.5 相链接。

实现各种 PPI 与阿替普酶、华法林、利伐沙班、达比加群酯、肝素、低分子肝素钙、低分子肝素钠、那屈肝素、黄达肝葵钠、阿司匹林肠溶片、氯吡格雷、替格瑞洛、甲泼尼龙琥珀酸钠、地塞米松磷酸钠、醋酸泼尼松、氢化可的松、塞来昔布、双氯芬酸钠、布洛芬、美洛昔康、对乙酰氨基酚缓释片、酚麻美敏片、安乃近、帕瑞昔布钠、吲哚美辛栓、散利痛、酮咯酸氨丁三醇等相链接。

如果存在 2 个因素,且医师没有开出 PPI,则系统出现提示给予奥美拉唑 20～40 mg 每日 1 次;或泮托拉唑 40 mg 每日 1 次;或兰索拉唑 30 mg 每日 1 次;或雷贝拉唑 10～20 mg 每日 1 次;或埃索美拉唑 20～40 mg 每日 1 次。

警示语:患者存在 2 个(应激源＋危险因素),按规定应予 PPI 每日 1 次口服。如果患者禁食,或者因神志不清不能口服,或者插着胃管,则可以静脉滴注 PPI 每日 1 次。

如果存在 3 个因素或以上,且医师没有开出 PPI,或者只开出 PPI 每日 1 次,则系统出现提示给予奥美拉唑 40 mg 每 12 h 1 次;或泮托拉唑 80 mg 每日 1 次或 40 mg 每 12 h 1 次;或兰索拉唑 30 mg 每 12 h 1 次;或埃索美拉唑 40 mg 每 12 h 1 次。

警示语:患者存在 3 个或以上(应激源＋危险因素),按规定应给予 PPI 每日 2 次口服。如果患者禁食,或者因神志不清不能口服,或者插着胃管,则可以静脉滴注 PPI 每日 2 次。

（5）列举一例 83 岁患者,女性,因右侧股骨颈骨折(严重创伤＝1 个应激源)、2 型糖尿病、高血压病、脑梗后遗症于 2019 年 11 月 7 日 23:30 入院。给予酮洛酸氨丁三醇 30 mg＋生理盐水 250 ml 每日 2 次静脉滴注(11 月 7 日—11 月 12 日)(非甾体抗炎药＝1 个危险因素),那曲肝素 4 000 U 每日 1 次皮下注射(11 月 7 日—11 月 12 日)(使用抗凝药＝1 个危险因素),精蛋白生物合成人胰岛素 28 U 早餐前、16 U 晚餐前(11 月 7 日—11 月 12 日)。

"应激性溃疡风险评估系统"应立即出现警示:患者存在 3 个或以上(应激源＋危险因素),按规定应予 PPI 每日 2 次口服。如果患者禁食,或者因神志不清不能口服,或者插着胃管,则可以静脉滴注 PPI 每日 2 次。实际上未能及时警示医师,可能引发了上消化道出血休克死亡。11 月 8 日,血红蛋白 112 g/L(115～150 g/L),血细胞比容 34.4%(35%～45%),D-二聚体 33.5 mg/L(<0.55 mg/L)。11 月 12 日 19:00,患者诉晚饭后突发呕血 50～100 ml 暗红色液体,血压 87/47 mmHg,血氧饱和度 98%,心率 99 次/min,呼吸 19 次/min。立即给予心电监护,去甲肾上腺素升压,转 ICU。22:56,血红蛋白 63 g/L(115～150 g/L),血细胞比容 19.8%(35%～45%)。11 月 13 日 00:00,患者目前嗜睡状态,呼之能应。1:00,胃镜检查镜下诊断:贲门黏膜撕裂、胃多发糜烂并急性大量出血(患者服双抗药物),给予内镜下止血术。2:40,血红蛋白 50 g/L(115～150 g/L),血细胞比容 15.8%(35%～45%)。10:50,患者心率、血压测不出,心电图呈一直线,宣布死亡。

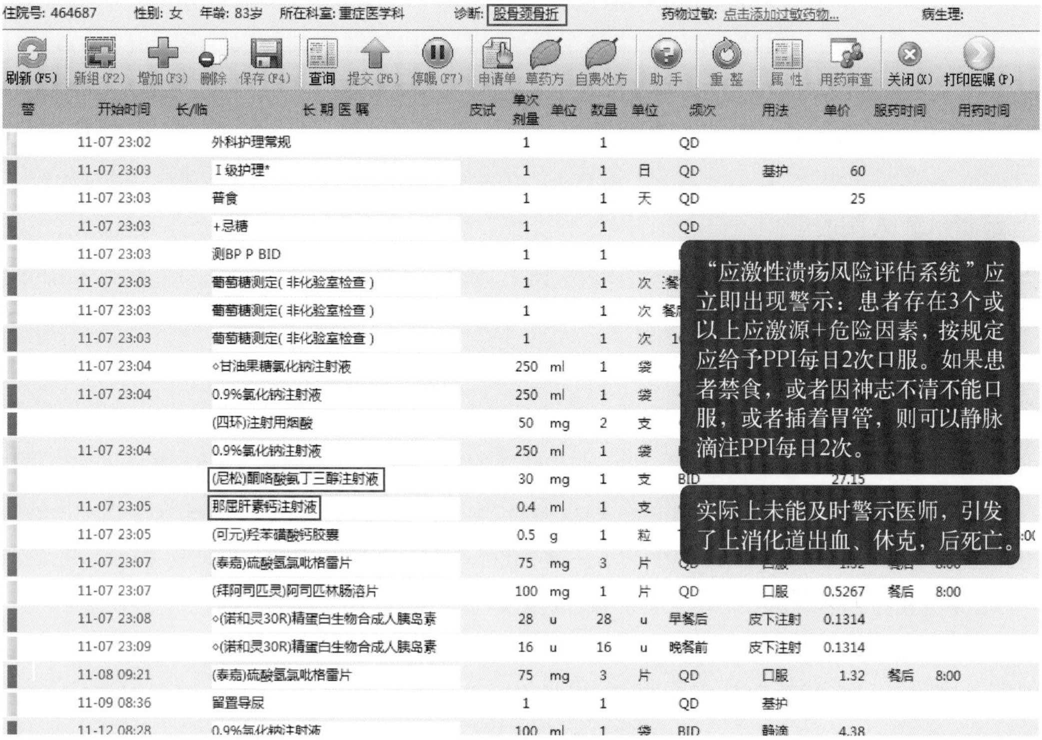

图 4-1　PPI 警示信息

4.4　院内应激性溃疡的防范

"院内应激性溃疡风险评估系统"初步筛选出患者,由临床药师对相关患者进行深入分析和判断,找出奥美拉唑、泮托拉唑、兰索拉唑、埃索美拉唑使用不合理的病例,促使医师改正。

对复杂的病例,建议由医务部促使临床相关科室开出会诊单,由临床药师会诊并提出治疗方案,以减少应激源和高危因素。如调整抗感染方案以控制严重感染,根据肝肾功能等减少或暂停非甾体抗炎药,根据 INR 等调整抗凝药剂量,根据病情减少糖皮质激素的用量等。

对质子泵抑制剂使用剂量和疗程较长的病例,建议由医务部促使临床相关科室开出会诊单,由临床药师进行评估,调整剂量或建议停用,并进行血钙、血镁等检测以防范低钙血症、低镁血症的发生。

4.5 预期成效

1. 显著降低院内应激性溃疡的发生率

统计比较干预前 1 年内和干预后 1 年内应激性溃疡的发生率。筛选出如下病例:① 入院诊断中没有而出院诊断中添加了上消化道出血、胃十二指肠溃疡的 ICD-10 诊断;② 入院时没有上消化道出血(呕血或黑便)与失血性休克的表现,而在治疗过程中发生了上消化道出血(呕血或黑便)与失血性休克;③ 入院时胃液或大便隐血试验阴性,而在治疗过程中发生了阳性,排除了下消化道出血;④ 不明原因血红蛋白浓度降低≥20 g/L,应考虑有 SU 伴出血的可能,排除了下消化道出血。排除了血液系统的疾病。

2. 显著减少 PPI 费用

预防应激性溃疡通常应予口服 PPI,只有患者禁食或神志不清不能口服或插胃管,才可静脉滴注 PPI。兰索拉唑 30 mg 每日 1 次静脉滴注(每天 100 元);泮托拉唑钠(潘妥洛克)40 mg 每日 1 次静脉滴注(每天 102 元);泮托拉唑钠(韦迪)40 mg 每日 1 次静脉滴注(每天 32 元);奥美拉唑钠(奥西康)40 mg 每日 1 次静脉滴注(每天 51 元)。通过该系统促使医师改用口服泮托拉唑钠肠溶片(潘妥洛克)40 mg(每天 9.85 元);或口服兰索拉唑肠溶片 30 mg(每天 3.1 元);或口服奥美拉唑肠溶胶囊 40 mg(每天 5.7 元)。

3. 显著减少 PPI 相关的毒副反应

统计比较干预前 1 年内和干预后 1 年内与 PPI 可能相关的不良事件,如低钙低镁、心律失常、骨质疏松、氯吡格雷抵抗、医院获得性肺炎、艰难梭菌感染等。

参考文献

[1] 柏愚,李延青,任旭,等.应激性溃疡防治专家建议(2018 版)[J].中华医学杂志,2018,98(42):3392-3395.

[2] 林金锋,杨志洲,邵旦兵,等.MODS 评分与应激性溃疡的相关性研究[J].中华急诊医学杂志,2014,(8):847-851.

[3] 孙安修.质子泵抑制剂预防性应用专家共识写作组.质子泵抑制剂预防性应用专家共识(2018)[J].

中国医师杂志,2018,20(12):1775-1781.

[4] Ying Wang, Ye Zhikang, Long Ge, et al. Efficacy and safety of gastrointestinal bleeding prophylaxis in critically ill patients: systematic review and network meta-analysis[J]. BMJ 2020; 368: l6744 http://dx.doi.org/10.1136/bmj.l6744.

[5] 袁洪.湖南省质子泵抑制剂的临床应用指导原则[J].中南药学,2016,14(7):673-683.